Handbuch der Pflanzenöle

param

Helmut Göppel und Sabine Kirschner

Handbuch der **Pflanzenöle**

für Praxis, Wellness und Hausapotheke

param

Bibliografische Information der Deutschen Nationalbibliothek

Die Deutsche Nationalbibliothek verzeichnet diese Publikation in der Deutschen Nationalbibliografie; detaillierte bibliografische Daten sind im Internet über http://dnb.d-nb.de abrufbar.

Weil aus Gründen der Textökonomie weibliche Formen von Nomen nicht explizit genannt werden, soll an dieser Stelle ausdrücklich erwähnt sein, dass bei jedem im Maskulinum verwendete Ausdruck, das Femininum selbstverständlich eingedacht ist.

Alle Angaben in diesem Buch wurden nach bestem Wissen erstellt. Sachinformationen und Empfehlungen der Volksheilkunde sind zur Information gedacht und ersetzen keine medizinische, heilpraktische, physiologische oder sonstige Therapie oder Behandlung. Autoren und Verleger behalten sich Irrtum vor und schließen ausdrücklich jegliche Haftung aus, die von den Darlegungen in diesem Buch abgeleitet werden soll.

Mein herzlicher Dank gilt meiner Frau und meinen Kindern, sowie meiner Co-Autorin Sabine, die mir ermöglicht haben, dieses Buch zu schreiben. Mein besonderer Dank gilt außerdem Nadine Becker, Claudia Scheit, Stephan Müller und Helmut Gotschy, die das Manuskript Korrektur gelesen haben.

Gestaltung ComGraphiX, Ahlerstedt
Gesamtherstellung Finidr, Cesky Tesin

ISBN 978-3-88755-**053**-0

www.param-verlag.de

Vorwort

Öle und Fette machen dick? Nein. Meiden sollte man gehärtete Fette, wie sie in der Ernährungsindustrie viel verwendetet werden. Qualitativ hochwertige Pflanzenöle mit hohem Gehalt an Omega-3-Fettsäuren in der ungehärteten Cis-Form jedoch dienen der Gesundheit und beugen Erkrankungen vor.

Seit Urzeiten gewinnt der Mensch aus Saaten native Pflanzenöle für die Ernährung, zur Körperpflege und als Heilmittel. Früher wurde Öl von Hand gepresst, heute werden industrielle Pressen eingesetzt, die mit hohem Druck und technischen wie chemischen Hilfsmitteln noch den letzten Tropfen Öl aus der Saat herausquetschen. So gibt es heute zwei Arten von Speiseölen. Das industriell raffinierte Universalöl hat einen weitgehend neutralen Geschmack und ist preisgünstig. Deshalb wird es in der Küche zu 85 Prozent verwendet. Für kaltgepresste Pflanzenöle wird in der Regel Saat aus biologischem Anbau genommen. Ausgangsstoffe und Verarbeitungsweise machen sie deutlich teurer.

Für die Massage werden meist Neutral- oder Mineralöle verwendet. Der medizinische Aspekt wird dabei oft aus Unkenntnis oder Gewinnstreben vernachlässigt, doch eine Stunde Massage bedeutet ebenso eine Stunde Hautpflege. Mineralöle, die oft mit synthetischen Duftstoffen angereichert sind, tun der Haut nicht unbedingt gut. Mit einem auf den Klienten oder Patienten abgestimmten Pflanzenöl hingegen ist die Haut nach der Massage zusätzlich optimal gepflegt und gut genährt.

Das Wissen, welche Pflanzenöle in der Ernährung prophylaktisch und in der manuellen wie beratenden Praxis therapeutisch eingesetzt werden können, ist unserer Gesellschaft weitgehend verloren gegangen. Aus der Volksheilkunde wissen wir, dass Pflanzenöle bei inner- oder äußerlicher Anwendungen effektiv zur Gesundung oder Gesunderhaltung beitragen. Im Ayurveda, der altindischen Wissenschaft vom Leben, werden Pflanzenöle seit Jahrtausenden innerlich und äußerlich eingesetzt.

Dieses Buch beschreibt eine Auswahl an Pflanzenölen, sowie einige ätherische Öle mit ihren Einsatzmöglichkeiten im alltäglichen privaten, wie im medizinisch-therapeutischen Bereich, um diese natürliche Quelle von Gesundheit wieder voll zu erschließen.

Geschichtliches

Die Gewinnung von Pflanzenölen und ätherischen Ölen blickt auf eine über 5 000-jährige Geschichte zurück. Um 2000 v. Chr. brachte das Handels- und Seefahrervolk der Phönizier den Ölbaum von Syrien über Anatolien nach Griechenland, insbesondere nach Kreta, Zypern und Rhodos.

In der griechischen Mythologie spielt der Ölbaum eine bedeutende Rolle. Der Sage nach wetteiferten Athene, Göttin der Weisheit und des Kampfes, und Poseidon, Gott des Meeres, um die Gunst und Herrschaft des Volkes. Poseidon schenkte dem Volk einen Brunnen, der allerdings nur Salzwasser hervorbrachte. Athene hingegen rammte ihre Lanze in den Boden und es wuchs ein Ölbaum, der dem Volk Olivenöl, Nahrung und Holz bescherte. Athene gewann den Wettstreit und somit wurde das heutige Athen nach ihr benannt.

Schon zur Zeit der Pharaonen wurde in Ägypten aus getrockneten Harzen und Pflanzen mit ätherischen Ölen Räucherwerk für die Priester hergestellt. In den Grabstätten der Pharaonen fand sich neben anderem Räucherwerk vor allem Weihrauch, der kostbar und rar war und als heilig galt. Die Priester benötigten ihn für Bestattungen. Tücher für die Mumifizierung wurden zum Desinfizieren in Weihrauch- und Myrretinkturen getränkt. Im Tal der Könige fand man auch Grabbeigaben in Form von Ölbaumzweigen und Zeichnungen, die auf Öle in Tonfässern deuten. Ätherisches Öl war kostbar. Bei Ritualen wurde es verwendet, um die Götter freundlich zu stimmen.

In der Antike wurden Pflanzenöle vielseitig genutzt. Sie dienten nicht nur der Ernährung. Athleten rieben sich mit Öl ein, um die

Muskulatur geschmeidig zu machen, und für den Kampf, damit der Gegner keinen Halt fand. Frauen verwendeten das kostbare Öl zur Körperpflege. Selbst Odysseus ließ sich mit Olivenöl salben, um schöner und jünger zu wirken. Zur Erfrischung und zum Wohlgeruch wurden in den Häusern der gehobenen Gesellschaft ätherische Öle angewendet.

Im 7. Jahrhundert v. Chr. brachten griechische Aussiedler den Ölbaum nach Italien. Das Öl wie die Olive selbst wurde für die Römer ein wichtiger Bestandteil der Ernährung. Mit dem Öl wurden Salate und Milchprodukte zubereitet, die zur täglichen Nahrung gehörten. Oliven wurden mit Salz bedeckt eingelagert. Auf ihren Eroberungszügen pflanzten die Römer an ihren Standorten Ölbäume und sorgten so für die Verbreitung rund um das Mittelmeer.

Zu medizinischen Zwecken wurde Olivenöl gegen Dermatitis verwendet und auf eiteriges Zahnfleisch gerieben. Militärisch nutzten die Römer das Öl als Schutz vor der Kälte. Das hatten sie von den Karthagern übernommen. Im Jahr 280 v. Chr. gab es eine Schlacht am Fluss Tertiär. Durch die Kälte des Flusses konnten die Römer ihre Waffen nicht richtig handhaben. Die Karthager dagegen hatten ihre Körper mit Olivenöl eingerieben und schlugen die Römer.

Auch in der Bibel taucht immer wieder der Ölzweig auf. Demnach schickte Noah nach der Sintflut eine Taube aus. Sie kam mit einem Ölzweig im Schnabel zurück und die Erde grünte wieder. Noch heute steht die weiße Taube mit dem Olivenzweig im Schnabel weltweit als Symbol für den Frieden. In anderen Frühkulturen, vor allem in China und Indien, war die Ölgewinnung ebenso bedeutsam und geht bis 10 000 Jahre vor unserer Zeit zurück.

Herstellung von Pflanzenölen

Saatgut

Nutzbare Pflanzensamen, die als Ölsaat oder Saatgut bezeichnet werden, dienen zur Gewinnung von Pflanzenöl. Es wird unterteilt in Nacktsamer (Gymnospermae), die nicht von einer Fruchtwand umschlossen sind, wie etwa Pinienkerne, und Bedecktsamern (Angiospermae), umschlossen von einer Fruchtwand, wie etwa Früchte. Im landwirtschaftlichen Sinne werden alle Ernteprodukte von Ölpflanzen mit wirtschaftlicher Bedeutung, sowohl Früchte, Saatgut, sowie auch andere Pflanzenteile, Ölfrüchte genannt.

Früchte können einen oder mehrere Samen enthalten. Die Fruchtwand (Perikarp) unterteilt sich in drei Schichten, das Exokarp (äußere Schicht), Mesokarp (mittlere Schicht) und Endokarp (innere Schicht), und bildet sich aus dem Fruchtknoten der Blüte, bestehend aus einem oder mehreren miteinander verwachsenen Fruchtblättern, den Karpellen.

Die Klassifizierung der Früchte erfolgt nach:

Wassergehalt

- *Trockenfrüchte,* wie etwa Vanille, deren Samen sich in einem harten, trockenen Perikarp befinden, können als Streu-, Schließ- und Spaltfrüchte auftreten.
- *Saftfrüchte,* wie etwa Beeren, verfügen über ein saftiges, fleischiges Perikarp, es ist zuckerhaltig und meist gefärbt. Bei Steinfrüchten geschieht das nur beim Meso- und Exokarp.

Verschluss der reifen Samen

- *Streufrüchte* öffnen die Fruchtwand bei Reife und entlassen ihre Samen. Sie werden in *Balgfrüchte* (z. B. Muskatnuss), *Hülsen* (Erdnuss), *Kapseln* (Paranuss) und *Schoten* (Senf) unterteilt.
- *Schließfrüchte* fallen als ganze von der Pflanze ab, die Samen umschlossen von der Fruchtwand. Sie werden in Beeren (Johannisbeere, Kürbis, Sheanuss), Steinfrüchte (Kokosnuss, Pflaume, Mandel) und Nussfrüchte unterteilt. Als echte Nuss im botanischen Sinne gelten Nüsse, deren drei Schichten des Perikarps miteinander verholzt sind und nur einen einzigen Samenkern umschließen, die restlichen werden als *Kerne* bezeichnet. Echte Nüsse sind Bucheckern, Maronen, Eichel, echte Walnuss, Hasel-, Hanf-, Macadamia-, Stein- und Wassernuss. Karyopse (Weizen) und Achäne (Sonnenblume) sind Sonderformen der Nussfrüchte. Die Zitrusfrucht ist eine Sonderform der Beeren (Zitrone, Mandarine).
- *Zerfallfrüchte* zerfallen in einzelne Teile, die Samen werden teilweise noch von der Fruchtwand umhüllt. Sie werden in Spalt- (Kümmel) und Bruchfrüchte (Klee) unterteilt.

Gruppierung an der Pflanze

- *Einzelfrüchte* einer Blüte bestehen aus einem oder mehreren verwachsenen Fruchtblättern, oben aufgeführt unter Streu-, Schließ- und Zerfallfrüchte.
- *Sammelfrüchte* einer Blüte entstehen aus mehreren oder vielen miteinander verwachsenen Fruchtblättern, die je eine Einzelfrucht bilden. Sammelnussfrüchte sind beispielsweise Hagebutten und Erdbeeren.
- *Fruchtverbände* bestehen aus mehreren oder vielen Einzelblüten eines Blütenstandes, die je eine Einzelfrucht bilden, wie etwa die Ananas zu den Beerenfruchtverbänden gehört.

Die Qualität eines Pflanzenöls ist abhängig von der Qualität der Saat. Wichtige Faktoren sind die Qualität des Ackerbodens, ist er vorbelastet oder hatte er die Möglichkeit, brach zu liegen; die Aufzucht der Pflanzen, wurden sie mit Pestiziden oder mit Naturdünger behandelt; und ob die Pflanze eine Neuzüchtung ist oder genmanipuliert. Ausschlaggebend sind außerdem klimatische Bedingungen, wie Niederschlag oder Sonneneinstrahlung, und ob der Reifeprozess vollständig abgeschlossen oder das Saatgut schon vorher abgeerntet wurde. Entscheidend ist auch, ob die Saat maschinell geerntet wurde oder von Hand. Ölhaltiges Fruchtfleisch, zum Beispiel von Oliven, wird wegen möglicher Fäulnisbildung von Hand geerntet.

Ölmühlen beziehen ihr Saatgut überwiegend über den Agrarhandel oder von landwirtschaftlichen Erzeugern. Diese liefern ihre Ernten an Sammelstellen in den Anbaugebieten. Dort werden sie meist gereinigt, getrocknet und gelagert. Es wird in zentrale (Verarbeitung von bis zu 4 000 t Ölsaat pro Tag) und dezentrale (Verarbeitung von bis zu 0,5 bis 25 t Ölsaat pro Tag) Ölmühlen unterschieden.

Nach der Ölsaatenannahme wird das Saatgut auf seinen Zustand geprüft und unerwünschte Fremdstoffe, wie Teile der Pflanze, Sand, Steine, Metallteile, Fremdsaaten oder Unkraut werden entfernt, indem die Saat nach Größe und Dichte sortiert wird. Der Reinigungsprozess trägt zur Stabilisierung der Haltbarkeit während der Lagerung bei.

Ein weiterer Schritt ist die Trocknung mittels erwärmter Luft. Bei größeren Produktionsmengen werden Durchlauftrockner benutzt, um ein schnelles und gezieltes Absenken des Feuchtigkeitsgehaltes der Saat zu erreichen. Auf diese Weise werden weitere Reife- und Stoffwechselprozesse verhindert und somit auch die Keimbildung und Entstehung unerwünschter freier Radikale. Infolgedessen sind keine hohen Qualitätsverluste zu erwarten.

Während der Lagerung ist es unabdingbar, Saatfeuchte, Luftfeuchte und Temperatur zu kontrollieren, auch vorheriges Reinigen der Lagerstellen und eventuelles Umschichten des Saatgutes wenden den Wiederanstieg des Feuchtigkeitsgehaltes ab und schützen das

Saatgut vor Schädlingsfraß. Ein Prüfen auf Befall von Dörrobstmotten, Getreidemotten, Getreideplattkäfern, Khaprakäfern, Reismehlkäfern, Milben, Kakerlaken, Mehlmotten, Mäusen, Ratten, Vögeln und deren Kot ist unerlässlich. Durch Schädlingsfraß kann es auch zu Feuchtenestern kommen, die das Wachstum von Schimmel begünstigen. Der Schimmelpilz Aspergillus flavus beispielsweise produziert das krebserregende Schimmelgift Aflatoxin.

Oft wird das Öl schon im Erzeugerland gewonnen, weil der Transport eines 500-Liter-Blechfasses mit Pflanzenöl preiswerter ist, als der von den Tonnen Saatgut, aus denen es gepresst wird.

Pressverfahren

Bis Mitte des zwanzigsten Jahrhunderts wurde Öl nur durch mechanisches Pressen gewonnen, wie es nachweislich schon vor mehr als 10 000 Jahren gemacht wurde. In der israelischen Stadt Haifa steht im Ölmuseum eine Oliven-Ölpresse, die ca. 7 000 Jahre alt sein soll.

Die ersten Ölpressen, Quetschmühlen genannt, bestanden aus Stein. In einem schüsselartigen Becken zerdrückten runde oder kugelförmige Steinwalzen die Ölsaat. Da sich Stein als nicht allzu stabil erwies, baute man nach Erfindung des Schraubgewindes Spindel- und Schraubpressen aus Holz. So war es möglich, höheren Druck zu erzeugen, ohne das Saatgut zu sehr zu beschädigen. In der Pressvorrichtung wurde die Saat abwechselnd mit Weidenruten oder Leinenfasern aufgeschichtet und unter großem Druck entölt.

Eine andere Möglichkeit der Ölherstellung waren Stampfwerke. Eisenbeschlagene Holzstempel, angetrieben durch Wasserkraft, fielen auf die in Grubenlöchern liegenden Saaten. Ebenfalls mit Wasserkraft arbeiteten die Keil- und Kastenpressen. Über eine

Welle, die zum Antrieb des Stempels diente, wurde der Presskeil vertikal in den Pressrahmen eingeschlagen. Die mit Saatgut gefüllten Säckchen aus Wolle oder Rosshaar, verteilt auf mehrere Kästen waren ebenfalls senkrecht im Rahmen positioniert. So konnte das Öl nach unten in die Auffangbecken ablaufen. Daher stammt der Begriff des Ölschlagens.

Heute werden die Kaltpressung, die schonende Kaltpressung, das Warmpressen, Vorpressen und Fertigpressen mit der Seiherschneckenpresse durchgeführt. Man unterscheidet in kontinuierliches und diskontinuierliches Pressen, wobei das diskontinuierliche bei der Herstellung kleinerer Produktionsmengen, etwa Shea- oder Kakaobutter, angewandt wird.

Diskontinuierliches Pressen bedeutet, dass der Druck innerhalb des Seihers mit Hilfe eines Kolbens aufgebaut wird, wobei ein Stempel Druck auf das Pressgut ausübt. Das kontinuierliche Pressen wird im folgenden Abschnitt der Kaltpressung genauer beschrieben.

Die offene Presse, Rahmenpresse, wird nur noch zum diskontinuierlichen Pressen von Olivenöl verwendet. Die Olivenpulpe wird auf mit Filtertüchern belegten Rahmen ausgebreitet. Mehrere Rahmen werden anschließend aufeinander gestapelt und mittels hydraulischem Kolben gepresst. Ein perforierter Zapfen in der Mitte der Rahmen sorgt dafür, dass das Öl abfließen kann.

Weitere Trennverfahren sind die Extraktion mit Lösungsmitteln, sowie Hochdruckextraktion mit CO_2.

Ein weiterer wichtiger Teil der Herstellung eines Pflanzenöls ist die Vorbereitung des Pressguts. Bei der Kaltpressung und schonenden Kaltpressung wird die Saat lediglich geschält, wenn sich in den Schalen unerwünschte Stoffe, wie etwa Bitterstoffe befinden, und mittels Dampf gereinigt. Anschließend wird flockiert, indem zwei Glattwalzen, die gegeneinander pressen, das Pressgut in dünne, stabile Flocken (je nach Saat auf 0,2–0,35 mm) auswalzen, um einen höheren Ertrag zu erzielen.

In der industriellen Verarbeitung sieht es etwas anders aus. Das Pressgut wird zunächst einer Riffelung unterzogen, wobei das Saatgut nicht gequetscht, sondern geschnitten wird. Durch Riffeln und zusätzliches Erwärmen lösen sich die Schalen, die durch Ansaugen (Aspiration) und Sieben abgetrennt werden. Danach erfolgt die Flockierung und zum Abschluss die Konditionierung, eine kurzzeitige Erwärmung auf über 85°C. Sämtliche Reife- und Stoffwechselprozesse der Saat werden sofort unterbunden, wodurch jedoch auch viele wünschenswerte Stoffe beseitigt werden.

Kaltpressung

Die Seiherschneckenpresse wird hauptsächlich zum kontinuierlichen Pressen von Ölen eingesetzt. Eine konisch geformte Schneckenwelle, die sich in Förderrichtung im Durchmesser immer weiter verjüngt, um den Druck zu erhöhen und aufrechtzuerhalten, befördert das Pressgut durch den geschlitzten Seiher. Das Öl kann ungehindert in die Auffangwanne abfließen und der meist schlangenförmige Presskuchen, der sogenannte Trester, wird im Seiherkorb aufgefangen. Es entstehen schnell Temperaturen von über 100 °C, was auf Kosten der Qualität geht, sofern die Ölpresse nicht gekühlt wird.

Beim Pressen von Öl entsteht durch Reibung Wärme. Industriell werden Speiseöle in der Regel unter sehr hohem Druck gepresst, wobei entsprechend hohe Temperaturen entstehen. Der hohe Druck und die Temperatur erhöhen die Ausbeute, wertvolle Inhaltsstoffe werden dabei jedoch zerstört. Weil aber keine Wärme von außen zugeführt wird, spricht man dennoch von Kaltpressung.

Auch bei der Kaltpressung werden Methoden der Gewinnmaximierung verfolgt. Bei diversen Ölsorten wird das Pressgut nach der ersten Pressung mit heißem Wasser eingeweicht, um dann eine zweite, teils sogar dritte Pressung vorzunehmen. Dabei sinkt die Qualität des Öls natürlich von Mal zu Mal. Der Presskuchen (Trester) findet je nach Qualität als Tierfutter, Brennstoff oder in der Lebensmittel- und Pharmaindustrie Verwendung.

Schonende Kaltpressung

Druck erzeugt höhere Temperaturen, wodurch sich leichte Stoffe verflüchtigen, und begünstigt chemische Reaktionen. Deshalb sorgt bei modernen Ölpressen ein Kühlsystem dafür, dass eine Erwärmung von 40 °C nicht überschritten wird. Nur so ist eine schonende Kaltpressung möglich, bei der wertvolle Inhaltsstoffe wie Lecithin, ß-Carotin etc. und die fettlöslichen Vitamine A, D, E und K erhalten bleiben. Das Saatgut sollte nicht geriffelt oder konditioniert werden.

Warmpressen/Heißpressen

Das Pressgut wird flockiert, konditioniert und auf 80–100 °C erwärmt, um den Feuchtigkeitsgehalt präzise dem Pressvorgang anpassen zu können. Dieser spielt eine wichtige Rolle bei der Entölung. Höherer Wassergehalt deformiert das Pressgut, so dass das Öl nicht mehr abfließen kann, die Ausbeute ist somit geringer. Das im Presskuchen verbliebene Öl wird im Anschluss mit dem Lösungsmittel Hexan extrahiert.

Vorpressen

Ziel des Vorpressens ist ein Restölgehalt des Presskuchens (Trester) von unter 22 Prozent zu erreichen. Anschließend wird der Trester durch Extraktion mit dem Lösungsmittel Hexan abermals entölt, um auch noch den letzten Tropfen Öl zu gewinnen.

Fertigpressen

Beim Fertigpressen wird der Feuchtigkeitsgehalt so niedrig wie möglich gehalten. Trockeneres Pressgut wird benötigt, um höheren Druck aufzubauen und mit der Pressung einen Ölgehalt des Presskuchens von unter 8 Prozent zu erreichen.

Extraktion mit Lösungsmitteln

Die verbreitetste Art der Ölgewinnung ist die Extraktion (lat. *extrahere:* herausziehen), vor allem, um bei Pflanzen mit geringem Ölgehalt eine optimale Ausbeute zu erhalten. Dabei werden die

Samen, Kerne oder Nüsse mechanisch gereinigt, geriffelt und flockiert. Die Ölsaat, die eine geringe Oberflächenfeuchte aufweisen sollte, wird auf die Temperatur des Extrakteurs von etwa 60 °C angepasst und dann das Öl mit Hilfe des Lösungsmittels Hexan und Wasserdampf aus dem Zellverband herausgewaschen. Es entstehen zwei Produkte, zum einen das mit Öl angereicherte Lösungsmittel, auch Miscella genannt, zum anderen lösungsmittelhaltiges Extraktionsschrot, weitgehend ölfrei. Das Schrot wird durch Desolventierung oder Toastung mit Wasserdampf bei bis zu 110 °C vom Hexan befreit, an der Luft getrocknet und gekühlt, um es dann als Futtermittel zu nutzen. Im Extrakteur bleibt ein Gemisch aus Hexan und Wasserdampf übrig, das zur Destillation der Miscella verwendet wird. Nach diesem Vorgang wird das Öl mit Direktdampf gestrippt, so dass die Reste des Hexans herausgefiltert werden können. Der Restgehalt an Hexan im Öl liegt danach bei weniger als 150 mg/kg, zulässig sind maximal 300 mg/kg.

Raffination

Raffination meint Reinigung und Veredelung, die Entfernung unerwünschter Begleitstoffe. Zur Raffination werden physikalische und chemische Verfahren eingesetzt. Physikalische Prozesse belasten die Umwelt geringer, sind aber mit höherem technischem Aufwand verbunden. Folgender Ablauf beschreibt die Raffination.

Entlecithinierung

Die Entlecithinierung wird durchgeführt, wenn die Gewinnung des Lecithins lohnend ist, beispielsweise bei Soja- und Rapsöl. Dem Rohöl wird nach Pressung Wasser zugegeben und alles auf etwa 90 °C erhitzt. Es bilden sich Phospholipide, die sich zwischen Öl und Wasser in Form einer Emulsion sammeln. Die Emulsion lässt sich nun von dem Öl-Wasser-Gemisch trennen und mit Hilfe von Dampf wird schließlich das Lecithin herausgelöst.

Entschleimung

Pflanzenöle enthalten Begleitstoffe, die bei Lagerung eine hydrolytische und oxidative Fettspaltung (ranzig werden) begünstigen. Deshalb werden alle Fettbegleitstoffe wie Phospholipide, Glycolipoide, Vitamine, Seifen und Spurenelemente entfernt.

Diese Fettbegleitstoffe werden bei der am häufigsten angewendeten Säureentschleimung unter Zugabe von Phosphor- oder Zitronensäure und entmineralisiertem Wasser abgetrennt und filtriert.

Die Wasserentschleimung nutzt man bei Pflanzenölen mit einem höheren Phosphorgehalt, die Begleitstoffe werden unter Zugabe von entmineralisiertem Wasser herausgelöst. Schleimstoffe werden zu Lecithinen verarbeitet, die ihren Einsatz in der Lebensmittelindustrie bei der Herstellung von Margarinen und Instantprodukten, aber auch in Tiernahrung und in der technischen Industrie finden.

Eine dritte, jedoch sehr zeitaufwendige Möglichkeit ist die enzymatische Entschleimung. Eine Rezeptur aus Öl, Säure, Natronlauge, entmineralisiertem Wasser und Enzymen bedarf mehrerer Mischvorgänge und Ruhezeiten, bevor die Begleitstoffe bei einer Temperatur von 80 °C abgetrennt werden können.

Bei der Entschleimung werden aus dem Öl auch Pestizide auf Phosphorbasis und Lösungsmittelreste abgeschieden. Neben längerer Haltbarkeit erhält man eine klare Farbe, während native Pflanzenöle gewöhnlich getrübt sind.

Entschleimtes Öl wird unabhängig vom jeweiligen Verfahren getrocknet und dann weiterverarbeitet.

Entsäuerung

Durch mikrobielle, enzymatische, chemisch-hydrolytische und autoxidative Spaltung von Triglyceriden während der Lagerung des Rohöls können freie Fettsäuren entstehen, die je nach Menge und Zusammensetzung dem Öl unerwünschte Eigenschaften verleihen. Diese werden bei der Entsäuerung mit Lauge oder der destillativen Entsäuerung entfernt. Durch Zugabe von Alkalilauge (Natronlauge) werden diese verseift und vom Öl abgetrennt. Zudem werden die in der Saat enthaltenen Bitterstoffe entzogen. Der Vorteil der destillativen Entsäuerung ist die höhere Ausbeute und die geringe Wasserbelastung, denn das Öl wird bei einer Temperatur von 235 °C mit Wasserdampf in einem Vakuum von den freien Fettsäuren abgetrennt.

Bleichung

Es folgt die Bleichung (Entfärbung). Fast alle Pflanzenöle, die in der Lebensmittelindustrie eingesetzt werden, müssen gebleicht sein. Einzig bei nativen Pflanzenölen wird darauf verzichtet. Bei der Bleichung werden vor allem Schwermetalle entfernt.

Pflanzenöle enthalten von Natur aus Farbstoffe, meist Karotine, seltener Chlorophylle. Diese und weitere unerwünschte Begleitstoffe, Partikel und Verbindungen werden dem Öl bei der Bleichung durch Bleicherde oder Aktivkohle entzogen.

Winterisierung

Einige Öle enthalten im größeren Umfang Wachse, die jedoch aus marketingtechnischen Gründen nicht erwünscht sind. Ein Öl sollte klar, farblos und rein sein. Dazu wird das Öl auf 8 °C herunter gekühlt, wodurch die Wachse Kristalle bilden und so herausgefiltert werden können.

Desodorierung

Die meisten Öle haben einen mehr oder weniger ausgeprägten Eigengeruch und -geschmack. Um noch die letzten Geruchs- und Geschmacksstoffe zu beseitigen, wird das Pflanzenöl über eine Hochvakuum-Destillation bei Temperaturen von 100–235 °C desodoriert. Dieser Vorgang dauert oft mehrere Stunden. Die Dämpfzeiten sind je nach Ölsorte verschieden. Nebenbei werden restliche Schadstoffe, die durch unsachgemäßen Transport oder Lagerung entstanden sind, sowie Pestizidrückstände und Lösungsmittel (Hexan) entfernt. Übrig bleibt ein geschmacks- und farbneutrales Pflanzenöl. Die Desodorierung bewirkt außerdem eine längere Haltbarkeit. Um das Öl für den Verkauf attraktiver zu machen, werden Farbstoffe wie ß-Carotin oder Vitamin E zugesetzt.

Hochdruckextraktion mit Kohlendioxid

Die Ölgewinnung durch Extraktion mit Kohlendioxid (CO_2) ist eine der modernsten Techniken. Sie wird seit Anfang der 1980er Jahre kommerziell praktiziert. Erstmalig wurde das Verfahren zur Entkoffeinierung von Kaffee eingesetzt, derweil wird es auch zur Gewinnung von Antioxidantien, ätherischen Ölen, Gewürz- und Hopfenextrakten, Entnikotinisierung von Tabak und Entfernung von Pestiziden aus Pflanzen verwendet.

Gründe für den Einsatz von CO_2 ergeben sich aus der geringen Toxizität. Dies bedeutet, dass zum Beispiel bei Inhalation über einen bestimmten Zeitraum eine Konzentration an Kohlendioxid von 9 100 mg/m^3 Luft deutlich überschritten werden muss, um gesundheitliche Schäden hervorzurufen. Im Vergleich dazu reicht bei Kohlenmonoxid die geringe Menge von 35 mg/m^3 dafür aus. Kohlendioxid ist außerdem kostengünstig und lässt sich rückstandsfrei aus dem Rohölextrakt entfernen.

Meist wird für die Extraktion überkritisches CO_2 verwendet. Bei einer Temperatur von über 31 °C und gleichzeitigem Druck von über 74 bar hat überkritisches CO_2 die Viskosität eines Gases und gleichzeitig die Dichte einer Flüssigkeit.

Je nachdem, welche Inhaltsstoffe gewünscht sind, werden entweder Stängel, Blätter, Wurzeln, Kerne oder Früchte mit dieser Methode behandelt. Durch ihre Effizienz eignet sich die CO_2-Extraktion auch für die Ölgewinnung aus kleineren Saaten wie Brokkoli- oder Kiwisamen oder zur Herstellung von fetten Ölen wie dem empfindlichen Borretschsamenöl. Es werden ausreichende Ölmengen unter Ausschluss von Sauerstoff hochwertig gewonnen.

Das überkritische CO_2 dringt aufgrund seiner Eigenschaften durch Erhöhung des Drucks auf 250–1 000 bar bei Temperaturen von 32–85 °C in das Pressgut ein und löst die gewünschten Inhaltsstoffe heraus. Die Höhe von Druck und Temperatur ist abhängig vom Pressgut. Nach dem Vorgang wird der Druck wieder abgesenkt, wodurch das CO_2 die Inhaltsstoffe als Extrakt wieder abgibt und rückstandsfrei abgesaugt und wiederverwendet werden kann. Aufgrund der hohen Investition für die Anlage wird dieses Verfahren nur von wenigen Firmen angewandt.

Produkte und Qualitätsmerkmale

Fette, fette Öle

Native Pflanzenöle
Als nativ wird ein naturbelassenes Öl bezeichnet. Das Saatgut wurde einer Kaltpressung bei maximal 40 °C unterzogen, jedoch kann es aus konventionellem Anbau stammen, also unter Verwendung von Pestiziden und künstlichen Düngern.

Native Pflanzenöle aus erster Pressung
Ein naturbelassenes Öl aus dem ersten Pressvorgang der Kaltpressung, bei der die Temperatur von 40 °C nicht überschritten wurde. Das Saatgut stammt aus konventionellem Anbau.

Native Pflanzenöle kbA
Für qualitativ hochwertiges Öl muss die Ölpflanze aus kontrolliertem biologischem Anbau (kbA) stammen, damit gewährleistet ist, dass im Öl keine Rückstände von Schwermetallen, Pflanzenschutzmitteln, polyzyklischen Kohlenwasserstoffen und Fettabbauprodukten enthalten sind. Native Öle aus biologischem Anbau sind meist schonend kaltgepresst und enthalten alle natürlichen Inhaltsstoffe und Vitamine.

Native Pflanzenöle aus geschälter Saat

Die Schale vom Saatgut wird vor der Kaltpressung entfernt und auf Raffination wird verzichtet. Dadurch bleiben Inhalts- und Geschmacksstoffe, sowie auch Vitamine erhalten. Trübungen und Geschmacksbeeinträchtigungen werden durch die Schälung vermindert. Das Öl wird als reines Kern- oder Nussöl bezeichnet.

Raffinierte Pflanzenöle

Bei der Raffination von Speiseölen und -fetten werden Pestizide und Schwermetalle weitgehend entfernt. Natürliche Inhaltsstoffe sind durch die Raffination zerstört worden, jedoch werden diese in synthetischer Form wieder zugeführt, wie etwa Vitamin E. Raffiniertes Pflanzenöl ist haltbarer, geschmacksneutral und preiswert.

High-Oleic-Öle

Es ist inzwischen gelungen, Pflanzen durch Neuzüchtung oder Genmanipulation hervorzubringen, deren Ernteergebnis ölsäurereiche Saaten sind. High-Oleic-Öle besitzen eine hohe Hitze- und Oxidationsstabilität.

Sonnenblumen- und Rapsöl sind in natürlicher Form Pflanzenöle mit einem hohen Anteil an mehrfach ungesättigten Fettsäuren, die sich bei hoher Temperatur in Trans-Fette umwandeln und das giftige 4-Hydroxynonenal (HNE) bilden. Sie sind in ihrer ursprünglichen Form nicht zum Braten und Frittieren geeignet. Ein HO-Sonnenblumenöl enthält etwa 10 Prozent gesättigte Fettsäuren, etwa 80 Prozent einfach gesättigte und etwa 10 Prozent mehrfach ungesättigte Fettsäuren. Diese Öle behalten ihre natürlichen Farb- und Aromastoffe bei Temperaturen bis 210 °C.

Ausnahme Olivenöl

Olivenöl wird in Olivenöl (Lamptanöl), Olivenöl nativ (vergine) oder Olivenöl extra nativ (extra vergine) unterteilt. Die Kaltpressung erfolgt bei einer Temperatur unter 25 °C.

■ Olivenöl (Lampantöl)
Lampantöl wird aus verdorbenen, verfaulten und auf dem Boden liegenden Oliven gewonnen. Es ist zum Verzehr nicht geeignet, da es schlecht riecht und schmeckt. Durch Raffination und Verschnitt mit nativem Olivenöl wird es zum Verkauf als Olivenöl freigegeben.

■ Natives Olivenöl (vergine)
Natives Olivenöl wird aus überreifen und leicht beschädigten Oliven gewonnen, der Gehalt an freien Fettsäuren darf bis zu 2 Prozent betragen.

■ Natives Olivenöl extra (extra vergine)
Oliven für natives Olivenöl extra werden im optimalen Reifestadium vom Baum geschüttelt oder gepflückt und innerhalb weniger Stunden verarbeitet. Der Gehalt an freien Fettsäuren darf 0,8 Prozent nicht überschreiten.

Wachse

Pflanzliche und tierische Wachse

Carnaubawachs und Jojobaöl werden aus Pflanzen gewonnen, wogegen Bienenwachs ein Ausscheidungsprodukt der Bienen ist und somit zu den tierischen Wachsen zählt.

Modifizierte Wachse

Ceralan ist ein Derivat und entsteht durch Oxidation, Veresterung und Hydrierung von Bienenwachs.

Paraffin ist ein Rückstandsprodukt bei der Raffination von Erdöl. Er wird jedoch auch aus Torf, Braunkohle und Schiefer gewonnen.

Mazerate

Mazeration (lat. *macerare:* einweichen) oder Kaltwasserauszug bezeichnet eine Zubereitungsform. Dabei entziehen Pflanzenöle den in sie eingelegten Pflanzenteilen (Blüten oder Kräuter) die lipophilen (fettlösliche) Wirkstoffe und Düfte. Dieser Prozess kann von einem Tag bis mehreren Wochen dauern.

Mazerate eignen sich als Wirkstoffergänzung für Massageöle, zum Beispiel als Arnika-, Johanniskraut- oder Lavendelöl. Mazerate haben nicht nur hautpflegende, sondern auch heilende Eigenschaften, deshalb können sie sowohl innerlich als auch äußerlich zur Anwendung kommen.

Um zum Beispiel ein Mazerat von Johanniskraut herzustellen, wird die angetrocknete oder getrocknete Pflanze in ein Schraubglas gefüllt und mit so viel nativem Pflanzenöl (Olivenöl, Mandelöl etc.) übergossen, dass die Pflanzenteile mindestens einen Zentimeter bedeckt sind. Das Gefäß wird an einen sonnigen Platz gestellt und regelmäßig geschüttelt, um die Wirkstoffe aus dem Pflanzenmaterial zu lösen. Nach etwa zwei bis acht Wochen wird die Flüssigkeit durch ein Leinentuch geseiht und zur Verwendung in ein geeignetes Gefäß (dunkle Flasche) abgefüllt.

Kontrollen und Gütesiegel

Qualitätskontrollen

Die rechtlichen Voraussetzungen für das Herstellen und Inverkehrbringen von Speiseölen sind durch die Vorschriften des Lebensmittel-, Bedarfsgegenstände- und Futtermittelgesetzbuchs (LFGB) und den darauf basierenden Verordnungen und Gesetzen, sowie den Leitsätzen für Speiseöle und Speisefette des deutschen Lebensmittelbuchs geregelt.

In Deutschland ist das HACCP-Konzept (Hazard Analysis and Critical Control-Points: Gefahrenanalyse und kritische Kontrollpunkte) im Gesetz verankert und auch die EG-Verordnung sieht die Anwendung des HACCP-Konzeptes für alle Unternehmen als verpflichtend vor, die mit Produktion, Verarbeitung und Vertrieb von Lebensmitteln beschäftigt sind. Es ist ein System, das die Sicherheit von Lebensmitteln und Verbrauchern gewährleisten soll.

Die bekannteste Organisation ist die ISO (Internationale Organisation für Normung) die Normen, Standards oder technische Spezifikationen in allen Bereichen erarbeitet und festlegt.

Viele Unternehmen beauftragen neben Prüfungen und Analysen zur Qualitätssicherung im eigenen Labor ein externes unabhängiges Institut, das beispielsweise DakkS (Deutsche Akkreditierungsstelle) oder COFRAC (Comité français d›accréditation) zertifiziert ist, um diese Qualitätskontrollen regelmäßige durchführen zu lassen, wie etwa das Lacon-Insitut.

DakkS und COFRAG akkreditieren Konformitätsbewertungsstellen (KBS), unter anderen Laboratorien und Zertifizierungs- und Inspektionstellen, die Bewertungen durchführen und sicherstellen, dass die überprüften Produkte hinsichtlich ihrer Qualität und Sicherheit verlässlich und mit den Vorgaben entsprechender Normen, Richtlinien und Gesetzte konform sind.

Gütesiegel

Der weltweit bekannteste Verband mit geschütztem Markenzeichen ist Demeter. Die Richtlinien für Anbau, Herstellung, Verarbeitung und Vertrieb von Produkten liegt weit über den geforderten Mindestanforderungen der EU-Verordnung (BIO-Siegel).

Weitere Gütesiegel hinsichtlich Ursprungsbezeichnung und geografischer Herkunftsangabe sind das rote Siegel D. O. P. (Denominazione d'Origine Protetta: geschützte Ursprungsbezeichnung), das Erzeugung, Verarbeitung und Herstellung aus einer Region garantiert, und das blaue Siegel I. G. P. (Indicazione Geografica Protetta: geschützte geografische Angabe), das besagt, dass einer der Produktionsschritte im angegebenen Herkunftsland durchgeführt wurde. Die europäische Kommission führt das Register der geschützten Ursprungsbezeichnungen und der geschützten geografischen Angaben und führt alle beantragten, veröffentlichten und registrierten geschützten Bezeichnungen im Bereich Landwirtschaft und ländliche Entwicklung in der DOOR-Datenbank.

Für Naturkosmetika gibt es Qualitätssiegel wie BDIH, IONC, ICADA, ECOCERT, NaTrue, Austria Natur Kosmetik uvm.

Um beispielsweise ein NaTrue-Siegel zu erhalten, sind Kontrolle und Dokumentation des Produktionsablaufs erforderlich. Dabei werden die Rezepturen, die Rohstoffe und die Weiterverarbeitung unter Einhaltung der NaTrue-Kriterien überprüft. Die Prüfung erfolgt alle zwei Jahre durch unabhängige Zertifizierungsunternehmen sowie bei Anmeldung neuer Produkte.

Das 3-Sterne-NaTrue-Siegel »echte Biokosmetik« wird nur für ein Produkt vergeben, dessen natürliche Inhaltsstoffe zu mindestens 95 Prozent aus kontrolliert biologischer Landwirtschaft und/oder kontrollierter Wildsammlung stammen.

Eigenschaften von Pflanzenölen

Physikalische und chemische Eigenschaften

Fette, Öle, Wachse

Was ist ein Fett, was ist ein Öl, was ist ein Wachs? In der organischen Chemie gelten Fette, Öle und Wachse als gleich und werden unter dem Oberbegriff Lipide geführt. Charakteristische Eigenschaft ist ihre Wasserunlöslichkeit. Da die Dichte der meisten Lipide (etwa 0,9 g/cm^3) geringer als die Dichte von Wasser (1 g/cm^3) ist, schwimmen sie auf der Wasseroberfläche.

Lipide sind primäre Naturstoffe, chemische Substanzen, die von Organismen gebildet werden, um eine biologische Funktion, Wachstum und Erhalt des Organismus, zu erfüllen. Sie zeigen hohe Reaktionsfreudigkeit mit anderen Stoffen.

Wachse

Wachse (*ahd.* wahs: Wabe, weben; *indogerm.:* Gewebe) sind Einfach-Ester aus einem Anteil an Fettsäuren (Wachssäuren) mit aliphatischem, langkettigem, einwertigem Alkohol, auch Fett- oder Wachsalkohol genannt. Sowohl die Wachssäuren, als auch der Alkoholanteil haben freie langkettige Reste, die nicht gebunden sind.

Eine präzise Abgrenzung zwischen Wachs- und Fettsäuren gibt es nicht, da Fettsäuren, wie etwa die Palmitinsäure und Stearinsäure bei der Bildung von Wachsen beteiligt sind. Die Unterscheidung wird durch die physikalischen Eigenschaften definiert. Als Wachse werden Stoffe bezeichnet, die bei 20 °C knetbar, fest bis brüchig hart sind und eine grobe bis kristalline Struktur besitzen. Bei einer Temperatur von über 40 °C schmelzen Wachse ohne Zersetzung, sie sind leicht flüssig, wobei sie über wenig Viskosität verfügen.

Zu den pflanzlichen Wachsen gehören Carnaubawachs Zuckerrohrwachs und Jojobaöl, zu den tierischen zählen Bienenwachs, Wollwachs, Walrat. Seiner Bedeutung wegen wurde das nichtpflanzliche Bienenwachs in dieses Buch mit aufgenommen. Als Wollwachs, auch Lanolin oder Wollfett, wird das Sekret aus den Talgdrüsen des Schafes bezeichnet. Walrat, auch Spermaceti, ist eine fett- und wachshaltige Substanz, die aus dem Vorderkopf des Pottwals stammt.

Fette, fette Öle

Fette und fette Öle (*lat.* Oleum, *engl.* oil) sind ein Ester aus drei Anteilen von unterschiedlich langen, aliphatischen Monocarbonsäuren, bestehend aus Kohlenwasserstoffatomen mit einer Carboxygruppe (-COOH) und dem dreiwertigen Alkohol Glycerol (Glycerin), deshalb auch die Bezeichnung Triglyceride.

Fettsäuren

Es wird in kurz-, mittel- und langkettig unterschieden, wobei die Anzahl der Kohlenstoffatome (4–24 Atome) ausschlaggebend ist.

Kurzkettige Fettsäuren besitzen bis zu sieben Kohlenstoffatome (C), an die Wasserstoffatome (H) gebunden sind, z. B. Butter- und Capronsäure. Mittelkettige Fettsäuren haben 8–12 Atome, z. B. Laurin- und Caprinsäure, und die langkettigen bestehen aus 13–24 Atomen, z. B. Stearin- und Palmitinsäure. Über die größte Energiedichte verfügen die langkettigen Fettsäuren, sie können sehr viel Energie auf kleinem Raum speichern.

Gesättigte Fettsäuren

Jedes Kohlenstoffatom besitzt vier Bindungsarme, zwei der vier Arme sind bei den gesättigten Fettsäuren mit Wasserstoffatomen belegt. Die Kette gilt als gesättigt, da alle Bindungsmöglichkeiten belegt sind und die Kette keine Doppelbindung zweier Kohlenstoffatome aufweist. Gesättigte Fettsäuren kommen in tierischen und pflanzlichen Fetten vor, sind nahezu unempfindlich gegen Licht, Sauerstoff und Wärme, lange haltbar und hitzestabil, je nach Fett- oder Ölsorte bis zu 240 °C. Zu den gesättigten Fetten gehören Rindertalg, Kokosfett, Palmfett.

Ungesättigte Fettsäuren

Ungesättigte Fettsäuren unterscheiden sich aufgrund der Anzahl von Doppelbindungen in einfach ungesättigte (Monoensäuren), zweifach ungesättigte (Diensäuren), dreifach ungesättigte (Triensäuren) und mehrfach ungesättigte Fettsäuren (Polyensäuren).

Durch Reaktion der positiv und negativ geladenen Atome unter Elimination (Abspaltung) von Wasser, verbinden sich zwei Kohlenstoffatome miteinander, die sogenannte Doppelbindung. Die Kohlenstoffatome der Doppelbindung verfügen über je ein Wasserstoffatom und stoßen sich aufgrund ihrer elektrischen Ladung gegenseitig ab. Ein Knick entsteht und die Kette wird um etwa 30–40° gebogen.

Je höher die Anzahl der Doppelbindungen, desto instabiler ist die Kette und niedriger der Schmelzpunkt, deshalb reagieren mehrfach ungesättigte Fettsäuren sehr empfindlich auf Licht, Wärme und Sauerstoff, sind nur bis zu einem Jahr haltbar und nur bis 130 °C hitzebeständig.

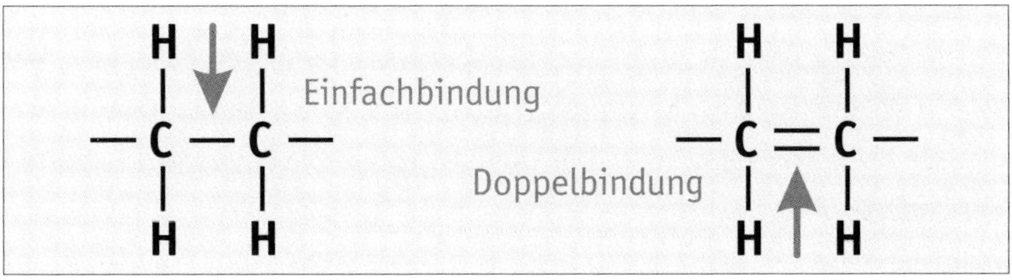

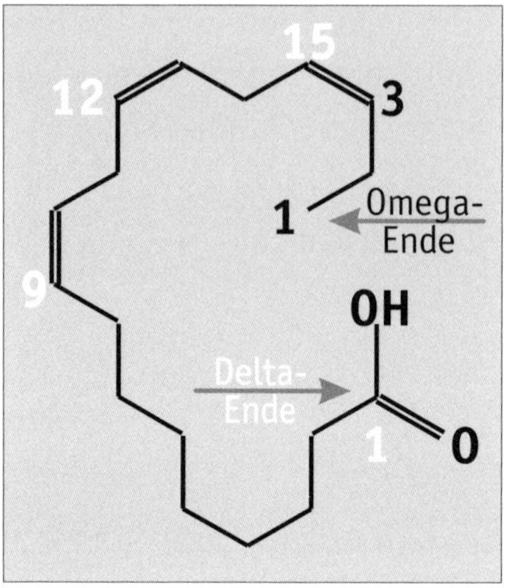

Omega-n-Fettsäuren sind ungesättigte Fettsäuren, wobei das n die Position der ersten Doppelbindung, ausgehend vom Omega-Ende, angibt. Bevor sie als Omega-n-Fettsäuren klassifiziert wurden, galten sie als Vitamin F.

Omega-3-Fettsäuren

Omega-3-Fettsäuren, erste Doppelbindung an der dritten Position, haben die Eigenschaft, die Zellmembranen weich und beweglich zu halten. Zu den Omega-3-Fettsäuren zählen α-Linolensäure, Docosahexaensäure und Eicosapentaensäure.

Omega-5-Fettsäuren

Omega-5-Fettsäuren mit Doppelbindung an der fünften Stelle sind ebenso Bestandteile der Zellen. Zu den Omega-5-Fettsäuren zählen die Pinolsäure, Pinolensäure und Punicinsäure.

Omega-6-Fettsäuren

Bei den Omega-6-Fettsäuren findet sich die erste Doppelbindung an sechster Position. Sie sind wesentlicher Bestandteil der Haut (Zellmembranen) und erfüllen wichtige Funktionen. Zu den Omega-6-Fettsäuren zählen Linolsäure und γ-Linolensäure.

Omega-9-Fettsäuren

Die erste Doppelbindung befindet sich an neunter Position. Sie sind Bestandteil der Zellen und unterstützen die Herzfunktion. Zu den Omega-9-Fettsäuren zählen Ölsäure, Erucasäure und Nervonsäure.

Fettsäuren im Überblick

Bei der Klassifikation folgt dem Buchstaben C für Kohlenstoff die Anzahl der verketteten Atome und nach einem Doppelpunkt die Anzahl der Doppelbindungen. Omega (ω) mit nachgestellter Ziffer kennzeichnet, um welche der Omega-n-Fettsäuren es sich handelt. Derzeit sind weit über 400 verschiedene Fettsäuren bekannt.

Gesättigte Fettsäuren

C4:0	Buttersäure
C5:0	Valeriansäure
C6:0	Capronsäure
C8:0	Caprylsäure
C10:0	Caprinsäure
C12:0	Laurinsäure
C14:0	Myristinsäure
C16:0	Palmitinsäure
C17:0	Magarinsäure
C18:0	Stearinsäure
C20:0	Arachinsäure
C22:0	Behensäure
C24:0	Lignocerinsäure

Einfach ungesättigte Fettsäuren

C16:1	Palmitoleinsäure
C18:1 (ω9)	Ölsäure
C20:1	Gadoleinsäure
C20:1	Icosensäure
C22:1	Cetoleinsäure
C22:1 (ω9)	Erucasäure
C24:1 (ω9)	Nervonsäure

Mehrfach ungesättigte Fettsäuren

C18:2 (ω6)	Linolsäure
C18:3 (ω6)	γ-Linolensäure
C18:3 (ω3)	α-Linolensäure
C18:3 (ω5)	Punicinsäure
C18:3 (ω5)	Pinolsäure
C18:3 (ω5)	Pinolensäure
C20:3 (ω6)	Dihomo-Gamma-linolensäure
C20:4 (ω6)	Arachidonsäure
C20:5 (ω3)	Eicosapentaensäure
C22:6 (ω3)	Docosahexaensäure

Vorkommen verschiedener Fettsäuren

- Capryl- und Caprinsäure (MCT-Öl) = mittelkettige Triglyceride aus Kokosnussfett und Palmfett
- Laurinsäure = Hartfett aus Kokosfett oder Palmöl
- Palmitin- und Stearinsäure = Kakaobutter aus Kakaobohnen
- Ölsäure in hohem Anteil im Bucheckernöl, Olivenöl, Haselnussöl, Mandelöl und Marulaöl
- Linolsäure (Octadecadiensäure) in hohem Anteil in Distelöl (Safloröl), Sonnenblumenöl und Traubenkernöl
- γ-Linolensäure in hohem Anteil in Borretschsamenöl und Nachtkerzenöl
- α-Linolensäure in hohem Anteil in Leinöl und Perillaöl
- Ricinolsäure in hohem Anteil im Ricinusöl

Cis- und Trans-Form

Ungesättigte Fettsäuren können sich durch chemische Härtung oder starke Hitze von der natürlich Cis- in die unerwünschte Trans-Form verwandeln. In der Natur entstehen Trans-Fettsäuren durch

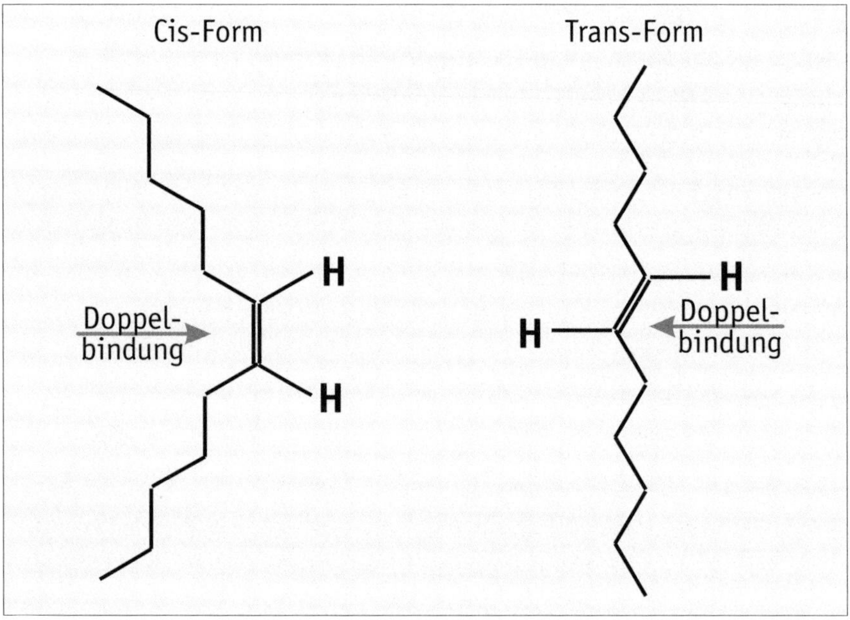

bakterielle Stoffwechselprozesse im Pansen von Wiederkäuern, die dann in Fett, Milch und Fleisch von Rind, Lamm, Ziege und Hirsch enthalten sind.

Ungesättigte Fettsäuren liegen in gebogener Cis-Form vor, die eine wichtige Rolle bei der Regulierung der Durchlässigkeit in den Zellwänden spielt. Chemische Härtung oder starke Hitze verändern die Struktur der Molekülkette und aus der gebogenen Cis- entsteht die gerade Trans-Form.

Die Zellwände unseres Körper bestehen unter anderem aus Fettsäuren. Wird nun anstatt der Cis-Form die Trans-Form eingefügt, werden sie viel durchlässiger, was fatale Folgen für Stabilität und Gesundheit der Zellen hat. Es kommt zu einer Störung der Aufnahme von lebenswichtigen Stoffen, wie zum Beispiel der essenziellen Omega-3-Fettsäure.

Das giftige HNE (4-Hydroxynonenal) entsteht beim Braten und Frittieren mit pflanzlichem Öl, das mehrfach ungesättigte Fettsäuren enthält, wenn die Dauer von 30 Minuten und eine Temperatur von 185 °C überschritten wird. HNE wirkt zellschädigend bis zum Absterben der Zellen. Krankheiten wie Herzinfarkt, Nervensystemerkrankungen, Schlaganfall, Diabetes, Übergewicht, Krebs, Morbus Crohn und Akne können auftreten. Die Gehirnentwicklung bei Kleinkindern kann gehemmt werden, Aggressivität, Konzentrationsschwächen und Hyperaktivität sind die Folge. Ernährungswissenschaftler sind deshalb der Meinung, es sollte eine Kennzeichnungspflicht geben.

Der menschliche Körper benötigt bis zu sechzig Tage, um die Hälfte der aufgenommenen Trans-Fettsäuren abzubauen, bei der Cis-Form dauert es nur achtzehn Tage.

Bildung von freien Radikalen

Die Zersetzung durch Hitze, Sauerstoff und Licht wird Autoxidation genannt. Zunächst bilden sich Radikale, die auf Hydroperoxiden reagieren. Durch ihre Instabilität zerfallen sie wieder zu Radikalen und bilden stabilere Produkte, wie etwa Ketone, Epoxide oder Aldehyde, die letztendlich für den ranzigen Geruch oder Geschmack verantwortlich sind.

Eine weitere Möglichkeit, dass ein Fett ranzig wird, ist die hydrolytische Spaltung, die sogenannte Hydrolyse oder Lipolyse. Das Fett wird durch Wasser, Enzyme oder Mikroorganismen in Glycerin und Fettsäuren aufgespaltet. Die Fettsäuren werden in Ketone und Aldehyde zersetzt.

Kennzahlen

Zur Charakterisierung, Identifizierung und Prüfung von Reinheit, Verdorbenheit und Qualität von Fetten, fetten Ölen und Wachsen dienen Iod-, Verseifungs-, Säure-, Ester-, Peroxidzahl und die Größe unverseifbarer Anteile. Spreitwert und Trocknungsvermögen sind ein wichtiger Faktor für die Zusammenstellung von Ölkombinationen und Haltbarkeit.

Verseifungszahl, Säurezahl, Esterzahl

Die **Verseif**ungszahl ist eine Maßangabe für die in einem Gramm Fett vorkommenden gebundenen und freien Fettsäuren. Sie gibt an, wie viel Milligramm Kaliumhydroxid (KOH) notwendig sind, um die in einem Gramm Fett enthaltenen Fettsäuren vollständig zu neutralisieren (Verseifung).

Die Verseifungszahl wird meist mit der Säurezahl, die eine Maßangabe für den Gehalt an freien Fettsäuren ist, festgestellt. Die Säurezahl gibt an, wie viel Milligramm an Kaliumhydroxid benötigt wird, um die freien Fettsäuren in einem Gramm Fett zu neutralisieren.

Die Esterzahl wird aus der Verseifungs- und Säurezahl errechnet, sie gibt an, wie viel Milligramm Kaliumhydroxid zur Verseifung der Esterbindungen von einem Gramm Fett erforderlich sind.

Die Säurezahl ist ein Reinheitskriterium, die den Frischezustand eines Fettes oder fetten Öls bestimmt. Mit fortschreitender Hydrolyse bilden sich immer mehr freie Fettsäuren und die Säurezahl steigt. Die Esterzahl wird hauptsächlich zur Charakterisierung von Wachsen herangezogen.

Unverseifbare Anteile

Unverseifbare Anteile sind Stoffe, die sich nach dem Verseifen des fetten Öls mit organischen Lösungsmitteln extrahieren lassen und bis 105 °C nicht flüchtig sind, wie etwa Tocopherole, Squalen, Steroide und Triterpenalkohole.

Peroxidzahl

Die Peroxidzahl gibt die Menge an Peroxid in Milliäquivalenten aktiven Sauerstoffs an, die in 1 000 g Fett oder Öl enthalten ist. Sie bestimmt die auftretende Autooxidation und dient zur Beurteilung von Qualität und Verdorbenheit.

Iodzahl (Jodzahl)

Dieser Kennwert ist ein Maß für den Gehalt an ungesättigten Verbindungen (Doppelbindungen). Die Iodzahl ist die Menge an Gramm Jod, die an hundert Gramm Fett oder Öl gebunden werden kann. Je mehr Doppelbindungen eine ungesättigte Fettsäure besitzt, umso mehr Jod kann hinzugegeben werden, somit steigt die Iodzahl. Begleitstoffe, wie etwa Sterine, werden dabei ebenfalls festgestellt. Der Aggregatzustand wird bestimmt, die Unterteilung erfolgt bei Raumtemperatur in feste (Kakaobutter), halbfeste (Kokosfett) und flüssige (Olivenöl) Stoffe.

Pflanzenöle mit einer hohen Iodzahl sind meist weniger alterungsbeständig. Deshalb ist die Iodzahl in der Ölmalerei von Bedeutung.

Spreitwert

Der Spreitwert nach Dr. Zeidler oder Dr. Ansmann beschreibt das Verfließen eines Öl. Dazu wird eine bestimmte Menge einer

Ölkomponente auf die Haut aufgetragen und die Fläche in Quadratmillimetern berechnet, die das Öl innerhalb von zehn Minuten bedeckt hat. Viskosität und Oberflächenspannung sind wesentliche Faktoren der **Spreit**eigenschaft. Öle breiten sich bei niedriger Viskosität (Fließfähigkeit) und geringer Oberflächenspannung (Fließverhalten) schnell aus, bei hoher Viskosität und hoher Oberflächenspannung langsam.

Die Oberflächenspannung wird in Energie/Fläche, zum Beispiel in $J/m^2 = N/m$ (J = Joule, N = Newton) gemessen. Angaben können aber auch in Bruchteilen davon erfolgen, zum Beispiel mN/m = dyn/cm.

Der Spreitwert ist vor allem wichtig, wenn Öle gemischt oder zur Herstellung einer Emulsion herangezogen werden. Hochspreitende Öle verteilen sich schnell auf der Haut und dringen dadurch besser in die Hautoberfläche ein. Sie bewirken schnell ein Glättegefühl. Die Hautoberfläche wird von einer dünnen Schicht einer Emulsion aus Sebum- und Schweißbestandteilen (transepidermal abgegebenem Wasser, epidermalen Lipiden und losen Hornhautschuppen) bedeckt (Hydrolipidfilm).

Hochspreitende Öle und Fette werden für Pflegeprodukte verwendet, die nicht fettig wirken sollen. Der Nachteil hochspreitender Öle bei der Massage ist, dass öfter nachgeölt werden muss. Babassuöl, Palmkernöl und Kokosfett sind hochspreitig.

Mittelspreitende Öle verteilen sich gut auf der Haut und glätten sie über einen deutlich längeren Zeitraum. Deshalb werden sie für Massagen bevorzugt. Besonders beliebt und geeignet ist natives Mandelöl.

Niedrigspreitende Öle verteilen sich etwas zäher auf der Haut, hinterlassen allerdings ein länger anhaltendes Glättegefühl, wie etwa Sheabutter.

Trocknungsvermögen

Fette und fette Öle beginnen unter dem Einfluss von Luft zu trocknen. Das Trocknungsvermögen korreliert mit der Iodzahl. Der Chemiker Hermann Römpp (1901–1961) teilte die Öle entsprechend ihres Trocknungsvermögens (Verharzung) folgendermaßen ein:

- Iodzahl < 100 fette Öle, nicht trocknende, langsam reagierende Öle
- Iodzahl 100–170 halb trocknende, langsam bis mittelschnell reagierende Öle
- Iodzahl > 170 trocknende, schnell reagierende Öle

Trocknende Pflanzenöle

Trocknende Öle enthalten über 50 Prozent an mehrfach ungesättigten Fettsäuren, die relativ schnell oxidieren. Deshalb sind sie nur begrenzt haltbar. Sie sollten kühl (< 20 °C) und vor Sauerstoff geschützt (kleine Flaschen) gelagert werden.

Trocknend bedeutet nicht, dass die Öle die Haut austrocknen, sondern im Gegenteil ziehen sie schnell in die Haut ein und machen trockene Haut zart und geschmeidig.

Zu den trocknenden Ölen zählen: Granatapfelsamenöl, Hanföl, Johannisbeersamenöl, Leinöl, Perillaöl, Zedernusskernöl.

Halb trocknende Pflanzenöle

Halb trocknende Öle enthalten bis zu 50 Prozent an mehrfach ungesättigten Fettsäuren und oxidieren deshalb weniger schnell. Sie eigenen sich gut zur Körperpflege und als Massageöl, ziehen mittelschnell bis langsam in die Haut ein und hinterlassen ein pflegendes Hautgefühl.

Zu den halb trocknenden Ölen zählen: Apfelkernöl, Aprikosenkernöl, Borretschsamenöl, Brokkolisamenöl, Distelöl, Hagebuttenkernöl, Hanföl, Kaktusfeigensamenöl, Kiwisamenöl, Kukuinussöl, Kürbiskernöl, Leindotteröl, Maiskeimöl, Mohnsamenöl, Nachtkerzenöl, Rapsöl, Reiskeimöl, Schwarzkümmelöl, Sanddornkernöl, Sanddornöl (Tresteröl), Sesamöl, Sojaöl, Sonnenblumenöl, Traubenkernöl, Walnussöl, Weizenkeimöl, Zedernusskernöl, Zwetschenkernöl.

Fette Pflanzenöle

Der Anteil an mehrfach ungesättigten Fettsäuren liegt bei fetten oder nicht trocknende Pflanzenölen unter 20 Prozent. Sie hinterlassen ein etwas fettiges Gefühl, wirken jedoch sehr pflegend.

Zu den nicht trocknenden Ölen zählen: Amaranthöl, Apfelkernöl, Aprikosenkernöl, Arganöl, Avellanöl, Avocadoöl, Babassuöl, Baobaöl, Behenöl, Bienenwachs, Brokkolisamenöl, Bucheckernöl, Camelliasamenöl, Erdnussöl, Haselnussöl, Jojobaöl, Kaffeebohnenöl, Kakaobutter, Kirschkernöl, Kokosfett, Marulaöl, Macadamianussöl, Nachtkerzenöl, Neutralöl, Niemöl, Olivenöl, Palmöl, Palmkernöl, Pekannussöl, Pfirsichkernöl, Pistazienkernöl, Reiskeimöl, Ricinusöl, Rapsöl, Sanddornfruchtfleischöl, Senföl, Sheabutter, Süßmandelöl, Tamanuöl, Zwetschenkernöl.

Die Zuordnung der Öle kann je nach Herkunft und klimatischer Saisonbedingungen durch entsprechende Fettsäureschwankungen variieren, die Iodzahl verändert sich. Ein Pflanzenöl kann infolgedessen abweichend klassifiziert werden.

Mischen von Pflanzenölen

Wenn Pflanzenöle vermischt werden, zum Beispiel einem Basisöl ein Wirkstofföl beigemengt wird, muss darauf geachtet werden, dass die kombinierten Öle zueinander passen. Dabei sind die Fettsäurespektren zu beachten oder die Öle werden entsprechend ihrer Iodzahl oder Spreiteigenschaft kombiniert.

Bei ätherischen Ölen zur therapeutischen Anwendung sollten Produkte verschiedener Hersteller, aber auch Produkte aus verschiedenen Chargen eines Herstellers nicht vermischt werden. Die Mischung von Ölen unterschiedlicher Herkunftsländer und Jahrgänge kann deren Qualität mindern und damit die therapeutische Wirkung schmälern.

Wenn Ölmischungen für Therapie und Massage hergestellt werden, sollte immer nur die benötigte Menge und nie auf Vorrat zusammengestellt werden.

Haltbarkeit und Lagerung

Pflanzenöle sind verderblich. Bei unsachgemäßer Lagerung werden Qualität und Geschmack beeinträchtigt. Um ihre Haltbarkeitsdauer möglichst auszudehnen und die Qualität des Öls lange zu erhalten, sollte es kühl und dunkel aufbewahrt werden. Die optimale Lagertemperatur beträgt etwa 18–22 °C. Geeignet sind lichtdichte Gefäße aus Ton, Keramik oder Weißblech. Werden Glasflaschen verwendet, sollte das Glas dunkel sein. Besonders guten Schutz vor Lichteinwirkung bietet Violettglas. PE-Flaschen eignen sich sehr gut zum Transport oder für die Tiefkühlung. Bevorzugt sollten jedoch Glasflaschen verwendet werden, weil die Lagerung in PE-Flaschen bei über 22 °C wegen der in ihrem Kunststoff enthaltenen Weichmacher umstritten ist.

Angebrochene Pflanzenöle sollten selbst bei einer Haltbarkeit von zwölf Monaten innerhalb von drei bis vier Monaten nach dem Öffnen verbraucht werden. Riecht ein Öl tranig oder ranzig, sollte es weder als Speiseöl noch zur Körperpflege verwendet werden, weil ranziges Öl viele Peroxide (freie Radikale) enthält.

Manche Öle wie natives Leinöl, Borretschsamenöl etc. sollten nach dem Öffnen im Kühlschrank gelagert werden. Natives Avocadoöl, Kokosfett und andere Öle können im Großgebinde preiswert erworben in kleinere PE-Flaschen umgefüllt und eingefroren werden (Erstarrungspunkt beachten).

Geschmackliche oder optische Beeinträchtigungen geben wichtige Hinweise auf die Qualität des Öls:

- **bitter** Bei der Ölgewinnung wurden Blätter und Stiele mitverarbeitet.
- **seifig** (Olivenöl) Oliven wurden vor der Ernte von Olivenfliegen befallen oder minderwertige herabgefallene Oliven, die gewöhnlich nur für Lampenöl verwendet werden, wurden mitverarbeitet.
- **muffig, modrig** Das Öl wurde zu lange gelagert.
- **ranzig** Das Öl ist oxidiert.
- **schimmelig** Das Öl ist überaltert oder wurde zu warm gelagert.
- **schmierig** Die Ölpresse wurde nicht sorgfältig gereinigt oder die Abfüllung war unsauber.

Wissenswertes über Pflanzenöle

Schon der griechische Philosoph Demokritos von Abdera (460 v. Chr.) erkannte, dass jede Art von chronischer Entzündung durch eine entsprechende Ernährungs- und Lebensweise positiv beeinflusst werden kann: »Da flehen die Menschen die Götter um Gesundheit an, im Unwissen, dass sie ihre Gesundheit in sich selbst tragen.«
In der Antike wurden Pflanzenöle zur Ernährung und als Pflegemittel für die Haut, aber auch als Brennstoff für Lampenlicht verwendet. Bei Matthäus 25, 1–13 heißt es: »Dann wird es ... sein wie mit zehn Jungfrauen, die ihre Lampen nahmen und dem Bräutigam entgegengingen. Fünf von ihnen waren töricht und fünf waren klug. Die törichten nahmen ihre Lampen mit, aber kein Öl, die Klugen aber nahmen außer den Lampen noch Öl in Krügen mit.« Und Plinius der Ältere (ca. 23–79 n. Chr.) empfahl: »Inwendig Wein und äußerlich Öl.«

Inhaltsstoffe von Pflanzenölen

Die Hauptinhaltsstoffe von Fetten und fetten Ölen sind ein Ester aus Fettsäuren und Glycerin. Wichtige Nebeninhaltsstoffe sind die folgenden, wobei der Gehalt je nach Pflanzenöl variiert.

Fettbegleitstoffe

Phospholipide

Phospholipide sind phosphorhaltige, amphiphile Lipide (*altgr.* amphi: auf beiden Seiten; philos: liebend), die am Aufbau der Lipiddoppelschicht einer Biomembran beteiligt sind, wie etwa Lecithin.

Phytosterole

Phytosterole sind chemische Verbindungen aus der Gruppe der Sterine, die in der Zellmembran der Pflanzen als strukturelle Komponente dienen. Häufig vorkommende Sterine sind Stigmasterin, β-Sitosterin und Campesterin. Sie kommen hauptsächlich in fettreichen Pflanzenteilen vor, unter anderem in Sonnenblumensamen, Sesam und Sojabohnen, Kürbiskernen und Weizenkeimen. Sie unterbinden Entzündungsreaktionen und blockieren die Entstehung der für eine Entzündung notwendigen Arachidonsäure. Durch Extrahieren verlieren Pflanzenöle einen hohen Teil ihres Gehalts. Wertvoll sind daher besonders die unbehandelten nativen Öle, Fette und Samen.

Phytosterine

Phytosterine sind dem Cholesterin sehr ähnlich, haben eine stark hautschützende Wirkung und sind Hauptbestandteil des unverseifbaren Anteils in Pflanzenölen. Öle mit einem höheren Anteil an Phytosterinen sind Avocado-, Sanddorn- und Weizenkeimöl.

Squalen

Squalen ist die biologische Vorstufe des Cholesterins und gehört zur Gruppe der Triterpene. Es ist eine farblose, ölige Flüssigkeit, die wegen ihres ungesättigten Charakters Sauerstoff aus der Luft aufnimmt und polymerisiert. Squalen ist ein Begleitstoff von Oliven- und Avocadoöl und kommt auch im Sebum vor.

Pflanzenfarbstoffe

Flavonoide

In höheren Pflanzen sind Flavonoide die mengenmäßig am häufigsten vorkommenden sekundären Pflanzeninhaltsstoffe. Flavonoide mit den Untergruppen der Anthocyane und oligomeren Proanthocyanidine (OPC) sind Pflanzenfarbstoffe und werden zusammen mit den Bezoesäure- (aromatische Carbonsäuren), Zimtsäure- (Aromat) und Stilbenderivaten (Farbstoffvorprodukte) in der Gruppe der Polyphenole (aromatische Verbindungen) zusammengefasst. Ihnen wird eine antioxidative Wirkung zugeschrieben. Sie unterstützen das Immunsystem, wirken entzündungshemmend, regulieren den Blutzuckerspiegel und schützen vor Arterienverkalkung und Alzheimer. Das OPC beispielsweise ist im Traubenkernöl enthalten.

Isoflavonoide

Isoflavonoide sind in vielen Pflanzensamen, etwa Leinsamen, enthalten. Es gehen aber höchsten Spuren der Isoflavonoide in Pflanzenöle über. Sie werden auch aufgrund ihrer östrogenen Wirkung als Phytohormone bezeichnet.

Vitamine

Vitamin A

Pflanzen enthalten kein Vitamin A, sondern eine Vorstufe, die Carotinide, die im menschlichen Körper in Retinol (Vitamin A) umgewandelt werden. Sie verleihen dem Pflanzenöl die goldgelbe Farbe. ß-Carotin, das aktivste im menschlichen Körper, ist eines der fünzig Carotinide mit Provitamin-A-Aktivität. Insgesamt gibt es etwa 400 Carotinide.

Carotinide sind wirksame Antioxidantien, je mehr das Blutplasma mit Carotiniden anreichert ist, desto größere Wirkung entfalten sie auf das Immunsystem, besonders auf die T- und B-Zellen. Sie bauen unter anderem freie Radikale ab, schützen lichtempfindliche Zellen und hemmen die Oxidation von Fetten.

Vitamin A hat verschiedene Funktionen im Körper, Stärkung des Imumunsystems, speziell bei Abwehr von Infektionen. Es wirkt sich auf den Sehvorgang, die Bildung der Haut, Knorpelgewebe und Schleimhäute und das Wachstum aus, fördert die Entwicklung der Plazenta, des Fötus und beeinflusst die Produktion von Testosteron. Der Bedarf an Vitamin A liegt bei 0,8–1 mg pro Tag.

Vitamin E (Tocopherol)

Tocopherol ist der Überbegriff der acht fettähnlichen Substanzen mit antioxidativer Wirkung. Sie werden in vier Tocol- und vier Tocotrienol-Derivate, jeweils als α, β, γ und δ, unterteilt. Sie bedeuten so viel wie Geburtsträger (*griech.* tòcos: Geburt, gebären; phèrein: tragen, forttragen, bringen).

Das Bedeutendste ist das α-Tocopherol, es weist eine große biologische Aktivität im Hinblick auf die Bindung der freien Radikalen auf. Alle anderen Derivate werden an der Stärke des α-Tocopherols gemessen. Neben dem natürlichen gibt es auch sythetisch hergestelltes Vitamin E, beispielsweise das Tocopherylacetat.

Vitamin E ist ein wichtiges Antioxidans und beschleunigt Heilungsprozesse bei Verletzungen, beugt Thrombosen vor, versorgt den Organismus mit Sauerstoff und hilft gegen Zellalterung, schützt das Nervensystem und die Netzhaut, senkt das Herzkreislauf-, Krebs- und Alzheimerrisiko. Der menschliche Körper resorbiert Vitamin E im Dünndarm, dieser Vorgang ist mit der Fettverdauung verbunden. Der Bedarf an Vitamin E liegt bei 10 mg pro Tag.

Vereinzelt sind in Fetten und fetten Ölen die Vitamin-B-Reihe und Vitamin K zu finden, Vitamin D ist jedoch kaum vorhanden. Eine der wenigen Ausnahmen ist das Avocadoöl.

Mineralien

Calcium

Geringe Mengen an Calcium kommen in Hülsenfrüchten und im vollen Korn vor. Calcium hat sehr wichtige Funktionen für die Muskeln, Knochen, Nerven und das Blut. Der Bedarf liegt je nach Alter etwa bei 400–1500 mg pro Tag.

Magnesium

In Nüssen, Sesam, Beerenobst, Sonnenblumenkernen und dem vollen Korn ist Magnesium enthalten. Es ist wichtig für Knochen- und Muskelaufbau, das Herz-Kreislauf- und Nervensystem und übernimmt eine bedeutende Rolle bei der Verstoffwechslung von Kohlenhydraten, Proteinen und Fetten. Der Bedarf liegt bei etwa 310–400 mg.

Kalium

Reich an Kalium sind Avocado und Sojabohnen. Es trägt zur Gewinnung von Energie und zur Regulation des Wasser- und Säure-Basen-Haushalts bei und spielt eine wichtige Rollen für die Gesundheit der Zellen, Muskeln und des Herzens. Der Bedarf liegt bei etwa 2 g pro Tag.

Phosphor

Phosphor kommt in größeren Mengen in Getreidesorten, Hülsenfrüchten und vielen Obstsorten vor. Es ist Baustein der Knochen und Zähne und liefert den Zellen wichtige Energie. In Phospholipiden, Enzymen und Coenzymen ist Phosphor ebenfalls enthalten. Der Bedarf liegt bei 0,8–1,2 g pro Tag.

Spurenelemente

Chrom

Chrom ist enthalten in Nüssen, Früchten und dem vollen Korn. Es trägt zur Verwertung von Zucker bei und hilft die Cholesterinwerte im Fettstoffwechsel zu senken. Der Bedarf liegt bei 30–300 µg pro Tag.

Eisen

Eisen findet man in Hülsenfrüchten und dem vollen Korn. Es ist Bestandteil einer Reihe von Enzymen und des Hämoglobins, das Sauerstoff bindet, damit er vom Blut transportiert werden kann. Eisen stärkt das Immunsystems. Der Bedarf liegt bei etwa 1–3 mg pro Tag.

Kupfer

Kupfer ist ein Antioxidans. Es ist in Nüssen und Kakao zu finden. Es ist für die Resorption von Eisen im Magen-Darm-Trakt zuständig, beeinflusst das Immunsystem und Entzündungsprozesse und trägt zu Blutbildung und Gewinnung von Energie bei. Der Tagesbedarf liegt bei etwa 1,4–2,1 mg pro Kilogramm Körpermasse.

Mangan

Mangan findet sich in Hülsenfrüchten und Getreide. Es trägt zur Bildung von Enzymen bei. Im Körper sind 10–40 mg Mangan in Knochen, Leber, Nieren, Muskeln, Haarpigmenten und der Bauchspeicheldrüse enthalten. Der Bedarf liegt bei etwa 2–5 mg pro Tag.

Vanadium

Vanadium kommt zum Beispiel in Buchweizen vor. Es hat wichtige Funktionen wie die Mineralisation von Knochen, Verstoffwechselung von Fetten und vermutlich Regulierung des Blutzuckerspiegels. Der Bedarf liegt bei etwa 10–30 µg pro Tag.

Gesundheit und Ernährung

Fett ist für den Körper mit 9,3 kcal pro Gramm nicht nur ein wichtiger Energielieferant, es sorgt auch für ein natürliches Sättigungsgefühl, resorbiert die fettlöslichen Vitamine A, D, E und K und hilft, Giftstoffe auszuscheiden. Fett verringert Schwankungen im Blutzuckerspiegel und ist für die Funktion von Hormonen und Enzymen unerlässlich. Auch das Gehirn ist auf hochwertiges Fett angewiesen. Dabei sind nicht nur die mehrfach ungesättigten Fettsäuren von besonderer Bedeutung. Die empfohlene Menge an Fett sollte in einem ausgewogenen Verhältnis von gesättigten, einfach ungesättigten und mehrfach ungesättigten Fettsäuren etwa 30 Prozent der Gesamtenergiezufuhr pro Tag betragen.

Unser Körper kann gesättigte Fettsäuren selbst herstellen. Bei Bedarf wandelt er gesättigte in einfach gesättigten Fettsäuren um. Die mehrfach ungesättigten Fettsäuren müssen hingegen durch Nahrung aufgenommen werden, da dem Körper entsprechende Enzyme fehlen, um sie zu bilden. Für den menschlichen Körper essenziell sind die Fettsäuren Linolsäure ($\omega 6$) und α-Linolensäure ($\omega 3$).

Freie Radikale bilden sich in unserem Körper ständig durch die Stoffwechselprozesse. Der Abbau der freien Radikalen ist für den Körper an sich gut zu bewältigen. Jedoch kommen Belastungen, wie Autoabgase, Pestizide, intensive Sonnenbestrahlung, unausgewogene Ernährung und übermäßige Aufnahme von Trans-Fettsäuren hinzu. Bei falscher Lagerung ungesättigter Pflanzenöle entstehen in hohen Mengen freie Radikale, die bei Verzehr eine weitere zusätzliche Belastung für den Körper darstellen. Dadurch werden Stoffwechselprozesse gestört, die Zellerneuerung verlangsamt, Altersprozesse beschleunigt und Krankheiten entstehen. Es empfiehlt sich die Verwendung von rotem Palmöl, jedoch auch anderen naturbelassenen Ölen und Fetten, der Verzehr von verschiedenen frischen Obst- und schonend zubereitenden Gemüsesorten, Wildpflanzen,

Keimlingen, Ölsaaten und Nüssen, um dem Körper Antioxidantien zuzuführen, der dann weitere Antioxidantien bilden kann.

Naturbelassene, kaltgepresste Pflanzenöle aus biologisch kontrolliertem Anbau enthalten wertvolle Vitamine, Spurenelemente und die für die Ernährung wichtigen Cis-Fettsäuren, die an zahlreichen Stoffwechselprozessen im Körper beteiligt sind.

Als Therapeutikum können Pflanzenöle bei Erkrankungen von Leber und Gallenblase, rheumatischen Erkrankungen, Störungen im Magen-Darm-Trakt, chronischen Hauterkrankungen, aber auch bei depressiven Verstimmungen gute Heilerfolge vorweisen. Laurinsäure, die in Kokos- und Palmkernfett enthalten ist, kann die Ausbreitung von Bakterien und Pilzen (z. B. Helibcobacter pylori und Aspergillus niger) hemmen. Caprylsäure kann die Verbreitung schädlicher Darmbakterien (z. B. Candida) hemmen.

Palmitinsäure wird als Grundlage aller vom Körper selbst hergestellten Fettsäuren betrachtet. Gegen eine generelle Schädlichkeit spricht, dass sie im Fett von Säugetieren und Menschen verbreitet ist. Das Fett der Muttermilch besteht zu einem Viertel daraus, die Lipide auf der Oberfläche unserer Lungenbläschen sogar zu zwei Dritteln.

Gesättigte Fettsäuren, die in tierischen Fetten enthalten sind, sollten nicht regelmäßig in größeren Mengen verzehrt werden. Sie fördern unter anderem Gefäßverengungen, die zur Arteriosklerose führen können. Weil der negative Einfluss gesättigter Fettsäuren wie Laurinsäure, Myristinsäure und Palmitinsäure auf den Blutcholesterinwert erwiesen ist, sollten gesättigte Fettsäuren nicht mehr als 10 Prozent der täglichen Ernährung ausmachen. Übermäßiger Konsum kann zu verschiedenen Krankheiten wie Diabetes mellitus, Eierstock- und Prostatakrebs oder Herz-Kreislauf-Erkrankungen führen.

Anstatt der tierischen Fette in gesättigter Form sollten besser pflanzliche Fette, wie etwa Palm- und Kokosfett zugeführt werden. Sie sind reich an Carotiniden und Vitamin E. Sie können zum Braten,

Backen und Frittieren verwendet werden und bilden gegenüber der mehrfach ungesättigten Fettsäuren keine Trans-Fettsäuren.

Der Tagesbedarf an ungesättigten Fettsäuren liegt bei 20 Prozent, wobei der Anteil der einfach ungesättigten Fettsäuren 10 bis 15 Prozent beträgt und die Menge der mehrfach ungesättigten Fettsäuren 5–10 Prozent nicht übersteigen sollte.

Linolensäure beeinflusst Entzündungen positiv und hat sich bei Neurodermitis und Akne bewährt. Bei Neurodermitis ist die innerliche Einnahme zur Linderung sehr zu empfehlen.

Linolsäure und die α-Linolensäure fördern die Energiegewinnung im Körper und können (wichtig für Sportler) die Erholungszeit der Muskulatur nach sportlicher Aktivität verkürzen, indem sie die Verbrennung der Milchsäure fördern.

Säuglinge und Kleinkinder bis sechs Jahre sowie Frauen in den Wechseljahren reagieren sehr positiv auf die γ-Linolensäure. Bei äußerlicher Anwendung hilft die Linolsäure Hautreizungen und Lichtschädigung der Haut entgegenzuwirken, Altersflecken zurückzubilden und die Größe von Mitessern zu reduzieren.

Sonnenblumenöl und Distelöl (hoher Anteil an Linolsäure) sollten aus gesundheitlichen Erwägungen in der Küche sparsam verwendet werden. Hoher Konsum linolsäurehaltiger Speisen führt zu einem hohen Linolsäure-Blutwert. Aus Linolsäure wird Arachidonsäure gebildet, somit steigt auch dieser Wert. Arachidonsäure, wie bereits erwähnt, hat in Entzündungsprozessen die entzündungsfördernde Eigenschaft, somit wirkt sich die Erhöhung des Wertes negativ auf die Gesunderhaltung aus.

Bei Menschen mit hohem Linolsäurewert sind oftmals die kognitiven Funktionen eingeschränkt. Außerdem besteht ein erhöhtes Brust-, Darm- und Prostatakrebsrisiko. Bei Menschen mit niedrigen Linolsäure-Blutwerten ist die Wundheilung verlangsamt. Dazu begünstigt ein tiefer Linolsäure-Blutwert viele Hauterkrankungen, Ekzeme, Haarausfall und selbst die Sterilität des Mannes, sowie Fehlgeburten bei Frauen und macht sich mit Arthritis ähnlichen Beschwerden sowie Herz- und Kreislaufbeschwerden bemerkbar. Menschen, die an Rheuma, Multipler Sklerose oder an Neurodermitis leiden, sollten auf native Pflanzenöle mit einem niedrigen Linolsäuregehalt zurückgreifen.

In Deutschland nimmt Sonnenblumenöl bei der Ernährung die erste Stelle ein. Sein Verhältnis von Omega-3- zu Omega-6-Fettsäuren beträgt 1:120. Ein optimales Verhältnis ist fünf Anteile ω6 zu einem Anteil ω3, wie es noch bei der Ernährung im 19. Jahrhundert war. Heute enthält die Nahrung allgemein zu viele Omega-6- und zu wenig Omega-3-Fettsäuren. In diesem Sinne ideale Speiseöle sind: natives Hanföl, natives Rapskernöl, natives Olivenöl extra, natives Leinöl, natives Walnussöl etc.

Eine Ernährung im richtigen Verhältnis von Omega-3 zu Omega-6-Fettsäurern verhindert Krebs, vermindert die Insulinresistenz, senkt den Cholesterin- und Triglyceridspiegel, verhindert Leberverfettung, verbessert die Nierenfunktion, Gehirnfunktion, das Sehvermögen und die Körperfettverbrennung.

Verdauung

Die Verdauung von Pflanzenölen und -fetten und die Verwertung essenzieller Fettsäuren erfolgt in zwei Schritten, zunächst im oberen Teil des Dünndarms und dann im Zwölffingerdarm mit Hilfe peristaltischer Bewegungen, der die Fette mit den Salzen aus der Gallenblase emulgiert. Diese wirken auf die Öle wie ein Geschirrspülmittel, so dass sich kleinste Tröpfchen bilden, die Mizellen. Sie vergrößern die Oberflächenspannung, um den Enzymen der Bauchspeicheldrüse zur Aufschließung des Öls zu verhelfen. Die Mizellen werden danach im Dünndarm resynthetisiert, in Form von Chylomikronen (Lipoproteinpartikel) in den Ductus thoracius (größtes Lymphgefäß des Körpers) und danach in den Blutkreislauf abgegeben. Wenn die Bauchspeicheldrüse nicht korrekt arbeitet, zeigt sich dies häufig durch Aufstoßen und einen fischartigen Nachgeschmack.

Menschen mit funktionsgestörter oder entfernter Gallenblase haben Schwierigkeiten, Fette und Öle zu verdauen. Wenn Gallensäure fehlt oder mangelt, kann die Lipase das Fett nicht so gut aufspalten. In solchen Fällen wird gewöhnlich geraten, nur Cis-Fette zu essen.

Bei der Zubereitung von Babynahrung sollten während des ersten Lebensjahres keine nativ kaltgepressten Pflanzenöle, sondern Öle aus der Raffination verwendet werden, da das Verdauungssystem in dieser Lebensphase noch nicht ausgereift ist.

Raffinierte Öle enthalten für Säuglinge und Kleinkinder die wichtigen Fettsäuren und Vitamine in ausreichender Form und sind im Gegensatz zu nativen Ölen garantiert rückstandsfrei.

Kochen

Durch Erhitzen verändern sich die Eigenschaften des Öls. Deshalb sind nur bestimmte Öle zum Kochen, Braten, Backen oder Frittieren geeignet. Soll ein Öl auf über 130 °C erhitzt werden, sollte es möglichst wenig mehrfach ungesättigte Fettsäuren erhalten. In Frankreich dürfen Öle mit mehr als zwei Prozent Linolensäureanteil nicht zum Frittieren verwendet werden.

Im Idealfall bestehen hitzebeständige Pflanzenöle zum größten Teil aus einfach ungesättigten Fettsäuren. Ideale Bratenfette sind Palmöl und Kokosfett, Ghee (geklärte Butter), aber auch ein High-Oleic-Öl (HO) kann verwendet werden.

Kaltgepresste Öle verbrennen bei starker Hitzeentwicklung schnell und verfärben sich beim Überschreiten des sogenannten Rauchpunkts bräunlich. Für kurz gebratene Pfannen- oder asiatische Wok-Gerichte ist raffiniertes Sojaöl mit die beste Wahl. Allerdings gibt es kaum noch Sojaprodukte aus nicht gentechnisch veränderten Pflanzen.

Öle mit einem hohen Anteil an mehrfach ungesättigten Fettsäuren, wie natives Leinöl, sind sehr gesund und eignen sich besonders für die kalte Küche. Je weniger freie Fettsäuren ein Öl enthält, desto besser. Und je größer die Vielfalt an Ölen in der Ernährung, umso höher der gesundheitliche Nutzen.

Produkte, die hydrierte Öle (gehärtete Fette) enthalten, sollten Sie meiden. Solche Trans-Fette findet man vor allem in Convenience-Produkten (Fertiggerichten), Pommes frites, Margarine und allen industriell hergestellten Essprodukten wie Gebäck, Waffeln, Muffins, Keksen, Schokoladen, Schokoriegeln, Tiefkühlpizzen, Speiseeis, aber auch in Milchprodukten oder fetthaltigem Fleisch von Rind und Schaf. Hinter Begriffen wie teilweise gehärtete, gehärtete oder pflanzliche Fette verbergen sich überwiegend Trans-Fettsäuren.

Die meisten Fette können über 100 °C erhitzt werden. Obwohl der Rauchpunkt bei vielen pflanzlichen Fetten bei über 200 °C liegt, sollten sie nicht über 180 °C erhitzt werden, weil sich jenseits des Rauch- oder Zersetzungspunkts giftiges Acrolein bilden kann.

Rauchpunkt von Speisefetten- und Ölen

Die Temperaturangaben sind ungefähre Werte

Butter	175 °C
Butterschmalz (Ghee)	200 °C
Erdnussöl, gehärtet	230 °C
Kokosfett, nativ	185–205 °C
Maiskeimöl, raffiniert	200 °C
Margarine	175 °C
Olivenöl, raffiniert	230 °C
Olivenöl, native extra	130–175 °C
Palmkernfett, raffiniert	240 °C
Rapsöl, kaltgepresst	130–190 °C
Sojaöl, raffiniert	213–234 °C
Sonnenblumenöl, raffiniert	209–213 °C
Traubenkernöl, nativ	190 °C
Weizenkeimöl, nativ	135 °C

Haut und Haarplege

Hautpflege

Der menschliche Körper ist mit etwa eineinhalb bis zwei Quadratmetern Haut bedeckt, die etwa 20 Prozent des Körpergewichts ausmacht. Die Haut ist unser größtes Aufnahmeorgan. Daran sollten wir bei unserer täglichen Körperpflege denken.

Die Haut ist auch eins der vielseitigsten Organe. Sie schützt uns vor Außeneinwirkungen, vermittelt Sinneseindrücke, hat eine Immunfunktion und reguliert Temperatur und den Wasserhaushalt. Sie besteht aus drei Schichten.

1: Epidermis

Die Epidermis, auch Oberhaut, unterteilt sich wiederum in fünf Schichten.

❶ Stratum corneum (Hornschicht)
❷ Stratum lucidum (Glanzschicht)
❸ Stratum granulosum (Körnerzellschicht)
❹ Stratum spinosum (Stachelzellschicht)
❺ Stratum basale (Basalschicht)

Die ersten drei Schichten bestehen aus verhornten, abgestorbenen Zellen. In der dritten Schicht, der Körnerzellschicht, wird das Karatohyalin, eine Vorstufe des Keratins, gebildet, das sich auf der darüber liegenden Glanzschicht ausbreitet. So schieben sich die verhornten Zellen bis ganz nach oben und werden abgestoßen. Auf diese Weise häutet sich der Mensch etwa alle 27 Tage. Die Stachelzell- und Basalschicht haben die Aufgabe, Hautzellen zu bilden und abzustoßen, um Nachschub für die oberen drei Schichten bereitzustellen.

Die erste Hornschicht (Stratum corneum) ist mit dem Säureschutzmantel (Hydrolipidmantel) überzogen, der aus Schweiß, Fett- und Wachsäuren besteht.

2: Corium (Lederhaut)

Die Lederhaut ist eine elastische Hautschicht, die zu einem hohen Anteil aus lockerem Bindegewebe besteht. Sie unterteilt sich ebenfalls in zwei Schichten. Im Stratum papillare (Zapfenschicht) befinden sich Rezeptoren für Wärme, Kälte, Tastsinn und eine Anzahl an Blut- und anderen Zellen, wie etwa unter anderem Plasmazellen und Lymphozyten. Sie versorgt die Epidermis mit Nährstoffen und hier beginnen auch die Lymphgefäße.

Zwischen den Zellen befindet sich freier Raum, das Interstitium. Der Raum ist mit einer geleeartigen Flüssigkeit gefüllt, in der sich die Zellen frei bewegen können, denn ein Großteil der Zellen sind Bestandteil der Immunabwehr.

Im Stratum reticulare, der Netzschicht, sind weniger freie Zellen, dafür besteht sie aus Kollagenfasern und elastischem Bindegewebe, die Festigkeit und Elastizität der Haut bewirken. Zusätzlich sind noch Schweiß-, Duft und Talgdrüsen enthalten.

3: Subcutis (Unterhaut)

Die Unterhaut besteht aus lockerem Bindegewebe, in dem Fettpolster eingelagert sind. Sie ist mit elastischen Bändern mit der Körperfaszie (Bindegewebshülle) verbunden, so dass sich die Haut je nach Stärke der Bänder mehr, etwa auf dem Handrücken, oder weniger, etwa unter der Fußsohle, verschieben lässt. Danach folgen je nach Körperregion Muskulatur, Knochen, Knorpel oder Fett.

Ein Quadratzentimeter Haut, in dem sich etwa 600 000 Zellen befinden, wird von etwa vier Metern Nervenbahnen durchzogen.

Ängste, Schlafmangel, Bewegungsmangel, seelische Probleme oder emotionale Einsamkeit, Dauerstress und Umwelteinflüsse verändern die Körperchemie und wirken sich negativ auf die körperlichen Abwehrkräfte aus, was sich im Hautbild, vor allem im Gesicht, zeigen kann. Deshalb sagt man auch, die Haut spiegelt das innere Gleichgewicht des Körpers.

Pflanzenöle können bis in tiefe Hautschichten eindringen und ihr heilkräftige Wirkstoffe zuführen. So können sie dem Körper auf direktem Wege zum Abbau schädlicher Substanzen verhelfen, was vor allem im Ayurveda genutzt wird.

Es ist erwiesen, dass einfach ungesättigte Fettsäuren die Hydrolipidbarriere der Haut durchlässiger und aufnahmefähiger für fettlösliche (lipophile) Wirkstoffe machen. Ölsäure hat positive Wirkung bei Neurodermitis, Schuppenflechte und Haarausfall.

Bei Massage und Hautpflege lassen sich Pflanzenöle mit einem hohen Gehalt an Ölsäure (z. B. Süßmandelöl) sehr gut auf der Haut verteilen und erzeugen ein weiches Hautgefühl. Ölsäurehaltige Massageöle ziehen nicht so schnell in die Hautschichten ein, während ein linolsäurehaltiges Pflanzenöl (z. B. Sonnenblumenkernöl) in der Regel nicht so tief, allerdings schnell in die Hautschichten eindringt, was bei der Massage häufiges Nachölen erforderlich macht.

Die Linolsäure ist für Massage und Körperpflege von besonderer Bedeutung und deshalb auch in kosmetischen Präparaten die häufigste essenzielle Fettsäure. Sie wirkt Barriere- und Verhornungsstörungen entgegen, senkt den transepidermalen Wasserverlust (TEWL) und erhöht die Hautfeuchte.

Je höher der Gehalt an mehrfach ungesättigten Fettsäuren (Linol-, α- und γ-Linolensäure) ist, desto schneller verharzen die Öle an der Luft. Doch Pflanzenöle dringen tief in die Hornschicht der Epidermis (Oberhaut) ein und verbessern so die natürliche Feuchtigkeitsspeicherung der Haut.

Naturbelassene Öle werden bei Hautpflege und Massage je nach ihrer Struktur meist schnell von den oberen Hautschichten absorbiert. Weil sie stoffwechselaktiv sind, unterstützten sie die Hautfunktion.

Allerdings sind pflanzliche Öle und Fette im Gegensatz zu mineralölhaltigen Pflegeprodukten (Paraffine) reaktionsfreudig und oxidieren (werden ranzig). Hautpflegeprodukte aus Erdöl (Paraffine,

Mineralöle, Vaseline, Melkfett) verstopfen hingegen die Hautzellen. Mineralöle sind im Gegensatz zu naturbelassenen Pflanzenölen nicht stoffwechselaktiv, fördern keine Zellregeneration, enthalten keine Radikalfänger und werden von der Haut nur adsorbiert (angelagert), wobei sie nur eine begrenzte Schutzfunktion haben, vor allem gegen Kälte.

Bei der Körperpflege mit Pflanzenölen ist auf Hautverträglichkeit zu achten. Nicht jedes Öl bzw. deren Begleitstoffe sind für jede Haut geeignet. Eventuell ist eine vorausgehende Hautanalyse nötig.

Um ein breites Fettsäurespektrum abzudecken oder oxidativ sensible Pflanzenöle zu stabilisieren, kann es sinnvoll sein, Öle zu mischen.

Pflanzenöl und Hauttyp

Die Haut lässt sich in folgende Typen unterteilen:

Normalhaut

Die Haut ist zart, feinporig, glatt und fettet nicht nach. Kinder und Jugendliche vor der Pubertät haben einen solchen Hauttyp. Die Haut junger Menschen ist von innen heraus gut hydratisiert und benötigt daher weniger feuchtigkeitsbindende Wirkstoffe. Zur Pflege normaler und junger Haut genügt eine wasserreiche Emulsion. Öle für normale und junge Haut sind Jojoba-, Aprikosenkern- und Traubenkernöl.

Fette und feuchte Haut mit Hautirritationen

Die Haut ist grob, großporig, kräftig, stark glänzend, sehr robust und widerstandsfähig. Der Hauttyp schafft die Vorraussetzungen für Hautirritationen und Akne und entwickelt sich meist mit Beginn der Pubertät. Geeignete Öle hierfür sind Jojoba-, Johannisbeersamenöl, Teebaumöl, und Sheabutter.

Mischhaut

Die Haut ist eine Mischung aus der normalen bis fettarmen und der fetten, feuchten Haut in der T-Zone (Stirn-, Nasen- und Kinnbereich). Diese beiden Hauttypen sollten nicht mit den gleichen Ölen gepflegt werden. Geeignete Öle sind etwa Soja-, Sonnenblumen und Walnussöl.

Fettarme, trockene Haut

Die Haut ist rau, matt, glanzlos, schuppig und neigt zu Spannung, Rötungen, Juckreiz und Exzemen. Bei fettarmer, trockener Haut besteht die Neigung zur vorzeitigen Alterung und zu Falten. Auch mit zunehmendem Alter verliert die Haut an Fett und Feuchtigkeit. Reife Haut ist trockener, weshalb die meisten Ölen zur Pflege geeignet sind, da sie die Lipidschichten regenerieren. Empfehlenswert für reife und trockene Haut sind native Öle aus Avocado, Tamanunuss, Hagebuttenkernen, Granatapfelkernen und Weizenkeimen.

Sonderfall Neurodermitis, Psoriasis und Allergien

Bei Neurodermitis, Psoriasis, jedoch auch bei Allergien sind Avocado-, Amaranth-, Nachtkerzen-, Schwarzkümmelöl und Sheabutter zu empfehlen.

Sonderfall empfindliche Haut

Es eignen sich Pflanzenöle, wie etwa Avocado-, Sanddornfruchtfleisch- oder Wildrosenöl.

Haarpflege

Das Haar besteht aus dem Haarschaft, der Haarwurzel und der Haarzwiebel, wobei die Haarwurzel weit in die Lederhaut sogar teilweise bis in die Unterhaut reicht. Das Haar steckt im Haarschaft, in den eine Talgdrüse mündet. Unterhalb der Talgdrüse befindet sich der Haarmuskel (M. arrector pili), der von Nervenfasern umwoben ist. Er zieht aufwärts zur Epidermis, stellt das Haar auf und ist zusammen mit den Nervenfasern verantwortlich für die Gänsehaut. Das Haar an der Oberfläche unterteilt sich in drei Schichten, Medulla (Markzellen), Cortex (spindelförmige Schicht verhornter Faserzellen mit Farbpigmenten) und Cuticula (Schuppenschicht).

Für Haarprodukte wird viel Geld ausgegeben, oft enthalten diese aber synthetische und chemische Inhaltsstoffe, wie Silikone und Parabene. Natürliche Lösungen in Form von Ölen liefern der Kopfhaut und den Haarfollikeln nicht nur Nährstoffe, sondern schützen sie auch vor oxidativem Stress.

Vor einer Ölanwendung sollte die Haarstruktur analysiert werden, um zu ermitteln, ob es sich um dickes, mitteldickes oder feines Haar handelt. Als Anwendung sind möglich

- Tiefenkur
- Ölmassage der Kopfhaut
- Feuchtigkeitskur
- Vorbeugung für strapaziertes Haar

Es macht einen Unterschied, ob eine Tiefenkur gewünscht ist oder eine Schutzbehandlung gegen die Strapazen des Alltags.

Eine Tiefenkur ist als Königsguss (Shirodhara) aus dem Ayurveda bekannt. Dazu werden große Mengen an Kräuteröl auf das Haar und die Kopfhaut aufgetragen. Das Öl ist auf Körpertemperatur erwärmt und wird in die Kopfhaut einmassiert. Danach wird ein Handtuch um das Haar gewickelt, damit die Wirkstoffe ein paar Stunden einwirken können. Für eine Schutzbehandlung werden nur kleine Mengen natives Pflanzenöl in die Haarspitzen einmassiert.

Bei einer Feuchtigkeitskur wird nach der Haarwäsche das abgestimmte Pflanzenöl in die handtuchtrockenen Haarspitzen einmassiert. Das Haar wird geschmeidig und weich.

Generell tragen Ölmassagen der Kopfhaut dazu bei, dass Schadstoffe ausgeschieden werden. Außerdem regen sie das Haarwachstum an. Das Haar sollte nach dem Auftragen des Pflanzenöls nicht fettig erscheinen.

Wenn nur die Haarlängen und Haarspitzen gepflegt werden sollen, ist es grundsätzlich egal, welches Pflanzenöl verwendet wird. Es sollte aber nur wenig Öl oder Fett (z. B. Kokosfett) verwendet werden, damit die Haare nicht fettig aussehen.

Bei *dickem und kräftigem Haar* sollte ein schweres und fettes Pflanzenöl mit einer niedrigen Iodzahl verwendet werden. Ein leichtes Pflanzenöl wirkt bei dickem Haar nicht besonders gut, weil das Haar nicht fettet und somit das Öl dem Haar nicht das gibt, was es an Pflege benötigt. Geeignete Öle für dickes Haar sind Avocadoöl, Bienenwachs, Erdnussöl, Haselnussöl, Jojobaöl, Kakaobutter, Kokosfett, Kukuinussoil, Macadamianussöl, Marulaöl, Neemöl, Olivenöl, Palmkernöl, Sheabutter, Sheaöl, Ricinusöl.

Geeignete Öle für *mitteldickes Haar* sind Aprikosenkernöl, Arganöl, Borretschsamenöl, Färberdistelöl, Hanföl, Kürbiskernöl, Maiskeimöl, Mandelöl, Nachtkerzenöl, Pfirsichkernöl, Rapsöl, Reiskeimöl, Sanddornkernöl, Sesamöl, Sonnenblumenöl, Schwarzkümmelöl, Sojaöl, Traubenkernöl, Walnussöl, Weizenkeimöl.

Dünnes, feines Haar sollte nur mit bestimmten Pflanzenölen gepflegt werden, da das Haar sich bei Verwendung ungeeigneter Öle schwer auswaschen lässt, die Haare sehen dadurch ungepflegt aus. Geeignete Öle für feines Haar sind Schwarzes Johannisbeerkernöl, Leinöl, Hagebuttenkernöl.

Bei trockenem Haar ist Olivenöl zu empfehlen, bei Schuppen verwendet man Lorbeer-, Teebaum- und Olivenöl.

Haarausfall kann durch unausgewogene Ernährung, Giftstoffbelastungen, hormonelle Störungen und chronische Dehydration entstehen. Jojoba-, Kletten- und Rosmarinöl verbessern die Durchblutung der Kopfhaut und versorgen die Haarfollikel mit Nährstoffen, so dass sich neue Haare bilden können und den Haarausfall vermindern oder sogar stoppen.

Kokosfett, das Laurinsäure enthält, wirkt antibakteriell, pilzabtötend und schützt vor freien Radikalen. Es pflegt nicht nur die Kopfhaut, sondern sorgt auch für glänzendes Haar.

Verbraucherschutz

Der Verbraucher kann nie sicher sein, ob Bodylotionen, Handcremes oder Massageölkerzen überhaupt hochwertige Bio-Pflanzenöle in nennenswerten Anteilen enthalten. Der Begriff Naturkosmetik wurde bisher rechtlich nicht eindeutig definiert und geschützt. Inhaltsstoffe können demnach aus pflanzlicher, tierischer oder teilweise auch mineralischer Herkunft stammen.

Die Hersteller von Naturkosmetik müssen zwar die Inhaltsstoffe auf der Verpackung auflisten, doch finden sich dort Fachbegriffe, die kaum ein Endverbraucher kennt. Darüber hinaus gelten für Kosmetikartikel andere Regeln als für Lebensmittel. Die Angabe: »enthält wertvolles Arganöl« sagt nichts über dessen Reinheit und zu welchem Anteil es enthalten ist.

Um selbst minderwertige Ölsaat noch zu nutzen, werden komplexe Verfahren eingesetzt. Das kann so ablaufen: Vorwaschen, Anfeuchten, hydraulisch Pressen oder Extraktion mit Hexan, Entschleimen, Entlecithinieren, Entsäuern mittels Alkalilauge, Hydrierung ungesättigter Fettsäuren durch Erhitzen, Bleichen durch Adsorptionsfilterung und Desodorierung bei Temperaturen bis 200 °C. So können Pflanzenöle, die aus optischen, geschmacklichen oder olfaktorischen Gründen für die Nahrungsmittelindustrie unbrauchbar sind, für kosmetische Produkte problemlos verwendet werden.

Um eine qualitative Herstellung zu gewähren, sind für Naturkosmetik Qualitäts- und Gütesiegel geschaffen worden. Außerdem gibt es verschiedene Siegel unterschiedlicher Organisationen, die Verbrauchern die Kaufentscheidung erleichtern sollen.

Das Siegel »Naturkosmetik« besagt, dass die Inhaltsstoffe natürlichen Ursprungs sind, jedoch nicht aus biologischem Anbau (kontrolliert biologischer Landwirtschaft) stammen.

»Naturkosmetik mit Bio-Anteil« bedeutet, dass mindestens 70 Prozent der natürlichen Inhaltsstoffe aus kontrolliert biologischer Landwirtschaft und/oder kontrollierter Wildsammlung stammen.

Immer wieder werden Pflanzenöle verschnitten oder konventionelle Produkte als Bio-Pflanzenöle zum Verkauf gebracht. Teueres geröstetes Arganöl wird zum Beispiel mit preiswerterem Sonnenblumenöl vermischt. Solcher Etikettenschwindel ist nicht nur ein einträgliches Geschäft, er ist oft auch nur schwer nachzuweisen, weil durch immer neue Saatgutzüchtungen mit unterschiedlichen Fettsäurewerten die Analyse sortenreiner Pflanzenöle zunehmend problematisch wird.

Schon der griechische Arzt und Anatom Galenus von Pergamon (ca. 129–199 n. Chr.) berichtete vom Öl-Strecken, was meint, dass wertvolle Pflanzenöle mit preiswerteren Ölen verschnitten wurden, um den Profit zu steigern. Ein Paradebeispiel ist das Rapsöl. Das Fettsäuremuster des nativen Rapsöls aus der neu gezüchteten 00-Sorte ist besonders gesundheitsfördernd und im Gegensatz zu nativem Olivenöl ausgesprochen preiswert.

Vor wenigen Jahren enthielt Rapsöl noch über 40 Prozent Erucasäure und wurde deshalb in der Küche nicht genutzt. In hoher Dosierung kann Erucasäure zu Herzmuskelverfettung führen. Heute beträgt der Anteil knapp unter einem Prozent. Ein Anteil von bis zu fünf Prozent wird als gefahrlos eingestuft. Das Rapsöl aus den neuen Züchtungen der 00-Saat hat einen hohen Anteil an Omega-3-Fettsäuren (α-Linolensäure).

Die enthaltenen Fettsäuren sagen viel über die Qualität eines Öls aus, doch die Kosten einer Laboranalyse sind hoch. Für einen Fälschungsnachweis eignen sich Sterole (Sterine), die in den Membranen einer Pflanze unverkennbar sind, wie etwa ein Fingerabdruck.

Kriterien für die Reinheit einiger nativer Pflanzenöle:

- **Rapsöl** enthält als einziges Öl Brassicasterol
- **Traubenkernöl** enthält Oligomere Proanthocyanidine (OPC)
- **Sesamöl** ist das einzige Pflanzenöl, das Sesamin und Sesamolin enthält

- **Arganöl** enthält zum Beispiel kein Campesterol, was in anderen Pflanzen enthalten ist
- **Weizenkeimöl** enthält einen hohen Anteil α-Linolensäure
- **Aprikosenkernöl** enthält kaum α-Linolensäure, wird sie trotzdem nachgewiesen, ist von einem Verschnitt mit anderen Ölen auszugehen

Die Werbung für Halbfettmargarinen und sogenannte Light-Produkte setzt auf die Unwissenheit der Verbraucher. Der Appell »Du darfst« bedeutet meist nicht viel mehr, als dass man für die im Produkt gebundene Extraportion Wasser und die dafür nötigen Chemikalien teuer bezahlt.

Im gesamten Lebensmittelbereich beeinflusst das Aussehen der Produkte die Kaufentscheidung mehr, als deren biologische Qualität. Das ist bei Speiseölen nicht anders. Deshalb nutzen viele Ölmühlen die Spielräume, die ihnen die gesetzlichen Mindestanforderungen bieten, um das Öl so einzustellen, dass es dem Verbraucher gefällt.

Beim Massage- und Körperölen sollte nicht der Duft kaufentscheidend sein, sondern die Qualität des Öls. Verbraucher denken oft, es sei ja ›nur‹ für die Haut, und vergessen dabei, dass das Öl und die in ihm enthaltenen Bestandteile von der Haut aufgenommen werden und in den Körper gelangen.

Hinter einem klaren, farblosen Öl mit wohlriechendem Duft verbirgt sich mit höchster Wahrscheinlichkeit ein raffiniertes Pflanzenöl oder ein minderwertiges adsorbierendes Mineralöl, das sich auf der Oberfläche der Haut anreichert und die Poren verschließt. Einem »Wildrosenöl«, das nach Rose riecht, ist Rosenextrakt beigemischt, denn Hagebutten (Wildrose) duften nicht nach Rose. Das Basisöl ist dann oft von minderer Qualität, um das Produkt preiswert zu halten.

Pflanzenöle aus konventionellem Anbau stammen vorwiegend aus industrieller Gewinnungen. Rückstände der im konventionellen Anbau eingesetzten Kunstdünger, Fungizide, Pestizide und so weiter gelangen in das Öl. Deshalb sollten für die gesunde Ernährung, aber auch für die Körperpflege keine Pflanzenöle aus konventionellem Anbau verwendet werden.

Verbände wie Biokreis, Bioland, Biopark, Demeter, Fairtraid, Ecovin, Gäa, Naturland, Ökosiegel etc. unterliegen nicht nur den Vorschriften der EG-Öko-Verordnung, sie haben für den ökologischen Anbau auch eigene Schutz- und Prüfzeichen mit strengeren Richtlinien entwickelt.

Die Etikettierung »nativ« und »nativ extra« weisen ein *ursprüngliches* Öl aus, das ohne weitere technische und chemische Verfahren kaltgepresst wurde. Kaltgepresste Öle mit leichten Geruchs- oder Geschmacksfehlern werden oft einer Dampfwäsche unterzogen. Dabei wird das Öl unter Vakuum durch Wasserdampf auf maximal 100 °C erhitzt. Dadurch werden flüchtige Aroma- und Farbstoffe entfernt, außerdem werden Enzyme deaktiviert, die das Öl verderben lassen könnten. Die Dampfwäsche kann bis zu drei Stunden dauern, je länger sie ist, desto heller wird das Öl und desto neutraler sein Eigengeschmack. Nach dieser Bearbeitung darf das kaltgepresste Öl noch als nativ bezeichnet werden, aber nicht mehr nativ extra.

Hochwertige Öle stammen immer aus erster Kaltpressung. Um die Ausbeute zu erhöhen, wird der Ölkuchen oft eingeweicht und ein zweites oder auch drittes Mal gepresst.

Ein anerkanntes Bio-Zertifikat gibt Sicherheit, die Bezeichnung »aus kontrolliertem Anbau« ist kein Qualitätssiegel, sondern besagt, dass die Pflanzen oder die Saat aus kontrolliertem Anbau sind.

Hochwertige native Bio-Pflanzenöle für die kalte Küche sind: Leinöl nativ, natives Olivenöl extra, Arganöl nativ, Walnussöl nativ, Sojaöl nativ, Hanföl nativ, Rapsöl nativ, Weizenkeimöl nativ.

Jede Flasche Pflanzenöl und jedes Fläschchen ätherisches Öl sollte mit einer Chargennummer und dem Haltbarkeitsdatum gekennzeichnet sein. Die Haltbarkeit ist bei ätherischen Ölen vor allem bei Zitrusölen und bei nativen Pflanzenölen von Bedeutung. Die Chargennummer dient dem Hersteller dazu, das Öl im Falle einer Reklamation hinsichtlich Herkunft der Saat, Produktionsdatum, Informationen zum Produktionsablauf etc. besser zuordnen zu können.

Paraffinöl

Paraffin ist kein Pflanzenöl, sondern ein Gemisch aus kurzkettigen und langkettigen Kohlenwasserstoffen. Genau genommen ist Paraffinöl ein Destillat aus Erdöl und somit Heizöl, Benzin oder Diesel ähnlich. In Raffinerien wird das mineralische Öl in drei Schritten (Destillation, Konversion, Reformation) gereinigt und veredelt.

Erdöl ist aus Pflanzen und Bakterien entstanden, deshalb ist Paraffinöl an sich ein natürliches oder naturbelassenes Öl. Allerdings liegt es seit Jahrtausenden in der Erde und ist energetisch betrachtet tot.

Flüssiges Paraffin ist geruch- und geschmacklos. Es findet überwiegend in der Industrie Verwendung und wird seit Jahrzehnten vor allem im medizinisch-kosmetischen Bereich zur Herstellung von Salben und Cremes genutzt.

Massageölkerzen bestehen aufgrund des hohen Schmelzpunktes aus Bienenwachs, Jojobaöl, Kokosfett, Kakao- und Sheabutter, welche sich beim Brennen der Kerze in Massageöl verflüssigen. Paraffin ist als Hauptbestandteil in vielen kostengünstigen und minderwertigen Produkten enthalten.

Für die Handpflege hat sich bei zarter Haut ein warmes Paraffinbad bewährt. Durch die Wärme werden die Hautporen geöffnet und durch Anregung der Blutzirkulation können die Wirkstoffe tief eindringen. Als Massageöl hat Paraffin den Nachteil, dass es einen adsorbierenden Film bildet, der die Poren verstopft und die Haut nicht mehr atmen lässt.

In Massage- und Körperpflegeprodukten ist der Einsatz von Mineralölen (Paraffin) nicht angebracht, weil sie nicht in die Hautbarriere integriert werden und eine Regeneration der Haut eher behindern. Dennoch wird in den meisten Physiotherapie- und Massagepraxen Paraffinöl verwenden, weil es billig ist.

Öle, Fette, Wachse

Die **S**toffe sind nach deutschen Bezeichnungen alphabetisch geordnet. Genannt ist außerdem die internationale Bezeichnung der handelsüblichen Sorten. Sie setzt sich aus dem botanischen Namen der Pflanze, der englischen Angabe Oil und ggf. des Ölträgers (Seed, Kernel) zusammen.

Die Angaben von Fettsäuren, Jod- und Verseifungszahlen sind Durchschnittswerte aus verschiedenen Quellen. Durch Herkunft der Saaten und Klimabedingungen können die Werte von Jahr zu Jahr schwanken, verschiedene Chargen können unterschiedliche Werte aufweisen.

Um die Übersichtlichkeit zu verbessern und Platz zu sparen, werden im Folgenden die verschiedenen Rubriken durch Marken angezeigt. Es bedeuten

Ⓐ weitere Anwendung	Ⓕ Fettsäurenzusammensetzung
Ⓖ Wachsgewinnung	Ⓗ Haltbarkeit
Ⓜ Hautpflege / Massage	Ⓝ Naturmedizin
Ⓞ̈ Ölgewinnung	Ⓧ Schnell Wissen

In der Übersicht *Schnell Wissen* werden weitere Abkürzungen verwendet und zwar

KalteKü	Kalte Küche	**Massage**	Massageöl
Säure	Säurezahl	**Sonne**	Lichtschutzfaktor
Spreit	Spreiteigenschaft	**Stoffe**	Begleitstoffe
Unvers	Unverseifbares	**Verseif**	Verseifungszahl
WarmKü	Warme Küche		

Albarackhaöl

→ Schwarzkümmelöl, S. 117

Amaranthöl

Amaranthus caudatus Seed Oil

Amaranth ist eine der ältesten Nutzpflanzen und gehört zu den Fuchsschwanzgewächsen (Amaranthaceae). Die krautige Pflanze ist einjährig und wird bis zu 2 m hoch. Eine einzige Pflanze kann über hunderttausend Samen bilden, die 5–6 % fettes Öl enthalten.

Amaranthöl ist klar und hellgelb. Es enthält außergewöhnlich viel Squalen. Aus CO_2-Extraktion gewonnenes Amaranthöl hat einen etwas muffigen Geruch und wird daher selten zur Körperpflege verwendet. Aufgrund der benötigten großen Samenmenge und der aufwendigen Produktionsmethode ist Amaranthöl auch nicht ganz preiswert. Wer allerdings Geruch und Preis in Kauf nimmt, hat ein ideales Pflegeprodukt.

Amaranth zählt zu den seltenen tropischen Pflanzenarten, der die National Academy of Science einen besonderen Wert zugesprochen hat.

Ö Um die wertvollen Inhaltsstoffe des nativen Amaranthöls zu erhalten, wird die überkritische CO_2-Extraktion eingesetzt. Diese Form der Ölgewinnung ist im Gegensatz zur Kaltpressung und Raffination relativ aufwendig.

F Die Fettsäuren setzen sich zusammen aus: Ölsäure etwa 28–34 %, Linolsäure etwa 33–38 %, Palmitinsäure etwa 18–20 %, Stearinsäure etwa 3 %, Squalen 4–8 % und weitere Fettsäuren im einem Anteil unter 1 %.

M Amaranthöl zieht schnell und gut in die Hautoberschicht ein. Das Öl hinterlässt keinen Fettfilm, wirkt rückfettend und macht die Haut weich und geschmeidig. Es kann bei trockener, spröder, schuppiger, sensibler sowie empfindlicher Haut, aber auch zur Babypflege verwendet werden. Es unterstützt die Hautregeneration, den Zellschutz und eignet sich sehr gut bei sonnengeschädigter Haut. Für die reife Haut wird Amaranthöl noch wertvoller, wenn natives Hanf- oder Weizenkeimöl beigemischt wird.

Amaranthöl ist ein nicht trocknendes Öl.

A Wegen der einzigartigen Kombination von Linolsäure, Squalen, Tocopherol und Tocotrienol ist natives Amaranthöl in der kalten Küche sehr zu empfehlen.

N Amaranthöl hat entzündungshemmende Eigenschaften. Es eignet sich ideal bei Neurodermitis und Schuppenflechte.

H 9–12 Monate

X

KalteKü	ja
WarmKü	nein
Massage	ja (Körper, Gesicht)
Hauttyp	trockene, gereizte Haut mit gestörter Barrierefunktion
Iodzahl	78–90
Verseif	170–200
Spreit	mittel
Stoffe	reich an Squalen, Tocopherol, Tocotrienol
Sonne	3–4

Apfelkernöl

Malus domestica Kernel Oil

Apfelbäume gehören zur Familie der Rosengewächse (Rosaceae). Sie können bis zu 15 Meter hoch werden. Aus den Kernen der Frucht wird das Apfelkernöl gewonnen, das, obwohl es heimisch ist, doch selten angeboten wird.

In Deutschland werden jährlich über 750 Mio. Liter Apfelsaft produziert. Nach der Saftpressung verbleiben etwa 200 000

Tonnen Rückstände, sog. Trester, den die Industrie als Abfall behandelt.
Ein Kilogramm Apfeltrester enthält 10 Gramm Apfelkerne, die jährliche Ernte erbringt also an die 2 000 Tonnen Kerne, die etwa 22–30 % Öl enthalten. Bei der Trocknung reduziert sich der Ölgehalt auf etwa 15–17 %. Etwa 300 Tonnen oder 400 000 Liter Apfelkernöl werden nicht genutzt, weil Apfeltrester leicht verderblich und wegen hoher Kosten für Trocknung und Lagerung für die Ölgewinnung nicht rentabel ist.
Ⓖ Kaltpressung der Apfelsamen. Die Kerne werden innerhalb von zwei Tagen aus dem pressfrischen Trester getrennt, getrocknet und kalt gepresst. Das Öl wird anschließend überwiegend ungefiltert abgefüllt, damit es naturtrüb die wertvollen Aromen behält.
Ⓕ Die Fettsäuren setzen sich zusammen aus Linolsäure etwa 49 %, Ölsäure etwa 39 %, Palmitinsäure etwa 7 %, Stearinsäure etwa 2 %, Archinsäure etwa 1 % und weiteren Fettsäuren im geringeren Anteil unter 1 %.
Ⓜ Apfelkernöl ist ein mildes, nicht auf der Haut aufliegendes Pflegeöl. Es macht Hautzellen geschmeidig und elastisch. In der Kosmetik wird Apfelkernöl für Seifen, Shampoos und Cremes verwendet.
Apfelkernöl gehört zu den halb trocknenden Ölen.
Ⓐ In der Ernährung kann Apfelkernöl anderen Pflanzenölen wie Olivenöl beigemischt werden.
Ⓝ Bereits die alten Ägypter nutzten die Heilkraft des Apfels. Von den Pharaonen Ramses I und Ramses II ist überliefert, dass sie täglich einen Korb Äpfel servieren ließen. Funde in Anatolien weisen auf wilde Äpfel aus der Zeit um 6 500 v. Chr. hin. Bei den ersten schriftlich überlieferten olympischen Spielen in Griechenland (776 v. Chr.) bekam der Sieger einen Apfel als Preis.
Natives Apfelkernöl enthält einen hohen Anteil an Tocopherolen und Antioxidantien. Regelmäßiger Verzehr unbehandelter Äpfel senkt das Risiko von Fettstoffwechselstörungen, Diabetes, Krebs, Herzinfarkt und koronaren Herzerkrankungen.
Ⓗ 12 Monate
Ⓧ

KalteKü	ja
WarmKü	bedingt
Massage	ja
Hauttyp	für fast alle Hauttypen
Iodzahl	120
Verseif	190
Spreit	mittel
Stoffe	reich an Linolsäure

Aprikosenkernöl

Prunus armeniaca Kernel Oil

Der bis zu vier Meter hohe Aprikosenbaum gehört zur Gattung der Rosengewächse (Rosaceae). Die Aprikose wird in Alpenländern auch Marille genannt.
Der Geruch des goldgelben nativen Aprikosenkernöls erinnert an Marzipan und Bittermandeln, während raffiniertes Aprikosenkernöl leicht nussig und schwach fruchtig riecht.
Natives Aprikosenkernöl ist reich an essenziellen Fettsäuren und Vitamin E. Die enthaltene Pangamsäure (auch als Vitamin B15, DMG oder Dimethylglycin bekannt) regt den Sauerstoffumsatz in Gewebezellen an und wird bei verschiedenen Leberschädigungen angewandt. Aprikosenkerne enthalten bis zu 5 % Amygdalin (Vitamin B17).
In Südostasien gelten Aprikosen als Sinnbild weiblicher Schönheit.

Ö Das Öl wird durch Kaltpressung oder Raffination aus den Kernen reifer Aprikosen gewonnen. Der Ölanteil von Aprikosenkernen liegt bei etwa 35–45 %.

F Fettsäuren des nativen Aprikosenkernöls setzten sich zusammen aus Ölsäure etwa 64–70 %, Linolsäure etwa 23–27 %, Palmitinsäure etwa 5–6,5 %, Stearinsäure etwa 1,5 % und weiteren Fettsäuren im geringeren Anteil von unter 1 %.

M Aprikosenkernöl bringt selbst stumpfe und schuppige Haut nach kurzer Zeit zum Strahlen. Für Massage und Körperpflege ist es ein universal einsetzbares Basisöl für fast alle Hauttypen. Für empfindliche Haut, Mischhaut, bei trockener und rissiger Haut, sowie zur Pflege von Baby- und alternder Haut ist es besonders geeignet und hat zudem eine leicht antibakterielle Wirkung.

Im klassischen Ayurveda kommt das Öl wegen seiner beruhigenden Eigenschaft beim Vata-Typ zur Anwendung. Wenn das Dosha Kapha dominiert, sollte dem Aprikosenkernöl gereiftes Sesamöl (Thailam) und etwas Senföl oder Ricinusöl beigemischt werden.

In der Kosmetik wird Aprikosenkernöl für leichte Feuchtigkeitscremes verwendet, weil es bei regelmäßiger Anwendung die Verjüngung um die Augenpartien fördert und dort Fältchen verringert.

Aprikosenkernöl zählt zu den nicht trocknenden und halb trocknenden Ölen.

H 6–9 Monate

X

KalteKü	bedingt
WarmKü	nein
Massage	ja (Körper, Gesicht, Baby)
Hauttyp	Basisöl für alle Hauttypen
Sonne	2 (ideal auch als After Sun verwendbar)
Iodzahl	95–109
Verseif	188–197
Spreit	mittel
Stoffe	reich an Vitamin A, B17 und γ-Tocopherol

Arganöl

Argiana spinosa Kernel Oil

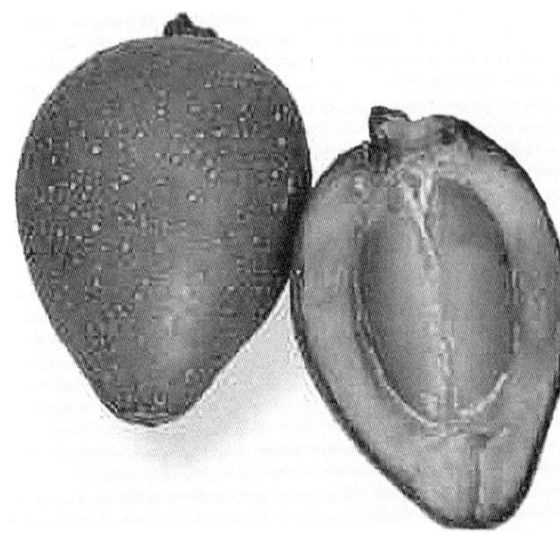

Der Arganbaum gehört zur Familie der Sapotengewächse und ist eine der ältesten Baumarten. Er ist in Südwest-Marokko auf einer Fläche von etwa 820 000 ha heimisch. Arganbäume werden bis zu zehn Meter hoch und können bis zu 150 Jahre alt werden. Der Stamm keinen einen Umfang von 16 Metern, die Krone bis zu 70 Metern erreicht. Ihre Frucht wird auch das weiße Gold der Berber genannt.

Arganbäume sind Staatseigentum der Amazigh-Berber. Sie allein haben traditionell das Recht zur Bewirtschaftung. Im Jahr 1998 wurde die Region Arganeraie von der UNESCO als Biosphären-Reservat ausgewiesen. Die Frauen der Amazigh-Berber in der UCFA (Union des Coopératives des Femmes de l'Arganeraie) gelten als Spezialistinnen in Sachen Arganöl.

Natives Arganöl wirkt antioxidativ, bakterienhemmend, desinfizierend, durchblutungsfördernd, zellverjüngend, abwehrstärkend und wirkt sich zudem positiv auf den Plasma-LDL-Cholesterinspiegel aus. Es enthält außerdem Phytosterole, die lichtbedingten Hautstress reduzieren und UV-Strahlen absorbieren.

Oft wird natives Arganöl mit preiswerten Ölen wie Sonnenblumenöl verschnitten, deshalb ist es wichtig, auf anerkannte BIO-Zertifikate wie von Souk du Maroc oder das Fair-Trade-Siegel zu achten.

Ⓞ Die reifen, vom Baum gefallenen und von Hand aufgelesenen Früchte werden in Lehmtöpfen so lange luftgetrocknet, bis sich die grünen, ovalen Fruchtkerne aus dem Fruchtgehäuse herausquetschen lassen. Für die Herstellung von einem Liter Arganöl werden bis zu 30 kg Früchte, die Ernte von vier Bäumen, benötigt, die etwa 5 kg Kerne enthalten.

Die 30–35 % ölhaltigen Kerne werden bei geringer Hitze geröstet, mit schweren Steinmühlen zu Brei zerrieben und mit Wasser einige Minuten geknetet, bis ein fester brauner Teig entsteht, aus dem das gelbliche bis orangefarbige Öl durch pressen extrahiert werden kann.

Der Aufwand für einen Liter handgepresstes Arganöl beträgt gut zehn Stunden, wobei ein Großteil der Zeit zum Öffnen der Schalen benötigt wird. Argankerne sind im Vergleich zu Haselnüssen etwa 15-mal härter.

Bei der industriellen Herstellung mit mechanischen Pressen bleiben alle wertvollen Inhaltsstoffe nur erhalten, wenn die Kerne schonend gepresst werden.

Enriched Argan Oil ist kein natives Öl. Es wird (für kosmetische Zwecke) durch Lösungsmittel-Extraktion gewonnen.

Ⓕ Arganöl besteht zu 99 % aus Glyceriden, von denen 95 % Triglyceride sind. Die Fettsäuren setzen sich zusammen aus Ölsäure etwa 41–48 %, Linolsäure etwa 31–36 %, Palmitinsäure etwa 12–15 %, Stearinsäure 4–7 % und weiteren Fettsäuren mit geringerem Anteil von unter 1 %.

Ⓜ Natives Arganöl beugt dem Austrocknen der Haut vor. Es hat weichmachende und feuchtigkeitsspendende Eigenschaften. Es wird bei Akne, Allergien, Dermatosen und Fettstoffwechselerkrankungen verwendet.

Bei trockener und rauer Haut sowie bei Neurodermitis sollte Arganöl mit Kokosfett vermischt werden, um die Kombination der enthaltenen Fettsäuren zu veredeln. Für die reife oder barrieregestörte Haut ist eine Beimischung von Hagebuttenkernöl zu empfehlen. Pur ist es gegen Schuppenflechte und bei juckender Haut sehr gut einsetzbar.

Arganöl zählt zu den nicht trocknenden Ölen.

Ⓐ Neben der Kaltpressung gibt es Arganöl auch aus gerösteten Kernen, das seines herbnussigen Geschmacks wegen als Gourmetöl gilt.

Ⓝ Wegen der enthaltenen Squalen und dem hohen Gehalt an Tocopherol vor allem γ-Tocopherol (starke Vitamin-E-Aktivität) wird Arganöl zur Prävention gegen Brust- und Hautkrebserkrankungen über mehrere Wochen als Speiseöl verwendet.

Ⓗ 12 Monate

Ⓧ

KalteKü	ja
WarmKü	dünsten bedingt
Massage	ja
Hauttyp	für fast jeden Hauttyp geeignet
Iodzahl	95–105
Verseif	195
Spreit	mittel
Stoffe	reich an Vitamin E und ungesättigten Fettsäuren

A

A

Avellanaöl

Gevuina avellana Molina Oil

Der immergrüne, bis zu 12 Meter hohe Baum, der aus den südlichen Gebieten Chiles und Argentinien stammt, gehört zu den Silberbaumgewächsen (Proteusgewächse).

Das hellgelbe, leicht holzig nussig duftende Öl stammt aus den kugelförmigen Steinfrüchten, deren Kerne bis zu 50 % Öl enthalten, die auch als chilenische Haselnüsse (die Perle Südamerikas) bezeichnet werden.

Avellananüsse haben einen hohen Gehalt an Proteinen und α-Tocotrienol (je nach Anbau und Saison bis zu 13 mg/100 g).

Ö Für ein hochwertiges, natives Pflanzenöl werden die Nüsse vor der Kaltpressung blanchiert, gemahlen und erhitzt. Die enzymatische Extraktion des Öls bewirkt eine höhere Ölausbeute.

F Natives Avellanaöl setzt sich zusammen aus Ölsäure etwa 29–39 %, Linolsäure etwa 5–8 %, Palmitoleinsäure etwa 22–24 %, Cetoleinsäure etwa 9,5 %, Eicosansäure etwa 8–9 %, Behensäure etwa 2 %, Palmitinsäure etwa 1,5–2 %, Archinsäure etwa 1–1,5 % und weitere Fettsäuren im geringeren Anteil unter 1 %.

M Natives Avellanaöl empfiehlt sich zur Pflege sehr trockener und empfindlicher Haut. Es eignet sich auch sehr gut für die Massage. Wegen seines hohen Anteils an Palmitoleinsäure zieht es schnell in die Hautoberfläche (Stratum disjunctum) ein, wirkt hautstraffend auf das Bindegewebe und hinterlässt ein angenehm zartes Hautgefühl.

Zur Festigung von kollagenen und elastischen Fasern ist es die erste Wahl. In Kombination mit Hagebuttenkernöl (Wildrosenöl) und einem geringen Anteil von Nachtkerzenöl eignet es sich hervorragend zur Pflege trockener und reifer Haut.

Weil das Öl die kurzwellige UV-Strahlung absorbiert und somit das Eindringen schädigender Strahlung verhindert, hat es einen natürlichen Schutzfaktor bis 10 und wird in der Kosmetik für Sonnenschutzprodukte verwendet.

Natives Avellanaöl zählt zu den nicht trocknenden Ölen.

A In der kalten Küche hervorragend geeignet.

N Natives Avellanaöl hat sich bei Neurodermitis und Schuppenflechte ausgezeichnet und ist ein wirkungsvolles Anti-Falten-Öl.

H 12 Monate

X

KalteKü	ja
WarmKü	dünsten bedingt
Massage	ja (Körper)
Hauttyp	trockene, gereizte und empfindliche Haut
Sonne	8–10
Iodzahl	87–95
Spreit	mittel
Stoffe	hoher Palmitoleinsäure-Gehalt

Avocadoöl

Persea gratissima Oil

Avocadobäume gibt es von Zentralamerika bis zum Mittelmeer in verschiedenen Sorten. Der 10–20 Meter hohe Baum gehört zur Familie der Lorbeergewächse (Lauraceae). Die birnenförmige Frucht kann bis zu 1,5 kg schwer werden und enthält bis zu 25 % Öl.

Natives Avocadoöl hat eine grün bis tiefgrüne Farbe, ist eher trüb und wird bei niedrigen Temperaturen fest, fast mußig. Der Geruch von nativem Avocadoöl ist

leicht säuerlich fruchtig. Das raffinierte, gefilterte Öl ist von entsprechend heller Farbe und eher klar.
Das ölhaltige Fruchtfleisch oder das Öl aus erster Kaltpressung enthält einen hohen Anteil an Fettbegleitstoffen wie Carotinoide, Lecithin und Vitamine A, B, D und E.
Avocadoöl hat einen natürlichen Lichtschutzfaktor von 3–4.
Ⓞ Aus dem überreifen Fruchtfleisch wird das Öl in Zentrifugen kalt extrahiert.
Ⓕ Die Fettsäuren setzen sich zusammen aus Ölsäure etwa 65–70 %, Palmitinsäure etwa 15–20 %, Palmitoleinsäure etwa 5–10 %, Linolsäure etwa 10–14 %, Stearinsäure etwa 1 % und weitere Fettsäuren im geringeren Anteil unter 1 %.
Ⓜ Wegen des relativ hohen Ölsäuregehalts und der enthaltenen Vitamine wird Avocadoöl zur Massage gern Mandel-, Argan-, Traubenkern- und Sonnenblumenöl oder der Sheabutter beigemischt.
Bei rissiger, extrem trockener und spröder Haut wird Avocadoöl unverdünnt angewandt. Es hat glättende und regenerierende Eigenschaft und lässt sich gut auf der Haut verteilen, da es schnell in die Hautoberschicht einzieht.
In der Kosmetik findet Avocadoöl besondere Anwendung gegen Fältchen um die Augenpartie. Mit Olivenöl vermischt, wird es sehr oft als Pflegeöl für Lotionen und Cremes verwendet.
Das Öl ist beliebt, weil es rasch von der Haut aufgenommen wird und sich schnell mit dem natürlichen Hautfett verbindet. Avocadoöl spendet der strapazierten und trockenen Haut Feuchtigkeit und wird deshalb auch in vielen Tages- und Nachtcremes verwendet.
Vier Esslöffel Avocadoöl mit 100 ml Sahne vermischt als Badezusatz im Vollbad verleihen der Haut besondere Zartheit.
Bei der Fußpflege eignet sich das native Öl, um der Neubildung von Hornhaut entgegenzuwirken.
Natives Avocadoöl zählt zu den nicht trocknenden Ölen.
Ⓐ Avocadoöl ist ein Speiseöl mit geheimnisvoller Note. Aufgrund des hohen Anteils an Lecithin und der Phytosterine wird es verwendet, um den Cholesterinspiegel zu senken.
Wegen des niedrigen Anteils an ungesättigten Fettsäuren ist kaltgepresstes Avocadoöl relativ hitzestabil. Der Rauchpunkt wird mit 255 °C angegeben. Deswegen eignet es sich zum Braten, aber auch zur Zubereitung von Dips und Pesto.
Ⓝ Das Öl der Avocadofrucht wirkt auf der Haut kühlend, entzündungshemmend, hautberuhigend und juckreizstillend. Besonders angenehm und pflegend ist kaltgepresstes Avocadoöl bei Neurodermitis und Schuppenflechte (Psoriasis). Bei einer schuppenden Kopfhaut ist natives Avocadoöl sehr hilfreich, wenn die Ursache trockene Kopfhaut ist.
Im Ayurveda gelten Frucht und Öl als Vata reduzierend.
Avocado wird für die Ernährung bei Prostatabeschwerden empfohlen.
Ⓗ Lichtgeschützt in dunkler Flasche, kühl und gut verschlossen 12 Monate. Um die Haltbarkeit zu verlängern, kann das Öl eingefroren werden.
Ⓧ

KalteKü	ja (natives Öl)
WarmKü	ja (raffiniertes, gefiltertes Öl)
Massage	ja
Hauttyp	empfindliche, geschädigte, rissige Haut, Neurodermitis und Schuppenflechte
Sonne	3–4
Iodzahl	65–95
Verseif	170–197
Spreit	mittel

Baobaböl

Adansonia digitata Seed Oil

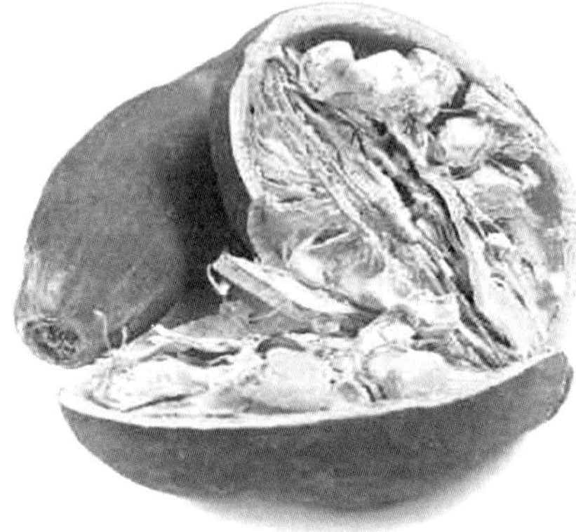

Der tropische Baobabbaum gehört zu den Wollbaumgewächsen (Bombacaceae). Er kann bis zu 20 Meter hoch wachsen und benötigt bis zu 20 Jahre, bevor er das erste Mal Früchte trägt, die bis zu 40 cm lang werden. Ein einzelner Baum kann bis zu 3 000 Liter Wasser speichern. Der afrikanischen Sage nach strebt der Baobabbaum danach, größer und schöner zu sein als andere Bäume. Als er feststellte, dass ihm das nie gelingt, steckte er seinen Kopf in Mutter Erde und streckte seine Wurzeln zum Himmel.

Baobabbäume wachsen in Afrika, Australien, Saudi-Arabien, Kuba, Indonesien und Indien sowie in vielen anderen heißen, trockenen und tropischen Gebieten und prägen dort die Landschaft.

Praktisch alles vom Baobabbaum wird genutzt: die Blätter, das Fruchtfleisch, die Rinde und die Samen für das Baobaböl. Viele Tiere, vor allem die Affen, mögen die Frucht, weshalb der Baum auch Affenbrotbaum (Monkey Bread) genannt wird.

ⓞ die getrockneten Samen sind etwa 15 % ölhaltig. Das Öl wird entweder in erster Kaltpressung (goldgelbes Öl) gewonnen oder mit einem Lösungsmittel extrahiert (hellgelbes Öl).

Ⓕ Die Fettsäuren des Baobaböls setzten sich zusammen aus Ölsäure etwa 34–38 %, Palmitinsäure etwa 23 %, Linolsäure etwa 29 %, Stearinsäure etwa 2–4 % und weiteren Fettsäuren im geringeren Anteil von unter 1 %. Je nach Ursprungsland unterscheiden sich die Angaben deutlich.

Ⓜ Baobaböl ist ausgesprochen pflegend und deshalb vielseitig einsetzbar. Das hautfreundliche Öl verleiht Elastizität und gilt als gutes Narbenöl. Es schützt die Haut vor transepidermalen Wasserverlust und dient der Prävention gegen Hornhaut.

Für die Massage, aber auch als Körperpflegeöl wird Baobaböl bei trockener, feuchtigkeitsarmer und barrieregestörter Haut pur oder unter Beimischung eines Pflanzenöls verwendet, das einen höheren Linolensäure-Gehalt hat (z. B. natives Traubenkernöl).

In der Haarpflege wird das Öl verwendet, um sprödem Haar Feuchtigkeit und Elastizität zu verleihen. Auch für die Nagelpflege ist natives Baobaböl zu empfehlen.

Natives Baobaböl zählt zu den nicht trocknenden Ölen.

Ⓐ In afrikanischen Ländern wird das Öl für die Zubereitung von Süßspeisen verwendet.

Ⓝ Baobaböl hat sich wie Avocadoöl bei atopischem Ekzem (Neurodermitis) und Psoriasis (Schuppenflechte) bewährt. Hautfett besteht unter anderem aus γ-Linolensäure, welche hoch dosiert im Borretschsamenöl und im Nachtkerzenöl enthalten ist. Für die Umwandlung von Linolsäure in γ-Linolensäure wird das Enzym Delta-6-Desaturase benötigt. Bei Neurodermitikern ist die Aktivität dieses Enzyms möglicherweise verringert oder gestört. Daher empfiehlt sich für die äußerliche Pflege zusätzlich eine Nahrungsergänzung, um wirkliche Heilerfolge zu erzielen. Sprechen Sie mit einem erfahrenen Naturarzt oder Heilpraktiker darüber.

Im Senegal wird Baobaböl als Heilmittel bei Verbrennungen eingesetzt. Aufgrund seiner antipyretischen Wirksamkeit wird es bei Malaria als fiebersenkendes Mittel verwendet.

Zur Schmerzlinderung bei Zahn- und Zahnfleischerkrankungen kann das Ölziehen mit nativen Baobaböl empfohlen werden.

Ⓗ 12–18 Monate

Ⓧ

KalteKü	bedingt (raffiniertes Baobaböl)
WarmKü	nein
Massage	ja
Hauttyp	Neurodermitis, Schuppenflechte, trockene Haut
Iodzahl	76–78
Verseif	190–192
Spreit	mittel
Stoffe	reich an Vitamin A, D, E und Palmitinsäure

Behenöl

Moringa oleifera Seed Oil

Der schnellwüchsige, mehrjährige Behenbaum aus der Familie der Bennussgewächse (Moringaceae) stammt ursprünglich aus Nordindien. Der sukkulente Baum, der auch Horseradish Tree, Meerrettichbaum, Behennussbaum, Pferderettichbaum, Trommelstockbaum, Klärmittelbaum oder Wunderbaum genannt wird, wächst in tropischen bis subtropischen Regionen. Er wird etwa 5–8 Meter hoch und hat einen Baumstammumfang von 20–40 cm.

Das hellgelbe Behenöl hat die Eigenschaft, Duftstoffe zu fixieren. Deshalb eignet es sich ideal zur Mazeration, aber auch zur Enfleurage, der Herstellung von ätherischen Ölen. Behenöl wird als Basismittel für die Herstellung von Parfums, Cremes, Salben und Seifen verwendet.

Ⓞ Das Öl wird aus den 38–40 % ölhaltigen Samen der Früchte gewonnen. Dazu werden die gewalzten Samen mit einem Lösungsmittel (n-Hexan) extrahiert.

Eine Alternative ist das Pressen der zerdrückten Samen, die auf 70 °C erhitzt, mit 18 Vol.% Wasser versetzt, durchgemischt und abgekühlt werden. Um den in der Samenschale enthaltenen Gummi zur entfernen, wird das Öl zentrifugiert und das entgummisierte Öl abschließend getrocknet und filtriert.

Ⓕ Fettsäuren des Behenöls setzen sich zusammen aus Ölsäure etwa 63–73 %, Palmitinsäure etwa 3–12 %, Stearinsäure etwa 3–12 %, Behensäure etwa 1–6 % und Arachinsäure etwa 1–8 %.

Ⓜ Wenn die Haut zu Hautkrankheiten und Ausschlägen neigt, wird Behenöl dem Massageöl beigemischt oder pur verwendet. Behenöl eignet sich durch seine weich machenden Eigenschaften sehr gut für die Haar- und Hautpflege.

Behenöl ist ein nicht trocknendes Öl.

Ⓐ Für die kalte und warme Küche ist kaltgepresstes Behenöl eine wertvolle Alternative zum nativen Olivenöl. Während der englischen Kolonialzeit wurden die Wurzeln vom Horseradish Tree als Meerrettichersatz verwendet.

Gemahlene Moringasamen können verunreinigtes Wasser trinkbar machen. Zwei Gramm des Pulvers reichen aus, um zehn Liter Wasser zu desinfizieren.

Industriell dient Behenöl als Schmierstoff für Uhren und Maschinen und wird auch als Brennstoff eingesetzt.

Ⓝ Behenöl besitzt antibiotische und entzündungshemmende Eigenschaften und wird bei rheumatischen Beschwerden und Hautkrankheiten verwendet.
Im Ayurveda und der Siddha-Medizin gilt Behen- bzw. Moringaöl (in Indien Shigru genannt) als antibakteriell, entzündungshemmend, krampflösend und fiebersenkend und wird bei vielen Krankheiten angewendet. Männer nehmen es bei Erektionsstörungen als Potenzmittel, Frauen um die Libido zu stärken.
Behensamen mit Kokosfett vermischt werden bei Arthritis, Furunkeln, Gicht und Geschlechtskrankheiten eingesetzt.
Aus den Blättern gewonnenes Moringapulver ist reich an Antioxidantien, lebenswichtigen Aminosäuren, Vitaminen und Mineralien. Es enthält das Vierfache an Calcium wie z. B. frische Kuhmilch und etwa viermal soviel Vitamin A wie Möhren. Die frischen Blätter werden in Asien als Salat zubereitet.

Ⓗ 24 Monate

⊗

KalteKü	ja
WarmKü	ja
Massage	Wirkstofföl
Hauttyp	Hautkrankheiten
Iodzahl	68–72
Verseif	176–190
Spreit	mittel
Stoffe	reich an Behensäure

Borretschsamenöl

Borago officianalis Seed Oil

Die borstig behaarte Borretschpflanze gehört zur Familie der Raublattgewächse (Boraginaceae). Der kräftige einjährige Strauch erreicht eine Höhe von etwa 70 cm und wächst bevorzugt an sonnigen Plätzen in einer feuchten, kalkreichen, sandigen und gut durchlässigen Erde. Bei uns ist die Borretschpflanze auch als Gurkenkraut, Gurkenkönig oder Augenzier bekannt, wird seiner blauen Blüten wegen aber auch Blauhimmelstern oder Herzfreude genannt und ist eine beliebte Gartenpflanze.
Weder die Blüten (Boraginis flos), noch die Pflanze (Boraginis herba) sollten in größeren Mengen verzehrt werden, weil sie Pyrrolizidinalkaloide enthalten, die zusammen mit ihren Abbauprodukten zu tödlichen Leberfunktionsstörungen führen können (hepatotoxisch).
Für das aus den Samen gewonnene Öl gilt das nicht, weil es praktisch frei von schädlichen Alkaloiden ist.
Borretschsamenöl ist reich an γ-Linolensäure (GLS) und Dihomo- γ-Linolensäure, welche in hohem Anteil sonst nur in Muttermilch enthalten ist.

Ⓞ Die Samen enthalten 16–25 % Öl, das durch mechanisches Pressen (Kaltpressen) oder Extraktion mit anschließender Raffination gewonnen wird.

Ⓕ Die Fettsäuren setzten sich zusammen aus Linolsäure etwa 38 %, γ-Linolensäure etwa 20–23 %, Ölsäure etwa 16–18 %, Palmitinsäure etwa 9,5–12 %, Gadoleinsäure etwa 4 %, Stearinsäure etwa 3,5 %, Erucasäuresäure etwa 2,5 %, Nervonsäure etwa 1,6 % und weiteren Fettsäuren im geringeren Gehalt unter 1 %.

Ⓜ Das gelbgrüne native Borretschsamenöl ist innerlich wie äußerlich angewendet ein Segen für die Haut. Es ist dem menschlichen Hautfett sehr ähnlich und macht die Haut bei regelmäßiger Anwendung deutlich widerstandsfähiger.
Trockene Haut ist bei vielen Menschen eine Überreaktion des körpereigenen Abwehrsystems. Bei gereizter, rissiger, extrem trockener, empfindlicher und schuppiger Haut wird dem Basis-Mas-

sageöl Borretschsamenöl beigemischt. Bei Neurodermitis wird das Öl pur verwendet.
Wegen seiner verjüngenden Eigenschaft eignet sich Borretschsamenöl gut als Pflegeöl für das Gesicht.
Borretschsamenöl zählt zu den halb trocknenden Ölen.
A Ein Mangel an γ-Linolensäuren (GLS) kann zu Juckreiz und trockener Haut führen. Da Borretschsamenöl einen hohen Anteil an GLS hat, wird die Hautfunktion davon positiv beeinträchtigt. Als Nahrungsergänzung verbessert Borretschsamenöl den Hautstoffwechsel und hilft bei rheumatischen Beschwerden und Venenerkrankungen.
N Borretschsamenöl wurde einst als Heilmittel gegen Melancholie genommen. Vor über dreihundert Jahren schrieb der englische Architekt und Gartenbauer John Evelyn: »Borretsch gibt dem seelisch Kranken (Hypochonder) neue Lebenskraft und muntert den fleißigen Studenten auf.«
Im Ayurveda wird es mit Sesamöl vermischt zur Hautpflege für die alternde Haut verwendet.
Allgemein gilt Borretschsamenöl als hustenlindernd und fiebersenkend und wird zur Erleichterung bei Arthritis eingesetzt. Es lindert und verhindert Blutverklumpungen, Diabetes und Juckreiz. Bei Herz-Kreislauf-Beschwerden und Neurodermitis wird das Öl als heilsam bezeichnet.
Bei Wechseljahresbeschwerden kann das native Öl hormonell ausgleichend wirken.
H 4–6 Monate
X

KalteKü	ja (Beimischung)
WarmKü	nein
Massage	Beimischung
Hauttyp	trockene, schuppige Haut
Iodzahl	140–145
Verseif	191
Spreit	langsam bis mittel
Stoffe	hoher Anteil an γ-Linolensäure

Brokkolisamenöl

Brassica oleracea Seed Oil

Der aus der Familie der Kreuzblütengewächse (Brassicaceae) stammende Brokkoli, ist eine Kulturform des wilden Meerkohls und ist mit dem Karfiol (Blumenkohl) eng verwandt.
Brokkolisamenöl hat einen weichen, süßlich, leicht nussigen Geruch, der dezent an frischen Brokkoli erinnert. Es enthält Gadoleinsäure (Eicosensäure) und in sehr hohem Anteil die einfach ungesättigte Erucasäure, die auch im Raps enthalten ist.
Die Meinung, Erucasäure könne zu Herzverfettung und zur pathologischen Veränderungen des Herzmuskels führen, ist umstritten. In Indien nehmen viele Menschen täglich Senföl zu sich, das ebenfalls einen hohen Anteil Erucasäure enthält. Durch Erhitzen wird die Erucasäure neutralisiert. Aufgrund des hohen Gehalts an Erucasäure ist Brokkolisamenöl in Europa als Lebensmittel nicht zugelassen.
Erucasäure wird zur Herstellung von Emulgatoren, oberflächenaktiven Substanzen und anderen Chemikalien sowie als Entschäumer für Waschmittel oder Weichmacher für Kunststoffe verwendet.
O Das bei uns noch wenig bekannte, goldgelbe Öl der feinen Brokkolisamen wird durch eine schonende CO_2-Extraktion mittels natürlicher Quellkohlensäure gewonnen.
F Die Fettsäuren des Brokkolisamenöls setzen sich zusammen aus Erucasäure

etwa 46 %, Ölsäure etwa 13–16 %, Linolsäure etwa 13 %, α-Linolensäure etwa 9 %, Gadoleinsäure/Eicosensäure etwa 8–9 %, Palmitinsäure etwa 2–3 %, Nervonsäure etwa 1–2 % und weiteren Fettsäuren im geringeren Anteil von unter 1 %.

Ⓜ Für die Gesichtspflege einer Misch-, sowie fettigen und reifen Haut ist Brokkolisamenöl ein besonders wertvolles Pflegeöl.

In der Naturkosmetik wird Brokkolisamenöl bei Pflegeprodukten als glanzgebende Komponente und Silikonersatz eingesetzt.

Bei regelmäßiger Anwendung verbessert es die Beschaffenheit von strohigem, kräuselndem oder trockenem Haar sichtbar. Das leichte Öl sollte sehr sparsam mit einer Pipette in das noch feuchte Haar geträufelt und eingeknetet werden. Der typische Brokkoligeruch ist nur schwach und verfliegt schnell.

Brokkolisamenöl stabilisiert andere Pflanzenöle. Seiner haptischen Wahrnehmung nach gilt es als nicht fettend und nicht filmbildend.

Das Öl zählt zu den nicht bis halb trocknenden Ölen.

Ⓗ 9 Monate

⊗

KalteKü	nein
WarmKü	nein
Massage	bedingt, Wirkstofföl
Hauttyp	Gesichtspflegeöl, Haaröl
Iodzahl	90–120
Verseif	160–190
Spreit	mittel
Stoffe	reich an Erucasäure und α-Linolensäure

Bucheckernöl

Fagus sylvatica Kernel Oil

Die Rotbuche (Fagus sylvatica) ist ein sommergrüner, in Europa beheimateter Baum. Sie erreicht Wuchshöhen von etwa 30–40 Meter und kann über 300 Jahre alt werden. Weltweit gibt es etwa 250 Buchenarten. Bucheckern kann man ab einem Baumalter von 40 Jahren ernten. Die Ernte ist besonders hoch, wenn es ein trockenes, heißes Jahr war.

Bei den Germanen war die Buche der Göttin Freyja geweiht. In ihre Rinde oder Äste wurden die Runen (Buchstaben) geschnitten. Bis ins Mittelalter wurde der Buche Weisheit nachgesagt.

Ⓞ Bucheckern enthalten bis zu 40 % Öl, trotzdem werden für einen Liter Bucheckernöl etwa 25 000 Bucheckern benötigt, die gereinigt und getrocknet etwa 4 kg wiegen.

Ⓕ Die Fettsäuren setzten sich zusammen aus Ölsäure etwa 77–81 %, Linolsäure etwa 9–10 %, Linolensäure < 1 %, Stearinsäure etwa 2–4 % und weiteren Fettsäuren im geringeren Anteil von unter 1 %.

Ⓜ Zur Massage ist das gelbe, fast geruchslose, native Bucheckernöl sehr gut geeignet. Es verteilt sich gut auf der Haut und vermittelt ein weiches Hautgefühl. Bei regelmäßiger Anwendung wird die Lipidbarriere der Haut durchlässiger und die Haut so für fettlösliche Wirkstoffe aufnahmefähiger.

Bucheckernöl zählt zu den nicht trocknenden Ölen.

Ⓐ Bucheckernöl wird von Liebhabern als Rarität in der kalten Küche verwendet, um Salate sowie Pilz- und Wildgerichte zu verfeinern. Werden die Bucheckern vor der Pressung geröstet, verleiht das dem Öl ein zusätzlich feines Aroma.

Bucheckern enthalten Oxalsäure, weshalb sie in größerer Menge roh verzehrt eine leicht toxische Wirkung haben. Durch Rösten werden die toxischen Inhaltsstoffe teilweise neutralisiert. Im kaltgepressten Speiseöl ist Oxalsäure nur noch in Spuren vorhanden, so dass es zum Verzehr geeignet ist.

Ⓝ Ein Tee aus den jungen Buchenblättern soll ein stärkendes Mittel für Leber und Galle sein und gilt als fiebersenkend. Der Sud eignet sich auch gut als Auflage auf entzündliche Hautpartien.

Sägespäne von der Buche lassen sich zu schmackhaftem Essig ansetzen. Aus jungen Buchenblättern können Likör und Schnaps gebrannt werden.

Ⓗ 12 Monate und länger

Ⓧ

KalteKü	ja
WarmKü	nein (kochen und dünsten bedingt)
Massage	ja
Hauttyp	für fast alle Hauttypen geeignet
Iodzahl	101–111
Verseif	181–196
Spreit	mittel
Stoffe	reich an Ölsäure

Calophyllumöl

→ Tamanuöl, S. 124

Camelinaöl

→ Leindotteröl, S. 96

Distelöl

Carthamus tinctorius Oil

Die bis zu 130 cm hohe Färberdistel ist in die Familie der Korbblütler (Asteraceae) eingeordnet. Weil sie schöne, orangegelbe Blüten hat, ist sie auch als Gartenblume beliebt. Sie wird auch Saflor, Färbersaflor oder falscher Safran genannt. Ihre Heimat ist Kleinasien und Ägypten. Von den Römern wurde sie nach Mitteleuropa gebracht und später von den Seefahrern bis Amerika verbreitet. Die Hauptanbaugebiete sind heute Australien, Indien, Mexiko, USA (Kalifornien) und Russland.

Die Färberdistel ist eine sehr alte Kulturpflanze. Sie enthält den Farbstoff Chartamin und wurde im alten Ägypten 3500 v. Chr. verwendet, um Stoffe einen gelbroten Farbton zu geben.

Aus der Pflanze wird das Öl mit dem höchsten Gehalt an Linolsäure gewonnen. Ansonsten ähnelt Distelöl dem Sonnenblumenöl. Industriell wird es zur Herstellung von Margarine verwendet, dient aber auch als Schmiermittel und Brennstoff und ist Bestandteil von Alkydharzen.

Ⓞ Kaltpressung oder Extraktion aus den etwa 25–35 % ölhaltigen Samen.

Ⓕ Fettsäuren des Färberdistelöls setzten sich zusammen aus Ölsäure etwa 10–13 %. Linolsäure etwa 76–78 %, Palmitinsäure etwa 7 %, Stearinsäure etwa 2–2,5 % und weitere Fettsäuren im geringen Gehalt unter 1 %.

Ⓜ Distelöl ist ein niedrig viskoses, leichtes Öl. Es zieht schnell, allerdings nicht tief in die Haut ein und wird bei fettiger und Mischhaut verwendet, sowie bei Neigung zu Entzündungen und Akne. Bei Akne ist die Beigabe von nativen Borretschsamenöl empfehlenswert.

Distelöl zählt zu den halb trocknenden Ölen.

Ⓐ Weil der Rauchpunkt bereits bei etwa 150 °C liegt, ist es zum Anbraten von Speisen ungeeignet. Das enthaltene Glycerin wird dabei zu Acrolein umgesetzt,

das als krebserzeugend eingestuft wird. Vor Jahren wurde Distelöl noch als das gesündeste Speiseöl bezeichnet. Neuere Erkenntnisse über Pflanzenöle mit hohem Linolsäuregehalt sprechen dagegen.
Distelöl kann wie Leinöl als natürlicher Holzschutz eingesetzt werden.
Der Charakter des Öls schwankt zwischen einem trocknend bis halb trocknend.

Ⓝ Distelöl wird bei rheumatischen Beschwerden, Verstauchungen, Quetschungen und entzündeten Gelenken verwendet. Distelöl beugt Arterienverkalkung (Arteriosklerose) vor.

Ⓗ 9 Monate

Ⓧ

KalteKü	ja
WarmKü	nein; dünsten bedingt
Massage	ja
Hauttyp	unreine, stark fettende Haut
Iodzahl	140–150
Spreit	langsam bis mittel
Verseif	186–203
Stoffe	reich an Vitamin A, Tocopherole und Vitamin K

Erdnußöl

Arachis hypogaea Oil

Die einjährige Erdnusspflanze gehört zur Familie der Hülsenfrüchtler (Fabaceae). Ihre Heimat ist Südamerika. Schon Inkas und Majas haben sie vor 3000 Jahren kultiviert, heute wird sie vor allem in den afrikanischen Ländern angebaut. Erdnüsse sind botanisch gesehen keine Nüsse sondern Hülsenfrüchte. Die Pflanze kann bis zu 60 cm hoch wachsen. Ihre Fruchtentwicklung ist geokarp, das heißt, der stielartige Fruchtträger wächst bis zur Reife der samentragenden Hülsen in den Boden, die bis zur Ernte im Herbst trocknen und verholzen, wodurch das netzartige Schalenmuster entsteht. Die Hülsen enthält ein bis vier Samen (Erdnüsse).
Nach der Ernte haben Erdnüsse einen hohen Wassergehalt (bis zu 40 %) und werden deshalb vor dem Pressen bis zu fünf Wochen lang auf unter 10 % getrocknet.
Die Erdnuss zählt im Lebensmittelbereich zu den größten Allergieauslösern. Für den Verzehr werden Erdnüsse gewöhnlich geröstet (und gesalzen). Durch das Rösten verändern sich die enthaltenen Proteine chemisch, was zu einer schlechten Verdauung führen und Allergien auslösen kann.
Natives Erdnussöl ist reich an ungesättigten Fettsäuren.

Ⓞ Wenn die Erdnüsse geschält und getrocknet sind, enthalten sie zu etwa 45 % Öl, das kaltgepresst werden kann. Industriell wird das Öl mit dem Lösungsmittel Hexan extrahiert und anschließend raffiniert.

Ⓕ Fettsäuren des Erdnussöls aus erster Kaltpressung der südamerikanischen Nüsse setzen sich zusammen aus Ölsäure etwa 35–41 %, Linolsäure etwa 35–41 %, Palmitinsäure etwa 10–13 %, Behensäure etwa 4–5 %, Stearinsäure etwa 1–4 %, Archinsäure etwa 1–2 %, Eicosansäure etwa 1–2 %, Lignocerinsäure etwa 1–2 % und weiteren Fettsäuren mit geringerem Anteil unter 1 %.
Bei afrikanischen Erdnüssen ist der Ölsäureanteil 48–66 %.

Ⓜ Erdnussöl hat sehr gute Gleiteigenschaft und zieht im Vergleich zu anderen Pflanzenölen langsam in die Hautoberschicht ein. Es empfiehlt sich deshalb für Massagetechniken, die einen besonderen Gleiteffekt voraussetzen. Bei fettiger Haut sollte es allerdings nicht verwendet werden.

Erdnussöl eignet sich sehr gut zur Hautpflege bei Säuglingen, Kleinkindern und zur Altenpflege. Es hat die Fähigkeit, Schuppen und Krusten (Milchschorf) aufzuweichen und empfiehlt sich deshalb für schuppige Haut, schuppige Kopfhaut und Ekzeme.
Erdnussöl zählt zu den nicht trocknenden Ölen.
Ⓐ Erdnussöl ist ein hitzebeständiges Speiseöl. Der Rauchpunkt von raffiniertem Erdnussöl liegt bei etwa 230 °C, während der Rauchpunkt vom Erdnussöl aus erster Kaltpressung bei etwa 170 °C liegt.
Raffiniertes Erdnussöl eignet sich als Brat- und Frittierfett. Vorsicht ist aber geboten, wenn das Fett mehrfach stark erhitzt wird, wie es beim Frittieren üblich ist, weil sich dadurch immer mehr Zersetzungsprodukte im Öl ansammeln, die als gesundheitsschädlich (krebserregend) eingestuft werden.
Vorsicht bei Speisen, die stark gewürzt sind, weil man dadurch die Ranzigkeit des Öls oft nicht mehr schmeckt.
Ⓝ Erdnussöl wird bei Arterienverkalkung und bei Stuhlverstopfungen als mildes Laxans, aber auch zur Linderung von Sonnenbrand oder als natürliche Pflege nach einem Sonnenbad verwendet.
In der Pharmazie wird Erdnussöl als Träger für fettlösliche Wirkstoffe verwendet.
Ⓗ 12–18 Monate
Ⓧ

KalteKü	ja
WarmKü	ja (raffiniert)
Massage	ja
Hauttyp	schuppige Haut
Iodzahl	83–107
Verseif	189–196
Spreit	langsam bis mittel
Stoffe	reich an Vitamin A und Tocopherole

Färberdistelöl

→ Distelöl, S.83

Granatapfelkernöl

Punica granatum Seed Oil

Der immergrüne Granatapfelbaum (Punica granatum) gehört zu den ältesten Kulturpflanzen. Er wird seit über 5 000 Jahren kultiviert. Der Baum erreicht Wuchshöhen bis zu fünf Meter, ist dürreresistent und kann über 100 Jahre alt werden. Kultivierte Pflanzen haben meist nur eine Baumhöhe von einem Meter. Seine Heimat ist Persien und der südwestliche Teil von Asien. Angebaut wird er weltweit in tropischen und subtropischen Gebieten. Den Mythen nach soll der Granatapfel (auch Grenadine genannt) eine der sieben Pflanzenarten im Garten Eden gewesen sein. Im Orient ist er Symbol für Unsterblichkeit und Fruchtbarkeit. Im Buddhismus wird er als eine der drei gesegneten Früchte verehrt. Die Ägypter haben die Rinde des Baums medizinisch genutzt.
Granatäpfel enthalten größere Mengen an Flavonoiden, Polyphenolen und der recht seltenen, mehrfach ungesättigten Fettsäure Punicinsäure.
Ⓞ Etwa drei Gewichtsprozent der Frucht sind Kerne, die etwa 20 % Öl enthalten, das durch Kaltpressung oder CO_2-Extraktion unter Ausschluss von Sauerstoff, Wärme und Licht gewonnen wird.
Granatapfelkernöl ist kostbar, weil für einen Liter Öl etwa 200 kg Granatäpfel benötigt werden. Es zählt in 100 % reiner Bio-Qualität zu den teuersten Pflanzenölen. Beim Kauf sollte die Reinheit durch ein Qualitätssiegel bestätigt sein.
Ⓕ Fettsäuren des Grantapfelkernöls setzten sich zusammen aus Punicinsäure

G

etwa 71–84 %, Linolsäure etwa 5–8 %, Ölsäure etwa 5–10 %, Palmitinsäure etwa 2,5–4 %, Stearinsäure etwa 2–3 % und weiteren Fettsäuren mit geringerem Anteil unter 1 %.

Ⓜ Als Wirkstofföl wird Granatapfelkernöl pur aufgetragen oder einem Basisöl beigemischt. Es hat eine antioxidative Wirkung, welche die Neubildung von Zellen fördert, also das Gewebe regeneriert und dadurch die Haut strafft. Schon ein paar Tropfen täglich über ein paar Wochen pur auf die Haut aufgetragen haben eine stark regenerierende und aktivierende Wirkung. Granatapfelkernöl ist bei akuten Hautproblemen und Narben zu empfehlen.

Für trockene, alternde und beanspruchte Gesichtshaut ist Granatapfelkernöl eines der besten Pflegeöle. Ein paar Tropfen natives Granatapfelkernöl einem Massageöl, aus nativen Mandel- oder Aprikosenkernöl beigemischt hat Anti-Aging-Wirkung. Werden ein paar Tropfen nativem Macadamianussöl zugegeben, erhält man ein perfektes Körperpflegeöl. Eine Beigabe zum Hagebuttenkernöl verbessert die Pflege reifer Haut.

Granatapfelkernöl ist ein trocknes Öl.

Ⓐ Granatapfelkernöl ist als Nahrungsergänzungsmittel hilfreich bei Hormonstörungen und hormonell bedingten Stimmungsschwankungen.

Der Granatapfel als Frucht wirkt entzündungshemmend und hat eine antivirale sowie antimikrobielle Wirkung. Er gilt allgemein als tonisierend und stärkend.

Ⓝ Granatapfelkerne sind östrogenhaltig. Sie wurden in Zeiten der alten Ägypter getrocknet, zertrümmert und mit Hilfe von Wachs zu Scheidenzäpfchen gerollt als Verhütungsmittel verwendet.

Die Schale des Granatapfels wird bei vielen Naturvölkern gegen Aphten (Bläschen und Geschwüre im Mund), Racheninfektionen und bei Durchfall verwendet.

Im Ayurveda wird der Granatapfel wegen seiner kühlenden Eigenschaft und antientzündlichen Wirkung geschätzt.

Das Fruchtfleisch des Granatapfels soll anti-arteriosklerotisch, anti-oxidativ, anti-entzündlich und anti-cancerogen sein.

Ⓗ 12 Monate, in Kapseln verpackt und kühl gelagert

Ⓧ

KalteKü	bedingt
WarmKü	nein
Massage	bedingt (teuer)
Hauttyp	alternde, trockene Haut
Iodzahl	235
Verseif	192
Spreit	mittel
Stoffe	hoher Punicinsäure-Gehalt

Hagebuttenkernöl

Rosa canina Oil

Der Hagebuttenstrauch (auch Wildrose, Hundsrose oder Feldrose) gehört zu den Rosengewächsen (Rosaceae). Er kann bis zu drei Meter hoch werden. Der Strauch ist in Mitteleuropa, Asien und Nordamerika verbreitet. Der Name Hagebutte leitet sich von Hag für dichtes Gebüsch und Butzen für Batzen oder Klumpen ab.

Natives Hagebuttenkernöl hat einen nussigen, süßsauren Geschmack. Kaltgepresst ist es von orangeroter Farbe, das raffinierte Öl ist leicht gelblich transparent.

Als gut klingender Verkaufsname wird oft Wildrosenöl verwendet. Reines Hagebuttenkernöl riecht nicht nach Rosen. Achten Sie auf die Inhaltsangabe der Verpackung. Als Wildrosenöl werden auch Mischungen aus einem Basisöl mit zugefügtem Rosenextrakt angeboten.

Ⓞ Die Kerne sind etwa 9 % ölhaltig. Das Öl wird kaltpresst oder durch Extraktion mit anschließender Raffination gewonnen.

Ⓕ Die Fettsäuren setzen sich zusammen aus Ölsäure etwa 15–30 %, Linolsäure etwa 42–57 % und α-Linolensäure etwa 10–32 %, Palmitinsäure etwa 4 %, Stearinsäure etwa 1–2,5 % und weiteren Fettsäuren unter 1 %.

Ⓜ Natives Hagebuttenkernöl ist bei Hautproblemen wie Psoriasis und Neurodermitis hilfreich. Es wird als Narbenöl, bei stark pigmentierter Haut, Schwangerschaftsstreifen sowie trockener und schuppiger Haut verwendet. Das Öl lässt sich gut verteilen und zieht rasch in die Hautoberschicht ein.

Hagebuttenkernöl regt die Zellerneuerung an und gibt trockener und reifer Haut mehr Festigkeit. Es mildert Hautunebenheiten, bewahrt die Gesichtshaut vor Feuchtigkeitsverlust und beugt Alterserscheinungen vor. Zur täglichen Pflege bei alternder Haut ist eine Mischung aus nativem Jojobaöl, Mandelöl und Hagebuttenkernöl empfehlenswert. Zur Abendpflege wird es pur um die Augenpartien aufgetragen.

Hagebuttenkernöl zählt zu den halb trocknenden Ölen.

Ⓐ Natives Hagebuttenkernöl ist als Nahrungsergänzung Vitamin- und Mineralstoffspender. Hagebutten enthalten reichlich Vitamin C (1,5 g/100 g). Aus der reifen, orangeroten, zuckerhaltigen Hagebuttenfrucht kann eine köstliche Marmelade gekocht werden.

Ⓝ Im Mittelalter wurde die (getrocknete) Hagebutte von Seefahrern gegen Skorbut gegessen.

Hagebuttenkernöl enthält Retinsäure (auch Vitamin-A-Säure genannt). Diese ist besonders bei sonnengeschädigter Haut von Nutzen, da UV-Licht die Bildung des Stützgerüsts aus Kollagen hemmt und gleichzeitig den Abbau von Kollagenfasern fördert. Retinsäure erhöht die Aktivität der Fibroblasten, wodurch das Bindegewebe gestärkt wird.

Hagebuttenkernöl hat entzündungshemmende und antiallergene Wirkung. Die Frucht enthält Flavonoide, Saccharose, Pectine, Vitamin C, Gerbstoffe, Vanillin und Carotinoide.

Ⓗ 6–9 Monate

Ⓧ

KalteKü	bedingt
WarmKü	nein
Massage	ja
Hauttyp	trockene, stumpfe und reife Haut; Narbenöl
Iodzahl	152–169
Verseif	189–193
Spreit	mittel
Stoffe	reich an α-Linolensäure

Hanföl

Cannabis sativa Seed Oil

Hanf gehört zu den ältesten Kulturpflanzen der Welt. Er ordnet sich in die Familie der Hanfgewächse (Cannabaceae) und stammt aus Zentralasien. Das ein- bis zweijährige Kraut kann bis zu 3,5 Meter hochwachsen. Botanisch sind die 3–4 mm großen Hanfsamen Nussfrüchte.

Die Fettsäurenzusammensetzung des Hanfs ist einmalig. Sie bildet ein Quartett aus Linolsäure, α-Linolensäure, γ-Linolensäure und Stearidonsäure (Omega-3-Fettsäure). Stearidonsäure spielt bei der Bildung von Prostaglandinen eine wichtige Rolle.

Ⓞ Ideal ist die schonende Kaltpressung (max. 40 °C) der Samen, um die wertvollen Fettsäuren und Inhaltsstoffe wie α-Linolensäure und γ-Linolensäure nicht zu zerstören. Kaltgepresstes Hanföl ist von gelbgrünlicher Farbe, warmgepresst geht es eher ins Dunkelgrüne.

Ⓕ Die Fettsäuren setzten sich zusammen aus Linolsäure etwa 45–56 %, Ölsäure etwa 10–15 %, α-Linolensäure etwa 15–25 %, Palmitinsäure etwa 6–8 %, Stearinsäure etwa 2–3 %, Arachinsäure bis etwa 2 %, γ-Linolensäure bis etwa 2,5 % und weiteren Fettsäuren mit geringerem Anteil von unter 1 % (z. B. Stearidonsäure bis 0,8 %, in Spuren Trans-Retinolsäure).

Ⓜ Bei Neurodermitis und anderen Hautkrankheiten, sowie einer rauen und schuppenden Haut ist Hanföl sehr gut verwendbar. Zur Massage wird es gern einem ölsäurehaltigen Basisöl wie Mandelöl beigemischt.

Pur aufgetragen zieht das Öl relativ schnell ein und macht die Haut glatt und geschmeidig. Auch für die Haare ist Hanföl ein ausgezeichneter Weichmacher.

Hanföl zählt zu den halb trocknenden bis trocknenden Ölen.

Ⓐ In der Ernährung ist Hanföl aus erster Kaltpressung sehr wertvoll, weil es präventiv gegen Arteriosklerose wirkt und den Cholesterinspiegel senkt. In der kalten Küche eignet es sich vorzüglich für Marinaden und Salatdressings.

Ⓝ Hanföl wird innerlich wie äußerlich angewendet. Es wirkt entzündungshemmend und verringert die Infektiosität von Herpes Viren. Bei Multipler Sklerose und chronischen Schmerzzuständen ist es hilfreich und wirkt bei epileptischen Anfällen als Heilöl krampflösend.

Der vedischen Legende nach hat Gott Shiva den Sterblichen die Hanfpflanze geschenkt, um sich mit dem heiligen Kraut zu berauschen und in der Ekstase den Ahnen und Göttern nahe zu sein.

Die Cannbinoide (Wirkstoffe des Hanfes), die sich in hoher Konzentration im Harz befinden, waren das Valium und Aspirin der Antike, dienten aber auch als Freudenspender und zur Steigerung der Libido.

Belege von Hanf als Heilmittel findet man weltweit in vielen medizinisch überlieferten Schriften.

Ⓗ 6-9 Monate. Geöffnet sollte Hanföl innerhalb von drei Monaten verbraucht werden.

Ⓧ

KalteKü	ja
WarmKü	nein
Massage	ja
Hauttyp	Neurodermitis, normale, sensible, trockene Haut
Iodzahl	143–167
Verseif	190–195
Spreit	langsam bis mittel
Stoffe	reich an α-Linolensäure

Haselnussöl

Corylus avellana Nut Oil

Der Haselnussstrauch ist in Europa beheimatet. Er gehört zur Familie der Birkengewächse (Betulaceae) und wird bis zu sieben Meter hoch. Zu den bekanntesten Haselnusssorten zählen die längliche Lamberthasel (Corylus maxima) und die runde Baumhasel (Corylus colurna).

Hochwertiges natives Haselnussöl aus biologischem Anbau ist recht selten, nicht ganz preiswert und nicht lange haltbar. Kaltgepresst hat das Öl einen aromatischen Geschmack und eine goldgelbe Farbe. Werden die Nüsse zuvor geröstet, werden Farbe und Geschmack intensiver. Haselnussöl aus schonender

Raffination ist hellgelb und geschmacklich eher mild.
Haselnüsse enthalten wertvolles Eiweiß, Calzium und Eisen, außerdem die Vitamine A, B1, B2 und C.
Ⓖ Kaltpressung der getrockneten, meist gerösteten Kerne. Durch den Röstvorgang können wertvolle Inhaltsstoffe zerstört werden und prinzipiell neue chemische Verbindungen entstehen. Industriell erfolgt die Extraktion mit Lösungsmittel (Hexan) oder überkritischem CO_2.
Ⓕ Die Fettsäuren setzen sich zusammen aus Ölsäure etwa 70–84 %, Linolsäure etwa 8–22 %, Stearinsäure etwa 1,5–2,5 %, Palmitinsäure etwa 4–7 % und weiteren Fettsäuren mit geringerem Anteil unter 1 %.
Ⓜ Haselnussöl wird als hautnährendes Öl bezeichnet. Es hat in der Massage und Körperpflege hautstraffende, durchblutungsfördernde und gefäßverengende Wirkung. Deshalb eignet es sich sehr gut als Basisöl bei Krampfadern. Weil das Öl nur langsam in die Hautoberschicht einzieht, wird es in der Kosmetik für Wetterschutzcremes verwendet.
Für die Massage sollte das hochwertige native Haselnussöl aus erster Kaltpressung nicht gerösteter Nüsse verwendet werden. Auch vor einer nur äußerlichen Anwendung empfiehlt es sich wegen möglicher allergischer Reaktionen, die Verträglichkeit zu testen.
Haselnussöl zählt zu den nicht trocknenden Ölen.
Ⓐ In der kalten Küche wird Haselnussöl oft mit Kürbiskernöl verglichen. Es wird für Gebäcke, Vollwertgerichte, Obstspeisen oder Quarkgerichte verwendet.
In Bezug auf die Ölsäure übertrifft es Olivenöl. Der hohe Gehalt an Ölsäure kann den Cholesterinwert senken und Herz-Kreislauf-Erkrankungen vorbeugen.

Ⓗ 9 Monate
Ⓧ

KalteKü	ja
WarmKü	kochen und dünsten (raffiniertes Öl); braten und frittieren nein
Massage	ja (Allergietest!)
Hauttyp	Hautirritationen, trockene und schuppige Haut
Iodzahl	83–90
Verseif	188–197
Spreit	mittel
Stoffe	hoher Gehalt an Ölsäure

Hickorynussöl

→ Pekannussöl, S. 108

Johannisbeersamenöl

Ribes nigrum Seed Oil

Die schwarze Johannisbeere gehört mit weltweit etwa 150 Sorten zur Familie der Stachelbeergewächse (Grossulariaceae). Heimisch ist sie überwiegend in Westeuropa und den asiatischen Waldgebieten. Der sommergrüne Strauch wird bis zu zwei Meter hoch.
Johannesbeersamenöl aus den schwarzen Beeren ist eines der wenigen Pflanzenöle, das sowohl α- wie γ-Linolensäure enthält. Unter allen Pflanzenölen hat das Öl der schwarzen Johannisbeere den höchsten γ-Linolensäuregehalt.
Ⓖ Die Samen enthalten bis zu 25 % Öl. Extrahiert wird mit Lösungsmittel (Hexan) oder überkritischem CO_2 unter Ausschluss von Sauerstoff, Wärme und Licht.
Ist das Johannisbeerkernöl grünlich, wurden bei der Kaltpressung Blätter mitgepresst. Die Farbe des Öls sollte gelb bis leicht gelbgrün sein.

F Die Fettsäuren der schwarzen Johannisbeere setzen sich zusammen aus Linolsäure etwa 46 %, γ-Linolensäure etwa 14–18 %, α-Linolensäure etwa 12–15 %, etwa Ölsäure 9–13 %, Palmitinsäure etwa 6–7 %, Stearidonsäure etwa 2–4 %, Stearinsäure etwa 1–2 % und weiteren Fettsäuren mit geringerem Anteil unter 1 %.

Fettsäuren aus der roten Johannisbeere setzen sich zusammen aus Ölsäure etwa 14–16 %, Linolsäure etwa 41–42 %, Palmitinsäure etwa 4–5 %, α-Linolensäure etwa 29–31 %, γ-Linolensäure etwa 4–5 %, Stearidonsäure etwa 2–4 %, Stearinsäure etwa 1–2 % und weiteren Fettsäuren mit geringerem Anteil unter 1 %.

M Johannisbeersamenöl aus den schwarzen Beeren hat hautberuhigende Eigenschaften. Das Öl ist vom Fettsäurespektrum dem des Hanfsamenöls und geringfügig dem des Borretschsamen- und Nachtkerzenöls ähnlich.

Bei Neurodermitis, Schuppenflechte und rissiger Haut ist die Beigabe in ein Basisöl von Vorteil.

Johannisbeersamenöl zählt zu den trocknenden Ölen.

N Johannisbeersamenöl aus den schwarzen Beeren ist antiallergisch, entzündungshemmend und hautregenerierend. Es enthält Flavonoide, denen eine antiallergische und antioxidative Wirkung nachgewiesen wird. Das Öl gilt als Radikalfänger und ist hilfreich gegen Zellschäden.

H 4–6 Monate

X

KalteKü	bedingt
WarmKü	nein
Massage	bedingt / Wirkstofföl
Hauttyp	Hautirritationen bei zu Allergien neigender Haut. Für unreine, rissige, reife, alternde und trockenen Haut
Iodzahl	160–175
Verseif	195–197
Spreit	mittel
Stoffe	reich an γ-Linolensäure

Kaffeebohnenöl

Coffea arabica Oil

Der immergrüne Kaffeestrauch wird bis zu sechs Meter hoch. Er gehört zur Familie der Rötegewächse (Rubiaceae). Seine ursprüngliche Heimat liegt in den afrikanischen Staaten Äthiopien und dem Sudan, heute befinden sich die Hauptanbaugebiete in Süd- und Mittelamerika.

Obwohl die Pflanze im Grunde nicht anspruchsvoll ist, gedeiht der Kaffeestrauch nur bei einer bestimmten Beschaffenheit des Bodens und benötigt ein Klima mit einer durchschnittlichen Temperatur von 18 bis 30 °C.

Im frühen Mittelalter brachten die Osmanen den Kaffee nach Europa, der heute eines der beliebtesten Genussmittel ist.

Kaffeebohnenöl ist wegen des hohen Gehalts an Unverseifbarem (6–10 %) sehr gut für die Seifenherstellung geeignet und wird vor allem in Indien sehr oft dafür verwendet. Das Unverseifbare der Öle ist besonders hautpflegend und barriereschützend. Es wirkt der entfettenden Reinigung der Seife entgegen und pflegt die Haut.

Das aus gerösteten Kaffeebohnen gewonnene Öl ist grün bis braun und hat das typische Kaffeearoma. Öl aus ungerösteten Bohnen ist fast geruchlos und eher hellgelb bis hellbraun.

Bei innerlicher Einnahme hat das Öl toxische Nebenwirkungen.

In der chemischen Industrie werden aus Kaffeebohnenöl Sterole, Sterolderivate und Vitamin D gewonnen.

Ⓞ Kaffeebohnen enthalten 18 % Öl, das durch Extraktion mit Diethylether oder Petrolether gewonnen wird.

Ⓕ Die Fettsäuren des Kaffeebohnenöls setzten sich zusammen aus Ölsäure etwa 8–10 %, Linolsäure etwa 36–43 %, Palmitinsäure etwa 35–42 %, Stearinsäure etwa 7–11 %, Archinsäure etwa 4–7 %, Behensäure etwa 4–7 % und weiteren Fettsäuren mit geringem Anteil unter 1 %.

Ⓜ Für die Körperpflege und zur Massage eignet sich das Öl speziell bei trockener, gereizter Haut. Kaffeebohnenöl enthält Phytosterole, die in der Hautpflege zur Verbesserung der Feuchtigkeitsspeicherung und gegen vorzeitige Hautalterung eingesetzt werden. Phytosterole stärken die Hautbarriere, indem sie die epidermalen Lipide ergänzen. Dadurch wird der transepidermale Wasserverlust reduziert, Entzündungen, Juckreiz und Spannungsgefühl gehen zurück.
Kaffeebohnenöl zählt zu den nicht trocknenden Ölen.

Ⓝ Von den Bewohnern der Anbaugebiete wird das Öl gegen lichtbedingte Hautalterung und Faltenbildung verwendet. Auch die Kosmetikindustrie verarbeitet Kaffeebohnenöl in Sonnenschutzprodukten.

Ⓗ 12 Monate

Ⓧ

KalteKü	nein
WarmKü	nein
Massage	ja (Beimischung zum Basisöl)
Hauttyp	trockene Haut
Iodzahl	76–101
Verseif	149–195
Spreit	mittel
Stoffe	reich an Palmitinsäure

Kaktusfeigensamenöl

Opuntia ficus indica Oil

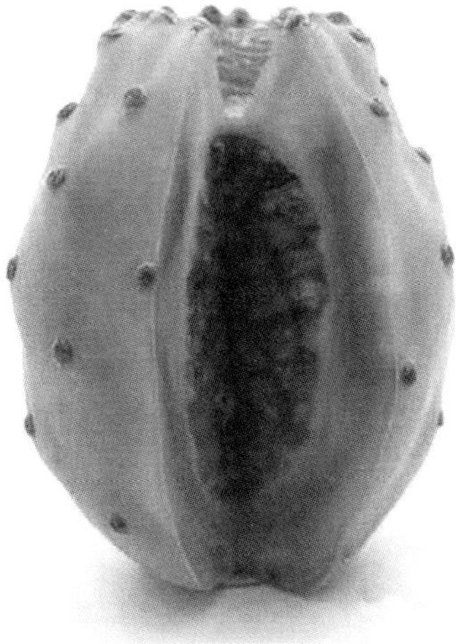

Der strauchige, baumartige Feigenkaktus erreicht Wuchshöhen von einem bis zu sechs Metern. Er gehört zur Gattung der Opuntien (Opuntia) aus der Familie der Kakteengewächse (Cactaceae) und gedeiht in den trockensten Regionen der Erde. Die ursprüngliche Herkunft ist nicht bekannt, man vermutet Mittelamerika.
Für die Herstellung von einem Liter nativem Öl werden etwa 500 bis 600 kg Feigen benötigt. Dazu werden die Samen vom Fruchtfleisch getrennt, gewaschen und anschließend drei bis vier Tage in der Sonne getrocknet.

Ⓞ Kaltpressung oder chemische Extraktion der Samen. Die Farbe von Kaktusfeigensamenöl aus schonender Kaltpressung kann von gelb bis ocker variieren. Das native Öl ist sehr teuer. Weil sich im Handel auch preiswerte Mazerate befinden, sollte die Produktbeschreibung beachtet werden.

Ⓕ Kaktusfeigensamenöl enthält einen hohen Anteil an ungesättigten Fettsäuren. Sie setzen sich zusammen aus Linolsäure etwa 58–65 %, Ölsäure etwa

17–24 %, Palmitinsäure etwa 12 %, Stearinsäure etwa 3–4 % und weiteren Fettsäuren im Verhältnis unter 1 %.

Ⓜ Die im Kaktusfeigensamenöl enthaltenen Chaperone-Proteine und Tocopherole stärken die Hautzellen und schützen sie vor schädlichen Umwelteinflüssen. Kaktusfeigensamenöl wirkt feuchtigkeitsspendend und revitalisierend. Das Öl zieht ohne nachzufetten schnell in die Haut ein, pflegt sie und beugt vorzeitiger Alterung und Faltenbildung vor.
Kaktusfeigensamenöl zählt zu den halb trocknenden Ölen.

Ⓐ Als Speiseöl wird Kaktusfeigensamenöl wie Traubenkernöl eingesetzt.
Das Fruchtfleisch der feinstachligen Kaktusfeigen ist essbar.

Ⓝ Natives Kaktusfeigensamenöl ist hilfreich gegen sprödes und trockenes Haar. Es pflegt rissige und brüchige Finger- und Fußnägel. Den Frauen der Wüste dient es zur feuchtigkeitsspendenden Hautpflege. Die Indianer verwenden das Öl als Heilmittel bei Diabetes.

Ⓗ 6–9 Monate

⊗

KalteKü	bedingt
WarmKü	nein
Massage	Beimischung zum Basisöl
Hauttyp	trockene Haut
Iodzahl	125–130
Verseif	187–192
Spreit	mittel
Stoffe	reich an Vitamin E

Kameliensamenöl

Camellia oleifera Oil

Der immergrüne, bis zu neun Meter hochwachsende Baum gehört zur Familie der Teestrauchgewächse (Theaceae) und ist in Ostasien beheimatet. Camellia kommt in drei Arten vor: oleifia, sinensis und sasanqua. Camellia sinensis wird nur als Tee aufgebrüht. Das Öl der Camellia oleifia wurde von den Samurai zur Pflege des Schwerts verwendet.
Kameliensamenöl wird oft ohne Qualitätskontrolle als konventionelles oder raffiniertes Öl angeboten. Aus konventionellem Anbau kann das Öl Pestizide und Schwermetalle enthalten. Natives Kameliensamenöl sollte deshalb von einem Labor analysiert und mit einer Chargen-Nummer gekennzeichnet sein.

Ⓞ Kaltpressung und Raffination der Samen.

Ⓕ Die Fettsäuren der Camellia oleifera setzen sich zusammen aus Ölsäure etwa 80–84 %, Linolsäure etwa 6–80 %, Palmitinsäure etwa 6–80 %, Stearinsäure etwa 1 % und γ-Linolensäure etwa 1 %.

Ⓜ Zur Massage ist Kameliensamenöl sehr gut geeignet. Es zieht schnell ein, schützt empfindliche Haut vor Austrocknung und macht sie weich und geschmeidig.
Kameliensamenöl hat ein dem Haselnussöl ähnliches Fettsäurespektrum. Wegen des hohen Gehalts an Ölsäure verleiht es dem Haar Glanz und Elastizität. In der Kosmetik wird Kameliensamenöl für Augencremes oder als feines Gesichtsöl verwendet.
Kameliensamenöl zählt zu den nicht trocknenden Ölen.

Ⓐ In China und Japan wird Kameliensamenöl, dem Olivenöl in Europa vergleichbar, als vielseitiges Speiseöl verwendet.

Ⓝ Kameliensamenöl hat antiallergische Eigenschaften und eine positive Wirkung auf den Hormonhaushalt.

Ⓗ 12 Monate

⊗

KalteKü	ja
WarmKü	dünsten; kochen bedingt, braten und frittieren nein

Massage ja
Hauttyp sensible, irritierte Haut
Iodzahl 83–89
Verseif 180–188
Spreit mittel
Stoffe reich an Ölsäure

Kirschkernöl

Prunus avium Kernel Oil

Ein Kirschbaum kann bis zu zwanzig Meter hoch werden. Die Kirsche gehört zur Familie der Rosengewächse (Rosaceae). Ihre Heimat ist der Mittelmeerraum und Mitteleuropa, in anderen Quellen aber auch Persien.
Das kaltgepresste Öl hat eine klare, goldgelbe Farbe. Es ist leicht flüssig und riecht angenehm nach Bittermandeln. Unter den Kernölen ist es eine Rarität und noch weitgehend unbekannt.
Ⓞ Kirschkerne enthalten 18–35 % Öl, das durch Kaltpressung und Raffination gewonnen wird.
Ⓕ Die Fettsäuren setzten sich zusammen aus Ölsäure etwa 45–50 %, Linolsäure etwa 35–45 %, Palmitinsäure etwa 3–5 %, α-Elaeostearinsäure etwa 5–10 %, Stearinsäure etwa 1–3 %, Arachinsäure bis etwa 1,2 % und weiteren Fettsäuren mit geringem Anteil unter 1 %.
Ⓜ Kirschkernöl ist bei der Massage für jeden Hauttyp geeignet. Das native Öl liegt leicht auf der Haut und wird von der Hautoberschicht gut aufgenommen. Mit seinem hohen Anteil an ungesättigten Fettsäuren und den Vitaminen A und E hat sich das Öl bei empfindlicher und sensibler Haut bewährt. Bei sehr trockener Haut sollte es mit Avocadoöl im Verhältnis 1:1 vermischt werden. Kirschkernöl ist weitgehend geruchsneutral und eignet sich daher gut zur Aromamassage.
Kirschkernöl zählt zu den nicht trocknenden Ölen.
Ⓐ In der kalten Küche ist das Öl für Salate geeignet und aufgrund seiner Geschmacksneutralität ideal zur Zubereitung von Süßspeisen.
Ⓝ Um Nieren- und Blasengries zu lösen werden Kirschkerne getrocknet, zermahlen und in Wein eingenommen. Kirschkernöl wird zur Linderung von Milz- und Harnleiden eingesetzt. Aus dem Stiel der Kirsche wird ein Tee gegen hartnäckigen Husten gebrüht. Das Fruchtfleisch ist nicht nur wohlschmeckend, es regt auch den Stoffwechsel an. Kirschkernkissens werden bei Muskelverspannung, Versteifungen und Hexenschuss verwendet.
Ⓗ 9 Monate
Ⓧ

KalteKü ja
WarmKü nein
Massage ja
Hauttyp empfindliche und sensible Haut
Iodzahl 110–116
Verseif 190–198
Spreit mittel
Stoffe reich an α-Elaeostearinsäure

Kiwisamenöl

Actinidia chinensis Seed Oil

Die Kiwi stammt aus Südchina, weswegen sie chinesische Stachelbeere oder chinesischer Strahlengriffel genannt wird. Sie ist heute jedoch überwiegend in Neuseeland beheimatet, wo sie ihren Namen vom dort beheimateten Laufvogel erhalten hat. Die Kletterpflanze gehört zur Familie der Strahlengriffelgewächse (Actinidiaceae). Eine einzige Pflanze kann Hunderte der süß-säuerlich schmeckenden, bis zu 7 cm großen, eiförmigen

Früchte tragen. Weltweit wird überwiegend die Sorte Hayward gehandelt.
Kiwisamenöl hat entzündungshemmende Eigenschaften und bietet mit den enthaltenen Antioxidativa einen natürlichen UV-Schutz.

Ⓞ Extrahiert wird mit überkritischem CO_2 unter Ausschluss von Sauerstoff, Wärme und Licht oder Lösungsmittel (Hexan).

Ⓕ Die Fettsäuren setzten sich zusammen aus Ölsäure etwa 11–13 %, Linolsäure etwa 12–15 %, Palmitinsäure bis etwa 5 %, Stearinsäure bis etwa 2,5 %, α-Linolensäure etwa 64–65 % sowie weiteren Ölsäuren mit geringerem Anteil von unter 1 %.

Ⓜ Das Öl unterstützt die Regeneration der Haut und hält sie zart und geschmeidig. Durch Beimischung wird ein Basisöl zum Anti-Aging-Pflegeöl.
Kiwisamenöl hat sich bei geschädigter, rissiger sowie entzündeter Haut und bei Hautproblemen (Neurodermitis und Schuppenflechte) bewährt.
Kiwisamenöl zählt zu den halb trocknenden Ölen.

Ⓐ Der hohe Gehalt an α-Linolensäure macht das Öl einzigartig. Es ist ein schmackhafter Ersatz für Fischöl.

Ⓗ Nur 8–10 Wochen, deshalb wird das Öl gewöhnlich in Kapseln angeboten.

Ⓧ

KalteKü	bedingt
WarmKü	nein
Massage	ja
Hauttyp	empfindliche und sensible Haut
Iodzahl	123
Verseif	196
Spreit	mittel
Stoffe	reich an α-Linolensäure

Kukuinussöl

Aleurites moluccana Oil

Aus der Familie der Wolfsmilchgewächse (Euphorbiaceae) stammt der bis zu 40 Meter hohe, immergrüne Kukuinussbaum (auch Lichtnussbaum genannt), der in Polynesien, im südlichen Asien und Australien beheimatet ist.
Ein ausgewachsener Baum trägt etwa 35–45 kg Früchte. Die dunkelgrüne Kukuifrucht enthält ein bis zwei walnussgroße, steinähnliche Kerne. Aus ihnen wird das leicht säuerliche, grasig riechende, hellgelb bis orangefarbige Öl gewonnen.

Ⓞ Kaltpressung und Warmpressung oder Lösungsmittel-Extraktion der Kerne.
Neben der Kaltpressung wird oftmals auch warm gepresst. Der Nachteil dabei ist, dass die im Kern enthaltenen Antioxidantien weitgehend zerstört werden. Industriell wird die Warmpressung eingesetzt, weil sie eine etwa 8 % höhere Ausbeute erbringt.

Ⓕ Kukuinussöl enthält etwa 90 % ungesättigte Fettsäuren, die sich zusammensetzen aus Ölsäure etwa 11–20 %, Linolensäure etwa 37–49 %, Palmitinsäure etwa 5–9 %, α-Linolensäure etwa 24–35 % und weitere Fettsäuren mit geringerem Anteil von unter 1 %.

Ⓜ Natives Kukuinussöl zieht relativ schnell in die Haut ein, ohne einen Fettfilm zu hinterlassen. Es schützt die Haut vor Feuchtigkeitsverlust und trägt zur Regeneration der Hautbarriere bei.
Kukuinussöls ist ein vitaminreiches Basisöl (hoher Gehalt an Vitamin A und E), das bei beanspruchter, empfindlicher, fettiger, trockener und reifer Haut, aber auch für die bereits geschädigte Haut und bei Hautunreinheiten verwendet wird.
Kukuinussöl zählt zu den halb trocknenden Ölen.

Ⓐ Kukuinussöl ist für die kalte Küche sehr gut geeignet, bei uns jedoch noch weitgehend unbekannt.

Ⓝ Die Bewohner der polynesischen Inseln verwenden das Öl als natürlichen Schutz gegen Wind und Wasser und für die tägliche Hautpflege. Das native Öl besitzt einen natürlichen Lichtschutzfaktor von 10. Weil es das Bindegewebe stärkt verwenden es die Frauen, um Schwangerschaftsnarben vorzubeugen und zur sanften Pflege der Haut von Kleinkindern.

Kukuinussöl wird in der westlichen Medizin zur Behandlung von Akne, atopischer Dermatitis, Ekzemen, Neurodermitis und Psoriasis sowie transepidermalem Wasserverlust eingesetzt.

Ⓗ 9–12 Monate

Ⓧ

KalteKü	ja
WarmKü	nein
Massage	ja
Hauttyp	empfindliche, beanspruchte, trockene und sensible Haut
Sonne	10
Iodzahl	136–175
Verseif	185–202
Spreit	langsam bis mittel
Stoffe	reich an α-Linolensäure

Kürbiskernöl

Cucurbita pepo Seed Oil

Kürbisse gehören zur Familie der Kürbisgewächse (Cucurbitaceae). Botanisch gesehen ist der Kürbis eine Beere. Kürbispflanzen zählen zu den ältesten Kulturpflanzen der Erde. Nach Entdeckung der neuen Welt wurden sie von den Spaniern nach Europa gebracht. Heute wird der Kürbis vor allem in China, Indien und der Ukraine großflächig angebaut. In Europa gilt Italien und nicht wie oft vermutet Österreich als das führende Anbauland für Kürbisse.

Das aus Österreich stammende »Steirische Kürbiskernöl g. g. A.« ist von der EU als Ursprungsbegriff geschützt. Es unterliegt einer ständigen Kontrolle und wird mit einem Prüfsiegel ausgezeichnet.

Ⓞ Kürbiskerne enthalten über 35 % Protein mehr als 50 % fettes Öl. Je nach Sorte werden die Kürbiskerne geschält oder ungeschält verarbeitet.

Für ein Liter Kürbiskernöl werden die Kerne von etwa 35 Kürbissen benötigt. Vor der Verarbeitung werden sie vom Fruchtfleisch getrennt, gewaschen und getrocknet. Sie werden dann mit Salz und Wasser versetzt, um Fett und Eiweiß zu trennen, und anschließend schonend geröstet, bis alles Restwasser verdunstet ist. Die gerösteten Kerne werden gemahlenen und das Öl kalt ausgepresst. Die Schalenpigmente geben dem Kürbiskernöl die dunkelgrüne Farbe.

Ⓕ Die Fettsäuren setzten sich zusammen aus Ölsäure etwa 32 %, Linolsäure etwa 49 %, Palmitinsäure etwa 11–12 %, Stearinsäure etwa 5 % und weiteren Fettsäuren mit geringerem Anteil unter 1 %.

Ⓜ Kürbiskernöl wird bei rissiger und spröder Haut und gegen Hautaustrocknung, aber auch bei Falten- und Fältchenbildung eingesetzt.

Kürbiskernöl zählt zu den halb trocknenden Ölen.

Ⓐ Das Öl mit seinem ganz spezifischen, eigenwilligen, nussigen Geschmack eignet sich ideal für die kalte Küche und findet in der kulinarischen Welt immer mehr Anklang. Steirisches Kürbiskernöl ist zu 100 % cholesterinfrei.

Kürbisfruchtfleisch enthält viele Vitamine und Mineralien, vor allem Selen, Zink, Eisen, Magnesium, Kupfer, Kalium und Natrium.

Ⓝ Kürbisse sind ausgesprochen gesund und haben einen hohen Gehalt an ß-Carotin sowie die Carotinoiden Lutein und Zeaxanthin, welche als Antioxidantien Krebs- und Herzerkrankungen vorbeugen.
Bei erhöhtem Blutdruck, Arteriosklerose, Muskelkrämpfen, Miktionsproblemen, Blasenentzündung, einer Reizblase und bei Prostatabeschwerden wird Kürbiskernöl empfohlen. Kürbisse gelten als entwässernd und harntreibend, was dem hohen Gehalt an Kalium zugeschrieben wird.
Heilsam ist die Kürbisfrucht für Menschen mit empfindlichen Nieren. Die von der Schale befreiten Kerne werden leicht geröstet oder roh gegessen. Personen mit schwacher Blase oder mit Prostata-Beschwerden, aber auch als Mittel gegen Eingeweidewürmer wird eine tägliche Dosis von 10–15 g empfohlen, was etwa zwei Esslöffeln entspricht.

Ⓗ 9–12 Monate

Ⓧ

KalteKü	ja
WarmKü	nein
Massage	ja
Hauttyp	rissige, spröde und alternde Haut
Iodzahl	110–135
Säure	11–13
Verseif	185–197
Spreit	langsam
Stoffe	reich an Vitamin E (vor allem γ-Tocopherol)

Leindotteröl

Camelina sativa Oil

Die einjährige Pflanze aus der Familie der Kreuzblütengewächsen (Brassicaceae, auch Cruciferae) war schon vor über 4 000 Jahren in Zentraleuropa beheimatet. Sie ist eine der ältesten Kulturpflanzen der Welt und mit dem Raps verwandt. Leindotter wird etwa 50 bis 100 cm hoch und ist anspruchslos und robust. Die Ernte erfolgt, wenn das Erntegut einen Wassergehalt von unter 9 % erreicht hat.
Leindotteröl, auch Camelinaöl genannt, ist eine von der EU geschützte »garantiert traditionelle Spezialität«. Es wird vorzugsweise in mitteleuropäischen Ländern, vor allem in Russland erzeugt.

Ⓞ Die getrockneten, etwa 5 mm großen, keilförmig bis langovalen Samen enthalten 30–35 % fettes Öl. Die Kaltpressung erfolgt mit Schneckenpressen und anschließender Filtration von Trübstoffen. Die industrielle Extraktion ist im Gegensatz zur Kaltpressung ergiebiger, aus 100 kg Samen werden etwa 3 kg mehr Rohöl herausgezogen. Dabei werden allerdings teilweise wertvolle Inhaltsstoffe zerstört.

Ⓕ Die Fettsäuren setzten sich zusammen aus α-Linolensäure etwa 33–39 %, Eicosensäure etwa 13–16 %, Linolsäure etwa 15–16 %, Ölsäure etwa 13–18 %, Palmitinsäure etwa 5–6 %, Erucasäure etwa 2–3 %, Stearinsäure etwa 2–3 %, Eicosadiensäure etwa 2 %, Eicosatriensäure etwa 1–2 % und weiteren Fettsäuren mit geringerem Anteil unter 1 %.

Ⓜ Das Öl wird bei der Massage für trockene Haut verwendet. Bei der Aromamassage harmoniert das Öl sehr gut mit Rosmarin und Lemongras. Leindotteröl zieht schnell in die Haut ein und verbessert die Schutzfunktion der Hautbarriere. Es eignet sich auch gut zur Gesichtspflege.
Leindotteröl zählt zu den halb trocknenden Ölen.

Ⓐ In der kalten Küche ist natives Leindotteröl wegen des hohen Anteils an Omega-3-Fettsäuren für Salate oder zur Beimischung anderer Pflanzenöle sehr gut geeignet. Leindotteröl enthält je-

doch für ein Pflanzenöl ungewöhnlich viel Cholesterin, weshalb es nur mäßig verwendet werden sollte.
Industriell wird Leindotter als Energiepflanze genutzt. In der Luftfahrt wird es zu 15 % als Biokraftstoff dem Kerosin beigemischt. Außerdem wird es als Lampenöl und in der Herstellung von Farben und Seifen eingesetzt.

N Leindotteröl wird auch als Öl der Kelten bezeichnet, weil es in der damaligen Kultur für die Ernährung von hoher Bedeutung war. In mittelalterlichen Texten finden sich viele Hinweise auf Leindotteröl, z. B. im 16. Jahrhundert bei dem Speyerer Arzt und Alchemisten Johann Joachim Becher: »Leindotter Samen wärmt, Erweicht thut stärcken lindern, Deß Grimmdarms Schmertzen, kann er allgemählig mindern.«
Leindotteröl ist antiseptisch und wirkt heilend. In der Volksmedizin wird es schmerzlindernd eingenommen, besonders bei Magen- und Darmgeschwüren, Koliken, Verdauungsbeschwerden oder Gastritis. Bei Hautkrankheiten wie Akne und Entzündungen aller Art wird das Öl auf die Haut aufgetragen.

H 3–6 Monate. Leindotteröl hat einen hohen Gehalt an ungesättigten Fettsäuren und wird deshalb leicht ranzig. Es sollte lichtgeschützt in dunkler Flasche, kühl und gut verschlossen gelagert werden. Nach dem Öffnen sollte es im Kühlschrank gelagert werden.

X

KalteKü	ja
WarmKü	nein
Massage	bedingt
Hauttyp	Akne, entzündete Haut
Iodzahl	124–153
Verseif	185–194
Spreit	langsam
Stoffe	hoher Gehalt an α-Linolensäure

Leinsamenöl

Linum usitatissimum Seed Oil

Lein (Flachs) gehört zu den ältesten Kulturpflanzen der Erde. Der einjährige Halbstrauch wird bis zu 120 cm hoch und gehört zur Familie der Leinengewächse (Linaceae). Die Blüten bilden nach langer Reifezeit Kapseln, die etwas größer als Erbsen werden und etwa sechs bis sieben je 4–6 mm lange Samen beherbergen.
Neben den Bastfasern vom Flachs war Leinöl bereits vor Hunderten von Jahren für die Herstellung von Kleidung von großer Bedeutung und war stets ein wichtiges Nahrungsmittel. Leinölfirnis, gekochtes Leinöl mit Trocknungsmitteln wie Sikkativen, wird zum Imprägnieren von Holz verwendet und in der Malerei eingesetzt.
Kaltgepresstes Leinöl hat eine goldgelbe, warmgepresstes Öl eine gelblich braune Farbe. Leinöl aus der Raffination ist hell- bis goldgelb und der charakteristische Geschmack und Geruch sind weniger intensiv.

O Die Samen enthalten 38–44 % Öl. Hochwertiges Leinöl wird mit Schneckenpressen bei einer Temperatur von max. 40 °C unter Ausschluss von Sauerstoff, Wärme und Licht kaltgepresst. Industriell erfolgt die Extraktion mit Lösungsmitteln und anschließender Raffination.

F Die Fettsäuren des Leinöls setzen sich zusammen aus α-Linolensäure etwa 45–55 %, Ölsäure etwa 17–24 %, Linolsäure etwa 15–20 %, Palmitinsäure etwa 4–7 %, Stearinsäure etwa 3–5 % und weiteren Fettsäuren mit geringerem Anteil unter 1 %.

M Eine Mischung aus einem Teil Leinsamenöl auf drei Teile Jojobaöl ist für die Massage wegen seiner zellregenerierenden Eigenschaft bei schmerzhaften Haut-

rissen und Hautschäden ein hilfreiches Pflegeöl.
Leinöl zählt zu den trocknenden Ölen.
A Natives Leinöl zählt zu den wertvollsten Pflanzenölen, vor allem, weil es einen hohen Gehalt an α-Linolensäure enthält.
Leinsamen enthalten viele wichtige Vitamine und Mineralien wie Fluor, Jod, Kalzium, Kalium, Magnesium und Eisen. Außerdem sind Leinsamen reich (ca. 36 %) an Ballaststoffen. Viele Forschungen bestätigen den positiven Einfluss von Leinöl auf die Gesundheit.
In der Küche ist Leinöl mit seinem herben Geschmack für Kartoffel- und Quarkgerichte seit jeher sehr beliebt.
N Leinsamenöl hat gute Heilwirkungen. Das Öl wurde bereits in den hippokratischen Schriften als Arzneimittel empfohlen. Innerlich angewendet, hat Leinöl antibakterielle Wirkung und soll gegen Bluthochdruck, Diabetes, Katarrhe, Husten, Arteriosklerose, Geschwüre im Magen und bei Unterleibsschmerzen wirken.
Regelmäßig (mit der Nahrung) eingenommen, repariert es Schäden, die durch eine ungesunde Ernährung, mangelnde Bewegung und negative Umwelteinflüsse entstanden sind. Mit der täglichen Nahrung verleiht Leinöl dem Kranken neue Kraft. Es dient auch zur Prävention von Krebserkrankungen.
In einer Dosis von über 30 ml eingenommen, wirkt Leinöl wie ein mildes Laxans (Abführmittel). Bei dauerhaft regelmäßigem Verzehr kann es zu allergischen Reaktionen in Form von Magenkrämpfen, Asthma, Rhinitis und/oder Übelkeit kommen.
Äußerlich angewendet hat Leinsamenöl eine schmerzstillende Eigenschaft und soll pur auf die Haut aufgetragen bei Gliederschmerzen, Hexenschuss, entzündlichen Schwellungen, aber auch bei Furunkeln Linderung bringen.
Nach einem ausgiebigen Sonnenbad oder bei Sonnenbrand kann Leinöl mit ein paar Tropfen Lavendelöl vermischt oder pur zur Linderung sanft einmassiert werden.
H 3–6 Monate. Leinöl sollte schnell verbraucht werden, weil es sonst verharzt und nur noch für Pflegezwecke verwendbar ist. Es sollte lichtgeschützt in dunkler Flasche, kühl und gut verschlossen gelagert werden. Nach dem Öffnen sollte es im Kühlschrank aufbewahrt werden.
X

KalteKü	ja
WarmKü	nein
Massage	bedingt
Hauttyp	einsetzbar bei Hautproblemen
Iodzahl	170–204
Verseif	188–196
Spreit	langsam
Stoffe	reich an α-Linolensäure

Macadamianussöl

Macadamia integrifolia Seed Oil

Der Macadamia Baum (Macadamia ternifolia) gehört zu den Silberbaumgewächsen (Proteaceae). Für die Ölgewinnung wird meist die Unterart Macadamia integrifolia verwendet. Der Baum kann bis zu 15 Meter hoch wachsen und bis zu 50 Jahre alt werden. Er stammt aus dem Osten Australiens, den Regenwäldern von Queensland, weshalb die 2–3 cm große Nuss auch Queenslandnuss oder australische Haselnuss genannt wird. Hauptanbaugebiete sind die Inseln von Hawaii, Neuseeland, Südafrika, Paraguay, Kenia und Brasilien.

Das Öl der Nuss enthält in seinem Fettsäurespektrum einen hohen Anteil an Palmitoleinsäure. Diese Säure macht die Haut weich und geschmeidig und verleiht ihr einen samtigen Glanz. Aus diesem Grund wird das Öl auch als Nerzöl bezeichnet.

(Ö) Macadamianüsse enthalten bis zu 75 % Öl, das durch Kaltpressung oder Extraktion mit anschließender Raffination gewonnen wird.

(F) Die Fettsäuren des Macadamianussöls setzen sich zusammen aus Ölsäure etwa 55–58 %, Palmitoleinsäure etwa 20–23 %, Palmitinsäure etwa 8–9 %, Stearinsäure etwa 2,5–4 %, Arachinsäure etwa 2–3 %, Linolsäure etwa 2–3 % und weitere Fettsäuren mit geringerem Anteil unter 1 %.

(M) Macadamianussöl dringt leicht in die Haut ein und macht sie widerstandsfähiger und robuster. Durch den hohen Gehalt an Ölsäure und die enthaltene Palmitinsäure macht es die Haut gleichzeitig weich.
Zur täglichen Hautpflege, vor allem nach dem Duschen, ist das Öl hervorragend geeignet und sollte sparsam auf die noch feuchte Haut verteilt werden.
Macadamianussöl hat einen wohlriechenden, nussigen Eigenduft und ist als Basisöl bei der Aromaölmassage für herbere ätherische Öle wie Sandelholzöl verwendbar.
Als Pflegemittel macht das Öl die Haare weich und geschmeidig. Bei spröden und trockenen Haaren kann es in die Haarspitzen einmassiert werden. Das Öl empfiehlt sich ebenso zur Nagel- und Nagelhautpflege.
Macadamianussöl zählt zu den nicht trocknenden Ölen.

(A) Natives Macadamianussöl in der kalten Küche verfeinert mit seinem leicht nussigen Geschmack Salate.
Bei Allergikern kann es zu Rötungen in der Mundhöhle kommen.

(N) Bei Sodbrennen oder Magen-Darm-Erkrankungen wird Macadamianussöl innerlich angewendet. Dazu werden in ein Glas stilles, lauwarmes Wasser ein paar Tropfen natives Macadamianussöl eingerührt und getrunken.
Macadamianussöl hat positive Eigenschaften auf die LDL- und HDL-Cholesterin-Werte.

(H) 9–12 Monate

(X)

KalteKü	ja (natives Öl)
WarmKü	ja (raffiniertes Öl)
Massage	ja
Hauttyp	trockene, spröde und sensible Haut
Sonne	3–4
Iodzahl	70–80
Verseif	190–200
Spreit	mittel
Stoffe	Palmitoleinsäure

Maiskeimöl

Oleum maydis Embryonis

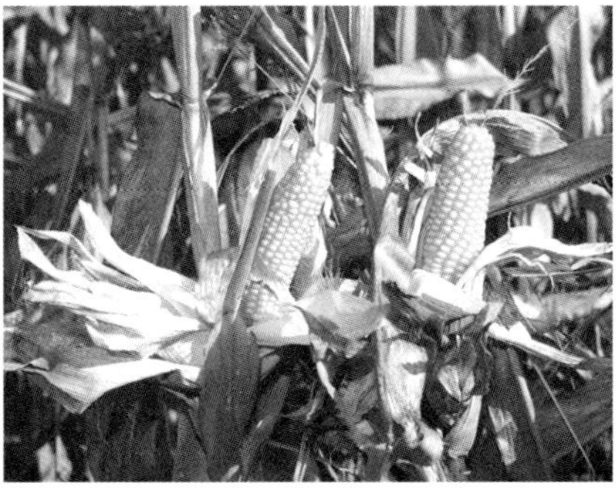

Mais (Zea mays) aus der Familie der Süßgräser (Poaceae) ist eine der ältesten Getreidearten und Kulturpflanzen der Erde. Es stammt ursprünglich aus dem mexi-

kanischen Hochlandtal von Tehuacan. Dort wurden Wildmaisformen gefunden, die der Zeit von 5000 bis 3400 v. Chr. zugeordnet werden. Mitte des 17. Jahrhundert wurde die Pflanze nach Europa gebracht.
Raffiniertes Maiskeimöl ist das im Einzelhandel am meisten angebotene Öl. Für einen Liter werden etwa 60 000 Maiskeime verarbeitet, was rund 100 kg Maiskörnern entspricht. Es ist weitgehend geschmacksneutral und hat kaltgepresst eine gelbe bis leicht rötliche Farbe, heißgepresst ist es dunkelgelb bis rötlich und nach Raffination ist es farblos.
Natives Maiskeimöl enthält viel Vitamin E. Dem heißgepressten, sowie raffiniertem Öl wird Vitamin E beigemischt, um es haltbarer zu machen. Weil Maiskeimöl aus der Raffination weitgehend farblos ist, wird außerdem ß-Carotin beigemischt, um das Öl gelblich zu färben.
Ⓞ Kaltpressung, Heißpressung oder Extraktion mit Lösungsmitteln.
Ⓕ Die Fettsäuren des Maiskeimöls setzten sich zusammen aus Ölsäure etwa 20–42 %, Linolsäure etwa 34–66 %, Palmitinsäure etwa 8–16 %, Stearinsäure etwa 1–3 %, α-Linolensäure etwa 1–2 % und weitere Fettsäuren mit geringerem Anteil unter 1 %.
Ⓜ Zur Massage kann natives Maiskeimöls bei jedem Hauttyp zur Regeneration eingesetzt werden. Das Öl macht die Haut weich und geschmeidig. In der Kosmetik wird Maiskeimöl zur Herstellung von Seifen und Haarpflegemittel verwendet.
Maiskeimöl zählt zu den halb trocknenden Ölen.
Ⓐ Mais ist sehr nahrhaft, 100 g Öl haben 884 kcal, außerdem ist er ein Eiweiß- und Vitaminlieferant (A, E und K).
Natives Maiskeimöl sollte nie hoch erhitzt werden. In der kalten Küche eignet es sich zur Zubereitung von Salaten und Marinaden.
Maiskeimöl aus der Raffination ist wegen seines neutralen Geschmacks und seines hohen Flammpunktes, ein beliebtes Speiseöl. Es eignet sich zum Braten und Frittieren, aber auch zum Backen von Kuchen und Torten.
Ⓝ Natives Maiskeimöl empfiehlt sich zur Vorbeugung von Arterienverkalkung, rheumatischen Erkrankungen und zur Unterstützung der Zellerneuerung. Es fördert die Konzentrationsfähigkeit und stärkt das Immunsystem.
Ⓗ Ungeöffnet hält natives Öl 9–12 Monate, raffiniertes 18 Monate.
Ⓧ

KalteKü	ja
WarmKü	ja (raffiniert)
Massage	ja
Hauttyp	trockene und reife Haut
Iodzahl	103–135
Verseif	187–196
Spreit	mittel
Stoffe	hohe Haltbarkeit
Flammp.	321 °C

Mandelöl

(Süßmandel)
Prunus amygdalus dulcis Oil

Der bis zu 10 Meter hoch wachsende Mandelbaum (Prunus dulcis) aus der Familie der Rosengewächse (Rosaceae) stammt aus West- und Zentralasien. Heute werden Mandeln meist im sonnigen Kalifornien (USA), Südaustralien oder im Mittelmeerraum angebaut.
Es gibt zwei Mandelarten, die Prunus amygdalus dulcis (Süßmandel) und die Prunus amygdalus amara (Bittermandeln). Mandeln aus dem Mittelmeerraum sind dickschaliger als Mandeln aus Ka-

lifornien. Die kalifornischen gelten als sortenrein und werden bevorzugt gehandelt.

Reines Süßmandelöl ist dünnflüssig, blassgelblich und völlig klar. Es hat einen milden, reinen Geschmack.

(Ö) Das Öl wird aus reifen Nüssen durch Kaltpressung, Warmpressung oder Extraktion mit anschließender Raffination gewonnen. Oftmals werden dabei Süß- und Bittermandeln (max. 5 % Anteil) gemischt. Zum Speiseöl darf nur die Süßmandel gepresst werden, da Bittermandeln die toxische Blausäure enthalten.

Mandelöl wird sehr häufig mit preiswerten raffinierten Ölen wie Pfirsichkernöl, Pflaumenkernöl und Sesamöl verschnitten, was sich nur im Labor durch chemische Prüfungen nachweisen lässt.

Neben der Art der Gewinnung (Kaltpressung oder Raffination) hängen Qualität und Preis auch davon ab, ob die Mandeln aus konventionellem oder biologischem Anbau stammen. Beste Qualität ergibt die erste Kaltpressung blanchierter Mandeln aus biologischem Anbau, weil sie frei von Schimmelsporen und fauliger Mandelhaut sind. Die Ölausbeute von 100 kg getrockneter Mandeln beträgt etwa 40 Liter Rohöl.

(F) Die Fettsäuren des Süßmandelöls setzen sich zusammen aus Ölsäure etwa 66–74 %, Linolsäure 17–22 %, Palmitinsäure etwa 5–7 %, Stearinsäure 1,5–2,5 % und weiteren Fettsäuren mit geringerem Anteil unter 1 %.

(M) Bei Massage und Körperpflege führt der hohe Gehalt an Ölsäure zu einem schönen, weichen Hautgefühl. Schon in der Antike wurde Mandelöl als Heilkosmetik für göttlich milden Hautglanz verwendet.

Mandelöl ist sehr gut hautverträglich und hilfreich bei trockener, spröder und schuppiger Haut. Das Öl kann selbst bei Akne verwendet werden, da es die Bildung von Komedonen nicht fördert.

Als fast geruchloses Öl ist es für die Herstellung von Mazeraten oder zur Aromamassage bestens geeignet. Es lässt sich mit allen ätherischen Ölen gut mischen.

Süßmandelöl zählt zu den nicht trocknenden Ölen.

(A) In der kalten Küche und für Süßspeisen ist Süßmandelöl als Alternative zum Olivenöl beliebt.

Aus Mandeln wird Marzipan hergestellt.

(N) Mandelöl ist reizlindernd, durchblutungsfördernd und feuchtigkeitspendend. Es wird bei Hautirritationen und Furunkeln eingesetzt.

Kindern hilft es bei Bauchweh und Koliken, wenn das Öl äußerlich im Uhrzeigersinn (Verlauf des Dickdarms) auf den Bauch gerieben wird.

Aufgrund seiner pflegenden, rückfettenden und reizlindernden Eigenschaften ist Mandelöl zur Hautpflege von Babys bei Windeldermatitis gut geeignet. Das gleiche gilt für bettlägerige Patienten, die sich wundgelegen haben.

Im Ayurveda wird Mandelöl für alle drei Konstitutionen (Vata, Pitta, Kapha) empfohlen.

(H) 12 Monate

(X)

KalteKü	ja
WarmKü	dünsten
Massage	bestens geeignet
Hauttyp	für alle Hauttypen geeignet
Iodzahl	85–106
Verseif	183–207
Spreit	mittel
Stoffe	reich an Ölsäure

M

Marulaöl

Sclerocarya birrea Kernel Oil

Der zweihäusige Marulabaum (Sclerocarya birrea) gehört zu den Sumachgewächsen (Anacardiaceae). Er wächst vorwiegend wild in den südlichen Regionen Afrikas und kann bis zu 20 Meter hoch werden. Der Baum wird auch Elefantenbaum genannt und kann bis zu zwei Tonnen der goldgelben, pflaumenähnlichen Steinfrüchte tragen. Die heimischen Buschmänner nennen ihn Nahrung der Könige.

Marulaöl ist bei uns weitgehend unbekannt, der Marula-Likör, der aus den Früchten hergestellt wird, schon eher. In Afrika wird der Marulabaum als Fruchtbarkeitssymbol verehrt, Hochzeiten werden traditionell unter ihm abgehalten. Vor der Hochzeit wird Rinde des Baums gemahlen und das Pulver zu einem Elixier vermischt, um die Fruchtbarkeit der Braut zu beflügeln. Wünscht sich das Paar einen Jungen, wird Rinde vom männlichen Baum verwendet, sonst vom weiblichen.

Ö Kaltpressung mit anschließender Filtrierung.

F Die Fettsäuren setzen sich zusammen aus Ölsäure etwa 65–70 %, Palmitinsäure etwa 11–13 %, Stearinsäure etwa 7,5–9 %, Linolsäure etwa 4,5–6 % und weitere Fettsäuren mit geringerem Anteil unter 1 %.

M Marulaöl ist für die Massage gut geeignet. Es lässt sich gut auf der Haut verteilen und hinterlässt ein weiches, angenehmes Hautgefühl. In Afrika wird Marulaöl aufgrund seiner feuchtigkeitspendenden und hautpflegenden Eigenschaft als Schutzöl gegen Umwelteinflüsse und schädliche UV-Strahlen verwendet.

Marulaöl ist ein nicht trocknendes Öl.

A Die aromatisch süßsauren, etwa 55 % ölreichen und etwa 30 % eiweißhaltigen, goldgelben Früchte zählen in Namibia (Afrika) zu den wichtigsten Nahrungs- und Genusspflanzen.

In der kalten Küche kann natives Marulaöl alternativ zu nativem Olivenöl verwendet werden. Das Öl eignet sich in der warmen Küche zum Backen und Braten.

Marulaöl ist auch gut zur Pflege von Leder und Konservierung von Lebensmitteln geeignet.

N Von der einheimischen Bevölkerung wird Marulaöl bei trockener und rissiger Haut, sowie bei Nasen- und Ohrenproblemen verwendet. Das Öl hat entzündungshemmende Eigenschaften.

H 12–18 Monate (sehr oxidationsstabil)

X

KalteKü	ja
WarmKü	ja
Massage	ja
Hauttyp	strapazierte bis trockene Haut
Iodzahl	64–76
Verseif	192–200
Schmelzp.	26–28 °C
Spreit	mittel
Stoffe	reich an Ölsäure
Sonne	4

Margosaöl

→ Niemöl, S. 105

Mohnsamenöl

Papaver somniferum Seed Oil

Schlafmohn (Papaver somniferum) ist eine uralte Kulturpflanze. Funde der Samen wurden auf etwa 6000 v. Chr. datiert. Eine erste schriftliche Erwähnung in Keilschriften datiert um 4000 v.

Chr. Die Pflanze gehört zur Familie der Mohngewächse (Papaveraceae) und ist in Mitteleuropa bis Vorderasien beheimatet. Schlafmohn wird bis zu 150 cm hoch und hat weiße bis violette Blüten. Die Pflanze ist giftig, nicht ihre Samen.

Schriftliche Überlieferungen aus dem antiken Griechenland belegen den Mohnanbau und die Nutzung zu medizinischen Zwecken bereits im 8. Jahrhundert v. Chr. Aus dem weißen Milchsaft der Pflanze kann Rohopium gewonnen werden. Dies läßt sich bis in die Zeit 1800 v. Chr. in Ägypten zurückverfolgen. Der Anbau von Schlafmohn in Deutschland ist deshalb genehmigungspflichtig.

Die Mohnsorten unterscheiden sich geschmacklich sehr. Graumohnsamenöl schmeckt fein, süßlich und mild nussig, Blaumohnsamenöl hat einen wesentlich stärkeren Mohngeschmack und der Geschmack des Weißmohnsamenöls ist weich und leicht nussartig.

Natives Mohnsamenöl gehört zu den teureren Pflanzenölen und wird deshalb nicht selten mit preiswertem Sonnenblumenöl verschnitten. Beide Öle ähneln sich in ihrer Fettsäurenzusammensetzung.

Mohnsamenöl kann Allergien auslösen, die sich durch Schwellung der Mundschleimhaut, Erbrechen, Urtikaria (Schwellung der Oberhaut, Nesselsucht) bis zu Atemnotsyndromen zeigen können.

Als Pflegeöl für Holz und Leder ist Mohnsamenöl sehr gut verwendbar, aber auch zur Herstellung von Ölmalfarben, weil es weniger vergilbt als Leinöl.

Ⓞ Mohnsamen enthalten etwa 33–49 % fettes Öl. Für die Ölgewinnung werden Samen vom Weißmohn, Graumohn und Blaumohn, jedoch überwiegend die von Papaver somniferum verwendet. Es werden qualitative Kaltpressung (max. 40 °C), quantitative Warmpressung (60–70 °C) und überkritische CO_2-Extraktion unter Ausschluss von Sauerstoff, Wärme und Licht eingesetzt.

Ⓕ Die Fettsäuren setzen sich zusammen aus Ölsäure etwa 16–30 %, Linolsäure etwa 62–74 %, Palmitinsäure etwa 7–11 %, Stearinsäure etwa 1–4 % und sonstige Fettsäuren mit unter 1 %.

Ⓜ Mohnsamenöl hat eine rückfettende Eigenschaft, die zur Körperpflege und für die Massage genutzt werden kann. Das Öl lässt sich gut auf der Haut verteilen und zieht schnell in die Hautoberschicht ein.

Mohnöl vergrößert die Elastizität der Haut und empfiehlt sich bei empfindlicher, sensibler und trockener Haut.

Bei Mischung mit Sesamöl kann es bei bestehenden Allergien zu einer Kreuzreaktion kommen.

Mohnsamenöl zählt zu den halb trocknenden Ölen.

Ⓐ Weißes Mohnsamenöl ist ein beliebtes Speiseöl der kalten Küche. Es sollte nie stark (über 170 °C) erhitzt werden. Es wird für Salate, z. B. aus Radicchio und Chicorée, oder für Nachspeisen, Müsli und Suppen verwendet.

Ⓝ Für medizinische Zwecke wird Mohnsamenöl für die Herstellung von Linimenten (salbenartige Mischungen), Salben und Emulsionen verwendet.

Natives Öl senkt den Cholesterinwert.

Ⓗ 6–9 Monate

⊗

KalteKü	ja
WarmKü	bedingt
Massage	ja
Hauttyp	rückfettende, sensible bis trockene Haut
Iodzahl	133–145
Verseif	197–200
Spreit	mittel
Stoffe	reich an Linolsäure

Moringaöl

→ Behenöl, S. 79

Nachtkerzenöl

Oenothera biennis Oil

Die im südlichen Nordamerika beheimatete Nachtkerze (Oenothera biennis L.) gehört zu den Nachtkerzengewächsen (Onagraceae) und wurde Mitte des 17. Jahrhunderts als Zierpflanze in Europa eingeführt. Die bis zu zwei Meter hohe Pflanze mit mehreren aufrechten, beblätterten und behaarten Stängeln trägt im Sommer goldgelbe, süß duftende Blüten mit bis zu 5 cm langen Blütenröhren, die sich erst spät am Abend öffnen. Die Pflanze ist zweijährig, blüht und fruchtet also erst im zweiten Jahr nach der Aussaat.

Den Navajo-Indianern und Irokesen diente die Nachtkerze als Nahrungsmittel. Als Heilmittel wurden die ölhaltigen Samen getrocknet, zu Pulver gemahlen und bei Hautkrankheiten aufgelegt.

Nachtkerzenöl enthält die selten vorkommende γ-Linolensäure, die für die Bildung von Prostaglandinen verantwortlich ist. Diese dreifach ungesättigte Fettsäure wird im Körper zur Dihomo-γ-Linolsäure und Arachidonsäure umgewandelt, was sich bei innerlicher Anwendung des Öls positiv auf den Hormonhaushalt auswirkt. Bei Frauen wirkt die γ-Linolensäure regulierend auf die Produktion der weiblichen Sexualhormone und bei Männern bei psychischen Beschwerden, die auf ein hormonelles Ungleichgewicht zurückzuführen sind.

Der dominante Geruch des Nachtkerzenöls ist gewöhnungsbedürftig, außerdem ist seine Konsistenz recht dicht. Deshalb wird es zur Massage oft mit einem Basisöl wie Mandelöl oder Jojobaöl gemischt.

Ö Das wertvolle goldgelbe Pflanzenöl wird aus den nur 1,5 bis 2 mm großen, dunkelgrauen bis schwarzbraunen, Samen gewonnen, die etwa 24 % Öl enthalten. Für hundert Gramm Nachtkerzenöl werden etwa eine Million Samen benötigt.

Bei Kaltpressung sollten die Samen aus biologischem Anbau stammen. Für den pharmazeutischen Gebrauch wird unter Ausschluss von Sauerstoff mit Hexan extrahiert. Ein hochwertiges Öl, in Bezug auf die Inhaltsstoffe, wird mittels Extraktion mit überkritischem CO_2 unter Ausschluss von Sauerstoff, Wärme und Licht hergestellt.

F Die Fettsäuren setzen sich zusammen aus Ölsäure etwa 7–12 %, Linolsäure etwa 65–75 %, γ-Linolensäure etwa 8–14 %, Palmitinsäure etwa 6–9 %, Stearinsäure etwa 1–2 % und weiteren Fettsäuren mit geringerem Anteil unter 1 %.

M Nachtkerzenöl wird zur Hautpflege und Massage bei zahlreichen Hautproblemen eingesetzt. Das Öl hat entzündungshemmende Wirkung und lindert schmerzhafte Gelenkentzündungen. Bei Patienten mit rheumatoider Arthritis (chronische Polyarthritis) und Schuppenflechte hat sich Nachtkerzenöl bewährt. Selbst raue Haut wird durch das Öl spürbar weicher. Nachtkerzenöl pur auf die Kopfhaut aufgetragen soll sich positiv auf den Haarwuchs auswirken, indem es die Haarfollikel stimuliert.

Nachtkerzenöl zählt zu den halb trocknenden Ölen.

A Niedrig dosiert kann Nachtkerzenöl für kalte Speisen verwendet werden. Es verfeinert Salate und eignet sich für Joghurt und Quarkspeisen. Der Rauchpunkt liegt bei 107 °C, das Öl sollte also nicht erhitzt werden.

N Die Naturvölker Nordamerikas verwenden das Öl nach traumatischen Er-

lebnissen, bei Erkältungsbeschwerden und Frauenkrankheiten als Heilmittel.
In unseren Breiten wird Nachtkerzenöl innerlich eingenommen bei erhöhtem Cholesterinspiegel, bei Krankheiten des Herzgefäßsystems, Arteriosklerose und Erkrankungen des Nervensystems. Bei Neurodermitikern mit einem niedrigen Gehalt an γ-Linolensäure empfiehlt sich das native Öl zur Linderung von Juckreiz und bei Hauttrockenheit. Um Übelkeit und allergische Hautreaktionen zu vermeiden, sollte mit einer niedrigen Dosierung begonnen werden, die sich im Laufe der Therapie langsam steigert. Erwachsene sollten max. 1 500 mg pro Tag zu sich nehmen.
Frauen die an einer östrogenabhängigen Brustkrebserkrankung leiden, sollten Nachtkerzen sowie das Öl meiden.

Ⓗ 6–9 Monate

Ⓧ

KalteKü	bedingt
WarmKü	nein
Massage	ja
Hauttyp	schuppige, trockene und entzündliche Haut, Schuppenflechte und Neurodermitis
Iodzahl	145–162
Verseif	187–198
Spreit	mittel
Stoffe	reich an γ-Linolensäure

Neutralöl

Auch Medium Chain Triglycerides-Öl (MCT), Caprylic oder Capric Triglyceride genannt, wird als Basisöl verwendet, weil es preiswert und gut hautverträglich ist.

Ⓖ MCT wird überwiegend aus Kokos- und Palmkernöl gewonnen, ist farblos bis leicht gelblich und hat eine geringe Viskosität. Es ist halbsynthetisch, von pharmazeutischer Qualität und deshalb im geläufigen Sinn kein reines Pflanzenöl. Es ist ein reizfreies, oxidativ stabiles, fast neutral riechendes Öl.

Ⓕ 58 % Caprylsäure (C8:0), 42 % Caprinsäure (C10:0)

Ⓜ Neutralöl hat eine niedrige Viskosität und dringt dennoch nur gering in die Hornschicht ein. Es lässt sich sehr gut auf der Haut verteilen und wird vor allem dann verwendet, um Öle mit hoher Viskosität (zähflüssige Öle) zu verflüssigen und Öle mit einer hohen Konzentration an aktivierenden Substanzen auszugleichen. Bei sensibler, gereizter und überpflegter Haut ist es gut geeignet. In der Kosmetik wird Neutralöl für Hautpflegeprodukte, Lippenstifte und Sonnenschutzpflegeprodukte verwendet.
Neutralöl zählt zu den nicht trocknenden Ölen.

Ⓐ In geringen Mengen wird Neutralöl bei der Herstellung von Margarine verwendet.

Ⓗ 24 Monate

Ⓧ

KalteKü	nein
WarmKü	nein
Massage	ja
Hauttyp	alle
Iodzahl	maximal 1
Verseif	310–360
Spreit	hoch (566 nach Dr. Zeidler)
Stoffe	keine

Niemöl

Oleum Melia

Der immergrüne, bis zu 20 Meter hohe Niem- oder Neembaum (Azadirachta indica) gehört zu den Mahagonigewächsen (Meliaceae). Seinen Ursprung hat er in

Myanmar und Indien, wo er Azad Darakhti Hindi, der freigiebige Baum Indiens genannt wird.
Das im Niemöl (Neemöl) enthaltene Triterpenoid Azadirachtin hat Einfluss auf die Metamorphose von Insekten. Deshalb wird es als natürliches Insektizid eingesetzt. Der nach der Ölgewinnung verbleibende Presskuchen wird als milder Dünger mit insektizider Wirkung oder als Viehfutter genutzt.

Ⓞ Ab einem Alter von zehn Jahren bringt ein Niembaum pro Jahr bis zu 150 kg Früchte hervor, aus deren Kernen das grünbraune, leicht nach Knoblauch riechende Öl kaltgepresst, mit Hexan extrahiert oder durch CO_2-Extraktion gewonnen wird.

Ⓕ Das native Niemöl setzen sich zusammen aus Ölsäure etwa 40–55 %, Linolsäure etwa 10–18 %, Palmitinsäure etwa 13–21 %, Stearinsäure etwa 14–20 %, Arachinsäure etwa 1–2,5 % und weiteren Fettsäuren mit geringerem Anteil unter 1 %.

Ⓜ In Industrie und Kosmetik findet das Öl bei der Herstellung von Seifen, Nagelölen und Cremes Verwendung.
Niemöl zählt zu den nicht trocknenden Ölen.

Ⓝ Niemöl hat desinfizierende Wirkung und wird deshalb in tropischen Ländern als Hausmittel gegen Unwohlsein, sowie bei Krankheiten wie Malaria, Tuberkulose und Diabetes eingesetzt. Werden dem Öl gestoßene Niemblätter hinzugegeben, wirkt es gegen Juckreiz und findet deshalb auch bei Schuppenflechte Verwendung. Gegen Hausstaubmilben können Bettlaken mit dem Öl behandelt werden.
Im Ayurveda wird Niemöl zur Wundheilung und als antibakterielles Heilmittel verwendet. Weil es spermizid wirkt, ist es auch als natürliches Präparat zur Empfängnisverhütung im Gebrauch.
In der Tierpflege wird Niemöl zur Abwehr von Hautparasiten eingesetzt.

Ⓗ 12–18 Monate

Ⓧ

KalteKü	nein
WarmKü	nein
Massage	bedingt (Wirkstofföl)
Hauttyp	entzündliche Haut, Akne
Iodzahl	75
Verseif	193
Spreit	k. A.
Wirköl	ja

Olivenöl

Olea europaea Oil

Der immergrüne Olivenbaum (Olea europaea) aus der Familie der Ölbaumgewächse (Oleaceae) wird bis zu 20 Meter hoch und kann bis zu 2 000 Jahre alt werden. Das Fruchtfleisch der Steinfrucht ist sehr ölreich. Es gibt über hundert Olivensorten, deren Geschmack je nach Herkunftsland und Anbau stark variiert.
Olivenöl ist eines der ältesten Heil-, Speise- und Pflegeöle der Welt. Wie alt genau, lässt sich nicht sagen, aber bereits um 6000 v. Chr. haben kleinasiatische Siedler Olivenbäume kultiviert.
Im unreifen Zustand sind Oliven grün. Durch den Reifeprozess werden sie gelblich-braun, zartrosa, violett und weinrot, bis sie ausgereift schwarz sind.
Der größte Olivenölproduzent ist heute Spanien gefolgt von Italien und Griechenland.

Ⓞ Für ein hochwertiges, natives Olivenöl extra ist der Zeitpunkt der Ernte und ob per Hand oder maschinell geerntet wird ebenso wichtig wie die Verarbeitung. Fallen die Oliven vom Baum, kann das

Fruchtfleisch verletzt werden und vor der Kaltpressung bereits ein Fäulnisprozess beginnen. Wird von Hand geerntet, bleiben die Früchte unversehrt.
Olivenbauern pressen ihr Öl meist aus den Früchten samt Kern zum sogenannten Jungfernöl (Oleum virgineum). Die Qualität des Olivenöls ist in der Europäischen Union streng geregelt. Bei der ersten Kaltpressung (mechanische Pressung) darf eine Temperatur von 27 °C nicht überschritten werden. Überprüft werden die in der Verordnung über Merkmale von Olivenöl vorgeschriebenen Höchst- und Mindestgehalte an erwünschten und unerwünschten Inhaltsstoffen für die verschiedenen Kategorien des Olivenöls. Die Bezeichnung für beste Olivenölqualität ist natives Olivenöl extra. Der Zusatz extra steht für einen Gehalt an freien Fettsäuren von max. 0,8 g auf 100 g Öl, während das native Olivenöl auf einen Gehalt von max. 2 g kommt.
Raffiniertes Olivenöl darf maximal 3,3 % freie Fettsäuren enthalten. Aufgrund der Verarbeitung weist es keinen typischen Olivenölgeschmack mehr auf. Deshalb wird raffiniertem Olivenöl natives beigemischt, um den urtypischen Geschmack zumindest teilweise zu erreichen. So verschnittene Öle werden als Olivenöl (ohne weiteren Zusatz) bezeichnet.
Bei einem Fettsäuregehalt von über 3,3 % spricht man von Lampantöl, das zum Verzehr nicht mehr geeignet ist.
Auch die Peroxidzahl ist für Olivenöl klar geregelt. Bei unter einem % darf das Öl als extra nativ (oder extra virgine) bezeichnet werden, bei 1–2 % als nativ. Bei höheren Werten ist das Öl ranzig und nicht genießbar.
Olivenkernöl wird aus den Kernen gewonnen, die nur etwa 12 % Öl enthalten, weshalb dieses Öl selten angeboten wird. Das kaltgepresste Öl hat einen recht kräftigen Geschmack und eine gelbliche Farbe.
Oliventresteröl enthält eine Mischung aus Ölen der ersten Kaltpressung und dem getrockneten Presskuchen (Trester), Rückstand der Olive nach der Kaltpressung extrahiert mit Lösungsmitteln. Das Tresteröl ist gegenüber dem nativen Olivenöl extra ein minderwertiges und preiswertes Öl, das nicht zum Verzehr geeignet ist.

F Die Fettsäuren des Olivenöls setzen zusammen sich aus Ölsäure etwa 65–83 %, Linolsäure etwa 8–12 %, Palmitinsäure etwa 10–11 %, Stearinsäure etwa 2,5–4 %, Palmitoleinsäure etwa 1–3,5 %, α-Linolensäure bis etwa 1,5 % und weiteren Fettsäuren mit geringem Gehalt unter 1 %.

M Bei rauer und schorfiger Haut ist Olivenöl eine gute Wahl. Natives Olivenöl extra hat antibakterielle, anregende, durchblutungsfördernde und entzündungshemmende Wirkung. Olivenöl ist ein bevorzugtes Basisöl für Mazerate.
Bei bestehenden Allergien gegen Pollen der Esche kann es zu Kreuzreaktionen kommen. Esche und Olivenbaum haben ähnliche Inhaltsstoffe.
Olivenkernöl dient der Industrie als vegane Naturseife aber auch als Putzseife.
Olivenöl zählt zu den nicht trocknenden Ölen.

N Äußerlich angewendet lindert Olivenöl rheumatische Beschwerden, Sehnenscheidenentzündungen und Ischiasschmerzen. Es wirkt anregend, durchblutungsfördernd, wärmend und entzündungshemmend.
Bei innerlicher Anwendung wirken die natürlichen Scharf- und Bitterstoffe schützend für Leber und Galle. Auch bei Erkältungen, Bronchitis und Sodbrennen ist Olivenöl hilfreich. Olivenöl enthält

die Vitamine A, C und E, sowie die Mineralstoffe Eisen, Selen, Zink und Kupfer. Es wirkt positiv auf den Cholesterinspiegel und beugt Herz-Kreislauf-Erkrankungen vor.
Bei Verzehr ab 30 ml kann Olivenöl wie ein mildes Abführmittel wirken.

Ⓗ 12 Monate

Ⓧ

KalteKü	ja
WarmKü	ja
Massage	ja
Hauttyp	schuppige, rissige, spröde, trockene Haut und bei Ekzemen
Iodzahl	76–90
Verseif	187–196
Spreit	mittel
Stoffe	reich an Ölsäure und Linolsäure

Pekannussöl

Carya illinoinensis Oil

Der sommergrüne Pekannussbaum (Carya illinoinensis) gehört zur Familie der Walnussgewächse (Juglandaceae). Der Baum hat eine ausladende Krone, kann bis zu 35 Meter hoch wachsen und bis zu 300 Jahre alt werden. Im Idealfall wächst er in sonnigen Gegenden, die einen kalten Winter haben, wie beispielsweise der Süden Nordamerikas. Seine Heimat sind die USA und Mexiko.
Der Kern der Pekannuss ähnelt dem der Walnuss, mit Schale sieht die Pekannuss der Eichel ähnlich. Es gibt weltweit verschiedene Sorten, deren Kerne sich in Aussehen, Größe und Geschmack deutlich unterscheiden.
Pekan bedeutet in der Sprache der Algonquin-Indianer eine Nuss, die hart zu knacken ist. Seit 1919 ist der Pekannussbaum offizieller Staatsbaum des Bundesstaates Texas der USA.
Natives Pekannussöl, auch Hickorynussöl genannt, ist hellgelb und schmeckt angenehm süßlich und nussig.

Ⓞ Kaltpressung oder Extraktion mit Ether aus den etwa 70–75 % ölhaltigen Pekannüssen. Vor der Ölgewinnung müssen die Kerne etwa drei Wochen getrocknet werden.

Ⓕ Pekannussöl verfügt über ein ausgewogenes Fettsäuremuster. Seine Fettsäuren setzen sich zusammen aus Ölsäure etwa 43–51 %, Linolsäure etwa 37–45 %, Palmitinsäure 5–8 %, Stearinsäure etwa 2 %, α-Linolensäure bis 2 % und weiteren Fettsäuren unter 1 %.

Ⓜ Aufgrund des Ölsäuregehalts könnte man meinen, Pekannussöl sei zur Massage ideal geeignet. Das ist an sich auch richtig, jedoch zieht es nur langsam in die Hautoberschicht ein und hinterlässt dabei einen überaus fettigen Hautfilm, der bei der Massage unerwünscht ist. Vor einer äußerlichen Anwendung empfiehlt es sich wegen möglicher allergischer Reaktionen, die Verträglichkeit zu testen. Pekanussöl hat sich häufig als Allergieauslöser erwiesen und kommt als Allergenquelle in Frage.
Pekannusöl gehört zu den nicht trocknenden Ölen.

Ⓐ Pekannusöl hat ein intensives Nussaroma und passt daher sehr gut zu Salaten, Süßspeisen, Fleisch und Fisch.

Ⓝ Pekannüsse enthalten Calcium, Kalium, Eisen, Magnesium, Phosphor sowie die Vitamine B2 und E. Sie haben eine positive Wirkung auf den Blutdruck, die Darmtätigkeit und bei Diabetes. Allergiker sollten der Nuss mit Bedacht begegnen.

Ⓗ 9 Monate

Ⓧ

KalteKü	ja
WarmKü	bedingt; nicht frittieren

Massage bedingt
Hauttyp trockene Haut, rissige Haut
Iodzahl 97–107
Verseif 189–198
Spreit mittel
Stoffe reich an Ölsäure

Perillaöl

Perilla frutescens Oil

Die etwa einen Meter hochwachsende, grünblättrige Staude der Schwarznessel (Perilla frutescens) stammt aus der Familie der Lippenblütler (Lamiaceae). Sie hat ihren Ursprung in Nordindien und China und wird heute überwiegend in Südafrika, den USA, Europa und Asien angepflanzt.

Wegen der ausgesprochen geringen oxidativen Stabilität wird natives Perillaöl meist in Kapseln angeboten. Riecht natives Perillaöl ranzig, sollte es nur noch für die Möbelpflege verwendet werden. In der Industrie wird es zur Herstellung von Farben, Lacken, Druckertinten und zum Imprägnieren von Papier verwendet.

Ö Kaltpressung aus den braunen, etwa 40–45 % ölhaltigen Perillasamen oder durch Pressen der zuvor gerösteten Samen mit anschließender Filterung.

F Die Fettsäuren des nativen Perillaöls setzen sich zusammen aus Ölsäure etwa 13–15 %, Linolsäure etwa 14–17 %, Palmitinsäure etwa 6–7 %, α-Linolensäure etwa 55–64 % und Stearinsäure etwa 1–2 %. Perillaöl verfügt mit 538 mg/100 g über einen sehr hohen Gehalt an γ-Tocopherol (Vitamin-E-Form).

M Natives Perillaöl eignet sich besonders für die Pflege reifer Haut. Deshalb ist es ein hochwertiger Zusatz für eine Gesichtsmaske. Zur Massage wird es in geringer Menge einem Basisöl wie Mandelöl beigemischt. Pur aufgetragen zieht Perillaöl relativ schnell in die Haut ein und hinterlässt ein weiches und gepflegtes Hautgefühl.

Perillaöl wird zu den trocknenden Ölen zugeordnet.

A Das hellgelbe Pflanzenöl mit seinem herben Geschmack erinnert an Leinöl. Perillaöl und natives Leinöl sind die Pflanzenöle mit dem höchsten Gehalt an α-Linolensäure. In Asien wird es im Gegensatz zu den europäischen Ländern als Speiseöl verwendet.

Oft werden die Samen vor der Pressung geröstet, was dem Öl einen spezifischen Geschmack verleiht.

Perillablätter (auch als Schwarznesselblätter bezeichnet) werden in Japan für Sushi-Gerichte und in Korea zum rohen Fleisch serviert.

N Perillablättern wird eine antiallergische, entzündungshemmende und krebsschützende Wirksamkeit nachgesagt.

In der traditionellen chinesischen Medizin wird Perillaöl bei Allergien, vor allem Heuschnupfen, sowie gegen Husten und bei Atembeschwerden eingesetzt.

H 3–4 Monate

X

KalteKü ja
WarmKü nein
Massage ja
Hauttyp reife Haut
Iodzahl 180–205
Verseif 187–206
Spreit mittel
Stoffe reich an α-Linolensäure und γ-Tocopherol

Pfirsichkernöl

Prunus persica Kernel Oil

Der Pfirsichbaum (Prunus persica) stammt aus der Pflanzenfamilie der Rosengewächse (Rosaceae). Er erreicht Wuchshöhen von einem bis zu acht Metern und stammt ursprünglich aus China, bevor er seinen Weg in die warmen Länder fand.

Ⓞ Kaltpressung oder Extraktion mit anschließender Raffination der etwa 35–50 % ölhaltigen Pfirsichkerne. Natives Pfirsichkernöl hat eine gelbe Farbe, während das raffinierte Öl hellgelb ist. Es wird oft mit Mandelöl verschnitten.

Ⓕ Die Fettsäuren vom Pfirsichkernöl setzen sich zusammen aus Ölsäure etwa 61–70 %, Linolsäure etwa 24–29 %, Palmitinsäure etwa 5–6 %, Stearinsäure etwa 2–3 % und weiteren Fettsäuren mit geringerem Anteil unter 1 %.

Ⓜ Pfirsichkernöl ist milde und dünnflüssig wie Mandelöl und zieht relativ schnell in die Hautoberschicht ein. Das Öl empfiehlt sich bei empfindlicher, trockener, schuppiger, rissiger oder schlecht durchbluteter Haut. Es ist gut geeignet für die Babypflege und die Pflege reifer Haut.

Pfirsichkernöl zählt zu den nicht trocknenden Ölen.

Ⓐ Bereits vor 3 000 Jahren waren Pfirsiche am chinesischen Kaiserhof als wohlschmeckende Frucht beliebt. Der Pfirsich hat entschlackende und harntreibende Wirkung. Er enthält viele wertvolle Vitamine (A, C, B1, B2) und Mineralien (Kalium und Magnesium). Pfirsichkernöl wird gelegentlich für Süßwaren und selten als Speiseöl verwendet.

Ⓝ Pfirsichkernöl wurde bereits im Altertum, vor allem in China, zur Hautpflege verwendet.

Ⓗ 9 Monate

Ⓧ

KalteKü	bedingt
WarmKü	nein
Massage	ja
Hauttyp	trockene, rissige Haut
Iodzahl	94–110
Verseif	189–198
Spreit	mittel
Stoffe	reich an Ölsäure

Pflaumenkernöl

→ Zwetschenkernöl, S. 130

Pistazienkernöl

Pistacia vera Kernel Oil

Die Heimat des Pistazienbaumes ist Syrien, Türkei, Iran und Irak. Der Laubbaum wird bis zu 12 Meter hoch und kann bis zu 300 Jahre alt werden. Die echte Pistazie (Pistacia vera) gehört zur Familie der Sumachgewächse (Anacardiaceae). Pistazien werden auch als grüne Mandeln bezeichnet.

Ⓞ Pistazienkerne enthalten bis zu 50 % Öl, das durch Kaltpressung oder Extraktion mit anschließender Raffination gewonnen wird.

Die Farbe vom Pistazienkernöl variiert je nach Gewinnungsart von goldgelb bis dunkelgrün.

Ⓕ Fettsäuren des Pistazienkernöls setzen sich zusammen aus Ölsäure etwa 52–65 %, Linolsäure etwa 19–29 %, Palmitinsäure etwa 8–12 %, Vaccensäure bis etwa 4,5 %, Stearinsäure etwa 1–3 %, Palmitoleinsäure etwa 1 % und weiteren Fettsäuren mit geringerem Anteil unter 1 %.

Ⓜ Pistazienkernöl ähnelt dem Süßmandelöl, es hat feuchtigkeitsspendende Eigenschaften und lässt sich auf der Haut

angenehm verteilen. Mischt man das Öl einem nativen Hagebuttenkernöl bei, wird es zum Pflegeöl für die reife Haut. Pur verwendet pflegt es reife, trockene, schuppige und raue Haut.
In der Kosmetik wird das Öl als Zusatz in Lotionen und After-Sun-Cremes verarbeitet.
Pistazienkernöl gehört zu den nicht trocknenden Ölen.
Ⓐ Pistazienkerne enthalten einen hohen Anteil an fettem Öl, Eiweiß und wertvollen Mineralien (Calcium, Eisen, Kalium, Phosphor und Magnesium). Weitere Inhaltsstoffe sind das Provitamin A, Vitamin B und β-Sitosterin.
Zu Süßspeisen und Speiseeis, aber auch für kalte Speisen und vor allem Käsespezialitäten ist Pistazienkernöl eine Zugabe für Feinschmecker. Es dient auch als Ersatz für Butter.
Ⓝ In geringen Mengen verzehrt regulieren Pistazien den Blutzuckerspiegel, reduzieren das schädliche LDL-Cholesterin im Blut und wirken stärkend bei körperlicher Schwäche. Pistazienöl bindet freie Radikale.
Ⓗ 12 Monate
⊗

KalteKü	ja
WarmKü	kochen und dünsten
Massage	ja
Hauttyp	trockene, raue Haut, After Sun Pflege
Iodzahl	86–98
Verseif	187–196
Spreit	mittel
Stoffe	ausgewogenes Verhältnis zwischen Omega-9- und Omega-6-Fettsäuren

Rapsöl

Brassica rapa und Brassica napus Oil

Raps ist eine Pflanze aus der Familie der Kreuzblütengewächse (Brassicaceae). Die Pflanze kann bis zu 150 cm hoch wachsen. In Indien wurde Raps bereits um 2000 v. Chr. kultiviert. In Mitteleuropa wird er seit dem 14. Jahrhundert angebaut, anfangs um Lampenöl (Rüböl) zu gewinnen. Die ärmere Bevölkerung nutzte Rapsöl auch für Speisezwecke. Zu Anfang des 19. Jahrhunderts förderte die Industrie den Rapsanbau, weil der Bedarf an Schmiermitteln bei zunehmender Industrialisierung wuchs. Auch in der Waschmittelindustrie wurde Rapsöl verwendet.
Das bernsteinfarbene Rapsöl enthält Erucasäure, die ernährungsphysiologisch problematisch ist, weil sie zur pathologischen Veränderung des Herzmuskels, Herzverfettung und ähnlichem führen kann. Unter Hitzeeinwirkung zerfällt Erucasäure weitgehend. 1961 entstand eine erucasäurearme Mutante. Nach diesem Züchtungsfortschritt kann kaltgepresstes oder raffiniertes Rapsöl ohne Bedenken als Speiseöl verwendet werden.
Zur Gewinnung nativen Rapsöls bietet sich die Erucasäure reduzierte 00-Winter-Rapssorte an. Der gesetzliche Grenzwert für Erucasäure liegt bei 5 %. Der Erucasäuregehalt von 00-Raps liegt unter 1 %, alte Rapssorten haben hingegen einen Anteil von 45–48 %.
ⓞ Kaltpressung oder Extraktion mit anschließender Raffination.
Rapssamen enthalten etwa 40–45 % Öl. Vor der Pressung wird die schwarze Schale des Rapssamens entfernt, damit ihre Bitteraromen nicht in das Öl gelangen. Für die Herstellung eines nativen Rapsöls werden die reifen Samen zunächst auf knapp 30 % Feuchtigkeit getrocknet

R

R

und anschließend mittels Seiherschneckenpresse schonend kaltgepresst. Dabei wird das Öl bei einer Temperatur von max. 40 °C extrahiert und kühlt bei optimalem Pressvorgang noch bevor es in das Auffanggefäß tropft auf Raumtemperatur ab.
Nach der Kaltpressung sollte natives Rapsöl zunächst in einem kühlen, dunklen Lagerraum etwa zehn Tage stehen, damit sich pflanzliche Rückstände (Schwebestoffe) absetzen, bevor es anschließend durch einem Papierfilter geseiht und in Flaschen abgefüllt wird.

Ⓕ Fettsäuren des neueren 00-Raps setzen sich zusammen aus Ölsäure 55–63 %, Linolsäure etwa 19–23 %, α-Linolensäure etwa 9–10 %, Palmitinsäure etwa 4–5 %, Vaccensäure 3,5 %, Stearinsäure etwa 1–2 %, Eicosensäure 1–2 %, Arachinsäure bis etwa 1,5 %. Der Anteil an Erucasäure liegt unter 1 %.

Ⓜ Natives Rapsöl beruhigt entzündete und irritierte Haut. Es ist für die reife Haut ebenso wie für die Baby- und Kinderhaut geeignet.
Rapsöl zählt zu den halb trocknenden Ölen.

Ⓐ Natives Rapsöl der 00-Wintersaat hat sich in der Küche inzwischen als Alternative zu Oliven-, Distel- oder Sonnenblumenöl etabliert. Es sollte allerdings nur mäßig erhitzt werden, weil es sich ab 140 °C zersetzt. Der Rauchpunkt von Rapsöl ist je nach Sorte verschieden. Raffinierte Rapsspeiseöle lassen sich problemlos bis 220 °C erhitzen. Der Rauchpunkt von kaltgepresstem Rapsöl liegt bei etwa 130–190 °C.
Natives Rapskernöl verfeinert in der kalten Küche Kraut-, Kartoffel- und Nudelsalat-Gerichte.

Ⓝ Rapsöl enthält die hochwertige α-Linolensäure (Omega-3-Fettsäure) und das fettlösliche Vitamin K. Schon ein Esslöffel natives Rapsöl deckt den kompletten Tagesbedarf an Vitamin K. Äußerlich kann Rapsöl bei Gelenkbeschwerden und Arthritisleiden verwendet werden.

Ⓗ 9–12 Monate

Ⓧ

KalteKü	ja
WarmKü	ja (raffiniert)
Massage	ja
Hauttyp	empfindliche Haut
Iodzahl	94–120
Verseif	170–180
Spreit	mittel
Stoffe	reich an Vitamin A, E und K

Reiskeim- / -kleieöl

Oryza sativa Oil

Reis (Oryza sativa) ist eine ein- bis mehrjährige Art aus der Familie der Süßgräser (Poaceae). Die Pflanze gehört wie viele Getreidearten zu den ältesten Kulturpflanzen. In China und Indien sammelten die Menschen vermutlich schon vor über 10 000 Jahren Wildreis.
Reis hat zwei Wildformen: Wildreis (Oryza rufipogon) und Wasserreis (Oryza nivara). Durch Züchtungen gibt es heute etwa 8000 Reissorten. Die jährliche Ernte wird auf etwa 600 Millionen Tonnen geschätzt. Um Schädlinge aber auch Unkraut fernzuhalten, hat seit 3000 v. Chr. der Anbau von Wasserreis zugenommen, der heute etwa 80 % der Ernte ausmacht. Hauptanbaugebiete sind die tropischen und subtropischen Regionen.
In Europa findet man Reisfelder in Italien, Frankreich, Portugal und Spanien. Eine Reispflanze kann je nach Sorte bis zu 160 cm hoch wachsen. Der Kulturreis (Oryza sativa) wird einjährig angebaut. Pro Pflanze hat er 10–15 Rispen

die bis zu 300 Reiskörner (Karyospsen) enthalten.
Charakteristisch für Reiskeimöl ist das γ-Oryzanol, auch Pytosterin genannt, das hauptsächlich in der fettreichen Reiskleie vorkommt. Das Fettsäuremuster des Reiskeimöls ist dem des Arganöls sehr ähnlich.

Ö Extraktion mit Lösemittel (oftmals mit Hexan) aus der 16–32 % ölhaltigen Reiskleie. Das native Öl wird bei hoher Temperatur in einer Schneckenpresse unter Sauerstoffausschluss gepresst.
Die Reiskleie setzt sich aus Fruchtwand (Perikarp), Samenschale, Aleuronschicht und dem Embryo des Reiskorns zusammen. Unter der Bezeichnung Reiskeimöl (Rice Germ Oil) und Reiskleieöl (Rice Bran Oil) wird dasselbe Produkt vermarktet. Das Rohöl enthält 5–8 % Unverseifbares, das für Speiseöl nach der Extraktion entfernt werden muss.
Raffiniertes Reiskeimöl hat eine klare bis hellgelbe Farbe und ist weitgehend geschmacksneutral, während nativ gepresstes Öl goldgelblich bis gelblich braun ist und einen charakteristischen Geschmack hat.

F Die Fettsäuren des Reiskeimöls setzen sich zusammen aus Ölsäure etwa 40–50 %, Linolsäure etwa 29–42 %, Palmitinsäure etwa 12–18 %, Sterinsäure 1–3 % und weiteren Fettsäuren mit geringerem Anteil unter 1 %.

M Reiskeimöl ist leicht fettend und lässt sich gut in die Haut einmassieren. Es eignet sich bei barrieregestörter, sensibler und gereizter Haut und ist gut für die Babymassage geeignet.
In Japan wird natives Öl traditionell als natürliches Schönheitsmittel verwendet. In der Kleie und dem Öl sind viele Antioxidanien, Vitamine und Mineralien enthalten. In der Kosmetik dient es zur Herstellung von Lippenstiften.
Reiskeimöl zählt zu den halb- bis nicht trocknenden Ölen (eher halb trocknend).

A Im Sport werden γ-Oryzanol-Präparate als natürliche Alternative zu Steroidhormonen genommen. Im Pferdesport ist Reiskeimöl ein Energielieferant für die Tiere, der den Muskelaufbau unterstützt.
In der kalten Küche ist natives Reiskeimöl wertvoll, weil es Lecithin und Vitamin E enthält. Raffiniertes Reiskeimöl ist zum Braten und Frittieren bestens geeignet.

N In Asien wird γ-Oryzanol verwendet, um Cholesterin- und Blutfettwerte zu senken. Natives Reiskeimöl unterstützt durch das enthaltene γ-Oryzanol das Herz-Kreislauf-System, normalisiert die Cholesterinwerte und stärkt das Immunsystem.

H Natives Reiskeimöl 6–8 Monate, raffiniertes 12 Monate

X

KalteKü	ja
WarmKü	ja (raffiniert)
Massage	ja
Hauttyp	barrieregestörte, sensible und gereizte Haut
Iodzahl	89–115
Verseif	181–195
Spreit	mittel
Stoffe	γ-Oryzanol

Ricinusöl

Ricinus communis Seed Oil

Der in den Tropen und Subtropen beheimatete immergrüne Strauch (Ricinus communis) gehört zur Familie der Wolfsmilchgewächse (Euphorbiaceae). Der Rizinusstrauch kann in warmen Regionen auf Baumgröße bis 12 Meter wachsen oder in kälteren Regionen nur als Strauch vorkommen.

Die Rizinuspflanze wird im Alten Testament im Buch Jona (Kap. 4) erwähnt. Heute werden Rizinussträucher in Indien, Thailand, China und Brasilien für die Industrie angebaut. Die rötlichbraunen, stacheligen Rizinusfrüchte enthalten meist drei bohnengroße, ovale Samen, aus denen das Wirkstofföl gewonnen wird, das in der Pharmazie überwiegend für Augentropfen, Abführmittel und als Lösungsmittel für zahlreiche Arzneistoffe verwendet wird. Ricinusöl ist in Alkohol leicht löslich und hat selbst sehr gute Lösungsmitteleigenschaften, welche die pharmazeutische Industrie zum Einbringen von Wirkstoffen für Injektionszwecke nutzt.

Ö Die geschälten Samen werden kaltgepresst. Wichtig dabei ist, dass die toxischen Lektine Ricin und Rizinin im Presskuchen verbleiben und nicht in das Öl gelangen. Das primär gewonnene Öl wird deshalb nach der Pressung entschleimt, entsäuert und mit Wasserdampf behandelt. Der Wirkstoff Ricin gehört zu den stärksten biogenen Giften. Es kann das Immunsystem negativ beeinflussen und die roten Blutkörperchen zerstören. Für einen Erwachsenen kann der Verzehr von sieben bis acht Rizinussamen tödlich sein. Eine weitere Möglichkeit für die Ölgewinnung ist die ertragreichere Warmpressung oder die Extraktion mit Lösungsmittel und anschließender Raffination.

F Die Fettsäuren des Ricinusöls setzen sich zusammen aus Ricinolsäure etwa 82–86 %, Ölsäure etwa 4 %, Linolsäure etwa 3–6 %, Sterinsäure etwa 1,5–2 %, Palmitinsäure etwa 1,5 % und weitere Fettsäuren mit geringerem Anteil unter 1 %.

M Ricinusöl kann Schwangerschaftsnarben vorbeugen. Nach Operationen hilft es, das Narbengewebe elastisch zu machen.

Mit einem Wattestäbchen vor dem zu Bett gehen aufgetragen pflegt Ricinusöl die Wimpern.

In der Kosmetik wird Ricinusöl aufgrund seiner Alkohollöslichkeit als Haarpflegemittel verwendet, die gleichzeitig rückfettend sein sollen, vor allem als Zusatz zu tonisierendem Haarwasser. Beim Lippenstift verleiht es Glanz und dient der Pigmenthaftung.

Ricinusöl gehört zu den nicht trocknenden Ölen.

A Ricinusöl ist als Speiseöl nicht geeignet. Industriell wird es als Schmiermittel und Weichmacher verwenden. Der Flammpunkt liegt bei etwa 229 °C.

N In einem der drei wichtigsten Ayurveda-Lehrbücher, dem Ashtanga Hrdaya (625 n. Chr) heißt es: »Ricinusöl ist im Geschmack bitter, scharf und süß. Es beschleunigt die Stuhlentleerung (wirkt abführend) und ist schwer zu verdauen. Ricinusöl heilt Tumore im Bauch, Krankheiten, die durch Vata oder Kapha verursacht wurden, wie Vergrößerung des Bauches, wiederkehrendes Fieber, Schmerz und Schwellungen an Bauch, Genitalien und Rücken.«

Ricinusöl wird bei juckender Haut, Warzen oder auch Herpes-Erkrankungen angewendet. Oral eingenommen ist Ricinusöl seit dem Mittelalter ein bekanntes Abführmittel. Dafür verantwortlich ist die Ricinolsäure, eine Hydroxifettsäure, die mit etwa 30 % im Ricinusöl enthalten ist.

Medizinisch dient Ricinusöl zur Anregung des Stoffwechsels und der Stärkung des Immunsystems. Es wirkt als Antidepressivum, beseitigt Spasmen und Stockungen

im Unterleib und lindert Brustentzündungen.
Geschwollene Finger reibt man vier Tagen lang vor dem zu Bett gehen mit Ricinusöl ein.
Das Öl weicht Schuppen auf der Kopfhaut auf, wirkt ablösend und macht Narbengewebe weich und elastisch.
Ⓗ 9 Monate
⊗

Wirköl	ja
Speiseöl	nein
Massage	bedingt
Iodzahl	82–90
Verseif	176–187
Spreit	niedrig
Flammp.	229 °C

Safloröl

→ Distelöl, S. 83

Sanddorn

Sanddorn (Hippophae rhamnoides) gehört zur Familie der Ölweidengewächse (Elaeagnaceae). Sein botanischer Gattungsname enthält die beiden griechischen Namen hippos (Pferd) und phaes (leuchtend). Der Artname rhamnoides bezeichnet den Dorn.
Sanddorn ist ein dorniger, sommergrüner, weidenähnlicher Strauch, der bevorzugt an Dünen der Meeresküsten wächst. Er erreicht Wuchshöhen von bis zu 6 Metern. Beheimatet ist er in Europa und in nördlichen Teilen Asiens. Die Früchte werden von August bis Dezember geerntet. Das Öl unterteilt sich entsprechend dem Ausgangsstoff in drei Arten: ❶ Sanddornfruchtfleischöl, ❷ Sanddornkernöl und dem sogenannte ❸ Sanddornöl, das aus beider Trester gewonnen wird.

❶ Sanddornfruchtfleischöl
Hippophae rhamnoides Fruit Oil

Sanddornfruchtfleischöl enthält weniger ungesättigte Fettsäuren als Sanddornkernöl, dafür in hohem Gehalt die einfach ungesättigte, nichtessenzielle Palmitoleinsäure sowie wertvolle Vitamine, Carotinoide und Fruchtsäuren. Das native Öl ist fruchtig und süß. Dennoch hat das Öl gelegentlich einen leicht essigartigen unangenehmen Geruch. Der Geschmack ist aromatisch und fruchtig. Das intensiv orangene Öl kann Haut und Kleidung verfärbt.
Ⓞ Aus dem zerkleinerten Fruchtfleisch erfolgt die Herstellung durch Kaltpressung oder Zentrifugation des Rohpresssaftes. Eine weitere hochwertige Gewinnungsmethode ist die Extraktion mit überkritischem CO_2 unter Ausschluss von Sauerstoff, Wärme und Licht.
Ⓕ Die Fettsäuren des Sanddornfruchtfleischöls setzen sich zusammen aus Palmitinsäure etwa 31–35 %, Palmitoleinsäure etwa 31–36 %, Ölsäure etwa 19–27 %, Linolsäure etwa 3–5,5 %, α-Linolensäure etwa 1–2 % und weiteren Fettsäuren mit geringerem Anteil unter 1 %.
Ⓜ In der Hautpflege, bei unreiner, rissiger, trockener, strapazierter oder sonnengeröteter Haut profitiert ein Basisöl durch Beimischung von 10 % nativem Sanddornfruchtfleischöl. Es Öl wirkt entzündungshemend, zellregenerierend und eignet sich für reife Haut.
Sanddornfruchtfleischöl zählt zu den nicht trocknenden Ölen.
Ⓐ Um keine Gegenreaktion auszulösen, sollte der hoher Gehalt an Fruchtsäure nicht unterschätzt werden. Das Öl darf als Zusatz nicht zu hoch dosiert sein, weil es sonst zu unreiner Haut und Mitessern führt.

N Bei Verbrennungen, Erfrierungen, Neurodermitis und Hauterkrankungen werden dem Sanddornfruchtfleischöl gute Heilerfolge nachgesagt.
Bei geschwächtem Immunsystem ist Sanddornfruchtfleischöl als Nahrungsergänzung gut für Kinder.

H 9–12 Monate

X

KalteKü	ja (Beimischung)
WarmKü	nein
Massage	ja (Beimischung)
Hauttyp	bei Hautkrankheiten
Iodzahl	60–70
Verseif	190–210
Spreit	mittel
Stoffe	hoher Gehalt an Palmitoleinsäure und α-Tocopherol

❷ Sanddornkernöl

Hippophae rhamnoides Kernel Oil

Sanddornkernöl ist dünnflüssiger als Sanddornfruchtfleischöl. Der Anteil an ungesättigten Fettsäuren ist dagegen deutlich höher. Aufgrund des hohen Anteils an Linolsäure und α-Linolensäure ist es dem Leinöl etwas ähnlich. Die Farbe des Öl ist gelbrötlich.

Ö Kaltpressung oder Extraktion der Kerne.

F Die Fettsäuren des Sanddornkernöls setzen sich aus Linolsäure etwa 25–40 %, α-Linolensäure etwa 29–34 %, Ölsäure ca. 18–23 %, Palmitinsäure ca. 8–11 %, Palmitoleinsäure etwa 2–4 %, Stearinsäure 2–3 % und weiteren Fettsäuren im geringeren Anteil unter 1 % zusammen.

M Als Wirkstofföl eignet sich Sanddornkernöl bei unreiner Haut (Akne). Einem Basisöl, z. B. Mandelöl, beigemischt, wird Sanddornkernöl in der Massage für alternde, trockene, entzündete und ebenso für fett-feuchte Haut und Mischhaut verwendet.
Sanddornkernöl zählt zu den halb trocknenden Ölen.

A Das Fettsäuremuster des nativen Öls ähnelt dem des Hagebuttenkernöls.

N Sanddornkernöl wirkt anregend auf die Collagenbildung der Haut und kann die Oxidation von Zellbestandteilen verhindern, die von einfachen Gewebeschäden bis hin zu krankhaften Mutationen reichen.
Das Öl kann bei der Entstehung freier Radikale und der vorzeitigen Hautalterung durch UV-Bestrahlung entgegenwirken.
Bei Entzündungen im Magen-Darm-Bereich kann natives Sanddornkernöl die Aktivität von proteolytischen Enzymen verringern.
Das Öl wird erfolgreich zum Schutz der Leber und zur Modulation des Immunsystems und in der Krebstherapie zur Zellregenerierung und Stärkung der Immunabwehr eingesetzt. Auch zur Wundheilung nach Operationen empfiehlt sich das Öl.
Bei Zahnfleischbluten oder entzündetem Zahnfleisch, aber auch bei entzündeten Mandeln und Rachenkatarrhen hat sich das Öl bewährt.

H 6–9 Monate

X

KalteKü	ja (Beimischung)
WarmKü	nein
Massage	ja (Beimischung)
Hauttyp	schuppige, unreine Haut, Allergien
Iodzahl	160–165
Verseif	185–200
Spreit	mittel
Stoffe	hoher Gehalt an α-Linolensäure

❸ Sanddornöl

(Sanddorn-Tresteröl)

Hippophae rhamnoides Oil

Sanddornöl ist eine Mischung aller vom Sanddorn gewonnenen Öle (Sanddornfruchtfleisch-, -kernöl und aus dem Trester). Es verringert bei empfindlicher Haut hervorgerufene Hautrötungen. Bei sonnengeschädigter Haut sowie zur Hautpflege nach einem Sonnenbad ist es bestens geeignet. Sanddornöl wird preiswert auf einem Basisöl von Sonnenblumen und Rapsöl angeboten. Es ist jedoch laut Etikett meist nur ein geringer Anteil des nativen Öls enthalten.

Ⓞ Aus den Rückständen der Saftherstellung vom Sanddornfruchtfleisch und dem Trester der Kerne werden die Rückstände von Schalen, Kernen und Fruchtfleisch mit Lösungsmittel extrahiert. Das Tresteröl ist die preiswerteste Variante am Markt.

Ⓕ Die Fettsäuren des Sanddornöls (Tresteröls) setzen sich zusammen aus Ölsäure 24,7 %, Palmitinsäure 23,5 %, Palmitoleinsäure 20,8 %, Linolsäure 14,8 %, α-Linolensäure 13,2 %, Stearinsäure 1,8 % und weiteren Fettsäuren mit geringerem Anteil unter 1 %.

Ⓜ In der herkömmlichen Kosmetikindustrie wird Sanddornöl trotz seiner Wirksamkeit sehr wenig beachtet. Ein Grund dafür ist der hohe Preis.
Sanddornöl zählt zu den nicht trocknenden Ölen.

Ⓐ Nach der Tschernobyl-Katastrophe wurde das Öl zur Behandlung von Strahlenschäden verwendet.

Ⓝ Das preiswertere Tresteröl hat sich hilfreich bei bestimmten Formen von **Sonne**nallergie bewährt.

Ⓗ 9 Monate

Ⓧ

KalteKü	ja (Beimischung)
WarmKü	nein
Massage	ja (Beimischung)
Hauttyp	bei Hautkrankheiten
Sonne	3–4
Iodzahl	160
Verseif	185–200
Spreit	mittel
Stoffe	hoher Gehalt an Tocopherole und Carotinoide

Schwarzkümmelöl

Nigella sativa Oil

Schwarzkümmel (Nigella sativa) heißt auf Arabisch Habbah al-baraka was soviel wie segenreicher Samen bedeutet. Er ist auf vielen Kontinenten verbreitet. Die Pflanze wird etwa 30–45 cm hoch und gehört zur Familie der Hahnenfußgewächse (Ranunculaceae). Fälschlicherweise wird er manchmal mit dem Fenchelkraut (Foeniculum vulgare) verwechselt.
Schwarzkümmel sind kleine schwarze Körner, die nicht mit dem in der Küche bekannten Kümmel oder Kreuzkümmel verwandt sind. Für hochwertiges Schwarzkümmelöl, auch ägyptisches Albarackha Öl genannt, wird die Saat aus Syrien, Irak, Iran, Pakistan und Ägypten gepresst.

Ⓞ Bei der traditionellen Herstellung werden Pflanzen nach der Reife abgeschnitten, getrocknet und von Hand gedroschen, damit sich die 30–35 % ölhaltigen Samen aus den Kapseln lösen. Anschließend werden die Samen zwischen zwei Mühlsteinen zerrieben. Das ist die klassische Art der Ölgewinnung, die wir heute erste Kaltpressung nennen. Die mit Lösungsmitteln extrahierte Variante ist für therapeutische Zwecke nicht geeignet.

Ⓕ Die Fettsäuren setzen sich zusammen aus Ölsäure etwa 23–25 %, Linolsäure etwa 55–60 %, Palmitinsäure etwa 11–12,5 %, Stearinsäure etwa 2–3,5 %, Eicosadiensäure etwa 2,5 % und weiteren Fettsäuren wie α- und γ-Linolensäure mit geringerem Anteil unter 1 %.

Ⓜ Zur Hautpflege und Massage wird Schwarzkümmelöl bei empfindlicher, entzündlicher Haut, Neurodermitis, Schuppenflechte und allergischen Dermatosen (Hauterkrankungen) unverdünnt aufgetragen. Bei juckender Haut kann es auch mit Hanföl und Sheabutter gemischt werden.
Schwarzkümmelöl ist ein halb trocknendes Öl.
Ⓐ In der Tiermedizin ist die Beigabe von Schwarzkümmelsamen zum Futter ein wertvolles Naturheilmittel. Zu 2 % beigemischt verhindert es das Pilz- und Bakterienwachstum, vertreibt Würmer und stärkt das Immunsystem.
Für Menschen ist Schwarzkümmelöl eines der wertvollsten Naturheilmittel. Begleitend zu Chemotherapien kann Schwarzkümmelöl die Nebenwirkungen mildern.
Schwarzkümmelsamen, sogenannter black onion seed (schwarzer Zwiebelsamen), werden auf das Fladenbrot gestreut.
Ⓝ Schon Nofretete und Kleopatra benutzten Schwarzkümmelöl zur Hautpflege. Tutenchamun wurde für seine Reise in ein anderes Leben nach dem Tod ein Fläschchen Schwarzkümmelöl ins Grab gelegt, das heute im Museum von Kairo zu sehen ist.
Plinius der Ältere (um 23–79 n. Chr.) schrieb: »Je stärker Schwarzkümmel riecht, je schwärzer er ist, desto besser ist er.« Abu Hurairah (603–681 n. Chr.) berichtet, das der Prophet sagte: »Benutzt diesen Schwarzkümmel regelmäßig, weil er gegen jede Krankheit ist – außer gegen den Tod«. (Al-Buchari und Muslim).
Schwarzkümmelöl hat vielfältige Heilwirkungen. Es kann Asthma bronchiale und Atemwegserkrankungen abschwächen. Es hilft bei Blähungen und verschafft Linderung bei Schwangerschaftsbeschwerden. Bei Ekzemen, Gelenksschmerzen und Gelenkentzündungen sind die Samen prophylaktisch mit der Nahrung einzunehmen. Eine natürliche Alternative im Gegensatz zur pharmazeutischen Behandlung, beispielsweise mit Kortison, ist äußerlich aufgetragenes Schwarzkümmelöl.
Schwarzkümmelsamen enthalten etwa 0,5 bis 1,5 % ätherisches Öl, das positiv auf das Immunsystem wirkt.
Ⓗ 9 Monate
Ⓧ

KalteKü	bedingt (Nahrungsergänzungsmittel)
WarmKü	nein
Massage	Wirkstofföl
Hauttyp	entzündliche Haut
Iodzahl	115–130
Verseif	182–197
Spreit	mittel
Stoffe	Eicosadiensäure (C20:2)

Senföl

Brassica alba Oil, Brassica nigra Oil

Schon in der Antike war Senf bei Griechen, Römern, Indern und Chinesen als Gewürz und Heilmittel bekannt. Die Senfpflanze (Sinapis) ist ein einjähriges Kraut, das Wuchshöhen von 70 cm (weißer Senf) bis zu 180 cm (schwarzer Senf) erreichen kann. Sie gehört zur Familie der Kreuzblütengewächse (Brassicaceae). Als Gewürzpflanze ist der weiße Senf weltweit kultiviert. Schwarzer Senf wird als Heilmittel gegenüber dem weißen Senf häufiger verwendet.
Senfsamen oder -pulver der Brassica alba sind eigentlich geruchlos und entwickeln erst durch Beigabe von Wasser (Speichel) einen scharf brennenden Geschmack. Dafür ist das Sinalbin verantwortlich, das in den Samen zu 2,5 % enthalten ist.

Das Öl wird überwiegend vom schwarzen Senf (Brassica nigra / Sinapis nigra) und weniger aus den Samen des weißen Senfs (Brassica alba / Sinapis alba) gewonnen. Speiseöl aus weißen Senfsamen hat einen mildwürzigen Geschmack, Öl aus den schwarzen Samen einen scharfen. Raffiniert sind beide Öle geruchs- und geschmacksneutral.

Ö Kaltpressung oder Raffination der etwa 30 % fetthaltigen Samen.

F Die Fettsäuren vom schwarzen Senf setzen sich zusammen aus Erucasäure etwa 40–50 %, Ölsäure etwa 24–26 %, Linolsäure etwa 11–20 %, α-Linolensäure etwa 4–8 %, Gadoleinsäure etwa 6–10 %, Arachinsäure < 1 %, Nervonsäure < 2 %, Palmitinsäure etwa 2–4 % und weiteren Fettsäuren mit geringerem Anteil unter 1 %.

M Senföl wird nur verdünnt angewendet. Es wird von der Haut resorbiert und kann ohne entsprechende Zubereitung, aber auch bei zu häufiger Anwendung Haut- und Nervenschäden verursachen.
Senföl regt den Stoffwechsel an und wird bei der Sport- und Anti-Cellulite-Massage wegen seiner Durchblutung fördernden und Haut erwärmenden Wirkung verwendet. Wegen der erhitzenden Eigenschaft sollte es nicht auf empfindliche Körperstellen wie Gesicht, Dekolleté und Brüste, sowie bei Personen mit empfindlicher Haut, bei Kleinkindern und Babys verwendet werden.
Senföl wird bei Muskel- und Nervenschmerzen, Ischias-, Gelenkschmerzen und einer rheumatischen Arthritis einmassiert.
Senföl gehört zu den nicht trocknenden Ölen.

A Senföl wird als Brenn- und Schmieröl, Speiseöl, Wirkstofföl und in der Kosmetik als Grundlage für Seifen verwendet. Weiße Senfsamen werden zum Einlegen von Gurken und zum Verfeinern vieler Wurstsorten verwendet. Die Samen enthalten neben den 30 % Öl etwa 28 % Eiweiß. Senfsamen sind nicht uneingeschränkt zum Kochen geeignet. Ein hoher Konsum kann zu Reizungen der Magenschleimhaut und der Nieren führen.

N Im Ayurveda findet Senföl aus dem schwarzen Senf (*Sanskrit:* Krishnikaa) besonders bei der Konstitution Kapha Verwendung, weil es Kapha reduziert und Vata besänftigt. Frauen verwenden das Öl gegen Cellulite.
Im Mittelalter wurde Senf gegen Epilepsie und langwierigen Leiden, aber auch bei geschwollener Milz und Hexenschüssen eingesetzt. Senföle werden therapeutisch auf Grund ihrer antibakteriellen Wirkung als lokal wirkende Hautreizmittel verwendet. Die bekannteste äußerliche Anwendung ist das Senfpflaster. Es wird verwendet um die Durchblutung anzuregen und Entzündungsprozesse in den Gelenken zu lindern. Gegen Kopfschmerzen wird es auf den Nacken aufgelegt.
Senföl aus den schwarzen Samen regt die Produktion von Stoffwechselenzymen an, wirkt antibakteriell und fördert die Verdauung. Weisser Senfsamen regt die Verdauung an und hilft gegen Blähungen und Verstopfungen.

H 9–12 Monate

X

KalteKü	bedingt (Erucasäurearme Sorten)
WarmKü	dünsten bedingt
Massage	bedingt
Hauttyp	Wirkstofföl bei Kapha (Ayurveda)
Iodzahl	96–107
Verseif	174–175
Spreit	mittel

Sesamöl

Sesamum indicum Oil

Die bis zu zwei Meter hohe, einjährige krautige Pflanze gehört zu den Pedaliengewächsen (Pedaliaceae). Es gibt weiße und scharze Samen. Schwarzer Sesam (Sesamum indicum) gilt als Ursamen und ist der älteste Ölsamen aus vedischer Zeit. Nachweislich wurde das Öl bereits 2100 v. Chr. von den Persern genutzt. Sesampflanzen bevorzugen heißes, feuchtes Klima und einen sandigen, lehmigen Boden. Die Pflanzen entwickeln sich von der Aussaat bis zur Ernte innerhalb von drei bis vier Monaten. Hauptanbaugebiete sind China, Indien, Myanmar und der Sudan.

Die Sesampflanze ist zahlreichen Schädlingen ausgesetzt. Wenn Insekten Sesamblüten anstechen und Sauerstoff in die Blüte eindringen kann, führt das zum Absterben der Pflanze. Deshalb hat die Sesampflanze im Laufe der Evolution die antioxidativ wirkenden Lignane, Sesamin und Sesamolin entwickelt, die zu den stärksten Antioxidantien gehören. Sesamolin besitzt bakterizide und insektizide Eigenschaften. Sesamin hat eine starke antioxidative und entzündungshemmende Wirkung.

Im nativen Sesamöl sind Calcium (wichtig für den Knochenbau), Lecithin (wichtig für das Denkvermögen) und wertvolle Spurenelemente wie Mangan, Nickel und Eisen enthalten.

Ⓖ Da nicht alle Pflanzen zeitgleich reifen, wird überwiegend per Hand geerntet. Eine reife Kapsel enthält 75–100 Samen und zerplatzt bei der kleinsten Erschütterung, die kleinen Samen gehen dabei verloren. Deshalb wird im unreifen Zustand gepflückt.

Die Samen des weissen Sesams haben einen Ölgehalt von 52–59 %, der des Schwarzen liegt bei 43–51 %. Nach der Ernte werden die Pflanzen gebündelt, getrocknet. Wenn sie ausgereift sind, werden sie geschüttelt, bis die Samen aus den Kapseln fallen.

Die Verarbeitung zum Öl erfolgt aus ungerösteter und gerösteter Saat. Die Samen werden gereinigt, getrocknet und mit Dampf konditioniert. Anschliessend wird geröstet und über Wasserdampf wieder rehydratisiert, denn aus Sesamolin entsteht durch Hydrolyse das Antioxidans Sesamol. Das Rösten entfaltet nicht nur das charakteristisch nussartige Aroma, sondern vermeidet die allergische Reaktion auf rohen Sesamsamen. Daraufhin wird das Öl durch Kaltpressung, Warmpressung oder Extraktion mit Lösungsmitteln gewonnen.

Ⓕ Die Fettsäuren des nativen Sesamöls setzen sich zusammen aus Linolsäure etwa 39–43 %, Ölsäure etwa 37–42 %, Palmitinsäure etwa 8–11 %, Stearinsäure etwa 4–6 %, Linolensäure etwa 2 % und weiteren Fettsäuren mit geringerem Anteil unter 1 %.

Ⓜ Sesamöl dringt schnell und tief in die Haut ein. Äußerlich angewendet wirkt es dem Alterungsprozess der Haut entgegen. Es löst Giftstoffe aus dem Gewebe, pflegt die Haut und regt die Durchblutung an. Für ayurvedische Wellnessanwendungen sollte das Sesamöl idealerweise gereift sein, was bedeutet, dass es kurzzeitig auf über 100 bis max. 110 °C erhitzt wurde, weil es so noch besser in die Haut gelangt. Grund dafür ist auch der thermische Abbau von Sesamolin, wobei das Antioxidans Sesamol gebildet wird. Bei unsachgemäßer Erhitzung des Öls können Trans-Fettsäuren entstehen, die dann über die Haut aufgenommen werden.

In Indien, Sri Lanka und anderen Ländern gilt Sesamöl als das Hautpflegeöl

schlechthin und wird bei fahler, schlecht durchbluteter Haut, sowie als Einreibemittel bei Rheuma und zum Ablösen von Schorf und Krusten verwendet.
Traditionelle ayurvedische Öle mit Sesamöl als Basisöl sollten von einem anerkannten Labor geprüft sein, weil importierte Öle oft Schwermetalle- oder Pestizidrückstände enthalten.
Sesamöl aus gerösteter Saat sollte nicht zur Körperpflege (Massage) verwendet werden. Es ist für die Hautpflege gänzlich ungeeignet, weil durch die sehr hohen Temperaturen beim Rösten Phytosterole und andere wertvolle Bestandteile zerstört werden.
Sesamöl sollte bei Neurodermitis und entzündlichen Hautprozessen auf Grund seiner wärmenden Eigenschaft äußerlich nicht angewendet werden. Allergische Reaktionen, vor allem Kreuzreaktionen mit Soja-, Haselnuss- und Erdnussöl, sind möglich.
Sesamöl ist ein halb trocknendes Öl.

Ⓐ Sesamöl aus gerösteten Samen wird in der kalten wie auch der warmen Küche seines ausgesprochenen kräftigen Geschmacks wegen verwendet. Durch das Rösten bilden sich über 120 Aromastoffe, die dem Öl einen aromatischen und dominanten Geschmack verleihen. Um den wertvollen Gehalt an mehrfach ungesättigten Fettsäuren nicht zu zerstören, sollten die Samen im Röstvorgang nicht über 218 °C erhitzt werden. Das Rösten verringert den Rauchpunkt von 218 auf 160 °C.

Ⓝ In den Veden (klassische indische Schriften) wird Sesamöl Thailam genannt. Im Ayurveda und in der traditionellen chinesischen Medizin wird für therapeutische Zwecke schwarzes Sesamöl verwendet, das hochwertigere Eigenschaften haben soll. Als Gandusha (Mundspülung) wird schwarzes Sesamöl etwa drei bis fünf Minuten lang durch die Zwischenräume der Zähne gezogen. Dabei bindet das Öl die Giftstoffe aus der Mundhöhle. Die weiße Brühe, die sich im Mund bildet, sollte deshalb niemals geschluckt werden, vielmehr ist es wichtig, nach dieser Anwendung den Mundraum gründlich zu spülen. Gandusha intensiviert das Geschmacksempfinden und beugt Karies und Mundtrockenheit vor.
Die Haut vor dem Duschen früh morgens mit gereiftem Sesamöl einzureiben, ist eine Verjüngungskur. Im Ayurveda heißt diese Anwendung Abhyanga, was so viel wie das Einsalben der liebenden Hände bedeutet. Sie wird vier Wochen lang durchgeführt, was dem Zellzyklus entspricht. Dabei werden Giftstoffe gelöst, die sich im Fettgewebe angesammelt haben, und Stoffwechselvorgänge unterstützt.
Die äußerlichen Maßnahmen sollten durch eine Ernährung mit Schonkost und Ghee unterstützt werden, was die Giftstoffe auszuleiten hilft.

Ⓗ 9–12 Monate

⊗

KalteKü	ja
WarmKü	ja (raffiniert)
Hauttyp	reife, trockene, schlecht durchblutende, fahle Haut
Sonne	3–4
Iodzahl	100–120
Verseif	187–199
Spreit	mittel
Stoffe	reich an Lecithin

Sojaöl

Oleum sojae Oil

Die Sojabohne (Glycine max L.) ist ein einjähriges Kraut, das bis zu einem Meter hoch wird. Sie hat weiße bis violette Blü-

ten und gehört in die Familie der Hülsenfrüchtler (Leguminosae). Nachdem sich die Pflanze selbst bestäubt hat wachsen braungelbe Hülsen, die ein bis fünf Sojabohen enthalten.
Schon etwa 2000 v. Chr. wurde Soja in China als Nahrungspflanze erwähnt. Ihren Ursprung hat die Pflanze in der Mandschurei. Im 17. Jahrhundert wurde sie nach Europa eingeführt. Haupterzeuger von vor allem industriell gewonnenem Sojaöl sind heute die USA, China, Indien, Brasilien, Bolivien, Russland und Argentinien. Sojaöl hat mit 30–33 % den größten Anteil an der weltweiten Produktion von Pflanzenölen noch vor Palm- und Rapsöl
Problematisch beim Soja ist die Genmanipulation. Beim Kauf von Sojaöl sollte auf die Kennzeichnung nativ und GMO-frei (nicht genmanipuliert) geachtet werden. Bei der Verarbeitung von Soja, hauptsächlich zu Tierfutter, ist das Sojaöl im Grunde ein Nebenprodukt. Industriell wird Sojaöl bei der Herstellung von Farben und Firnissen eingesetzt und zur Gewinnung von Biodiesel verwendet.
Im Lebensmittelhandel wird überwiegend chemisch extrahiertes und raffiniertes Sojaöl angeboten. Um die Bitterstoffe zu entfernen, wird bei der Extraktion das Lösungsmittel Hexan eingesetzt. Bei der Raffination verliert das Öl den Großteil seiner hochwertigen Inhaltsstoffe, wie Lecithin und die Vitamine A, B und E.
Sojaöl ist eines der Pflanzenöle mit dem höchsten Lecithingehalt, nativ kann es je nach Klimabedingungen und Anbaugebiet bis zu 4 % Lecithin enthalten.

Ö Sojasamen sind nur etwa 20 % ölhaltig, deshalb ist Kaltpressung selten. Kaltgepresstes Sojaöl hat eine gelbe bis dunkelgelbe Farbe. Extrahiertes Sojaöl ist bräunlich gelb.

F Die Fettsäuren setzten sich zusammen aus Linolsäure etwa 50–51 %, Ölsäure etwa 25–26 %, Palmitinsäure etwa 11 %, α-Linolensäure etwa 6–11 %, Stearinsäure etwa 5 % und weitere Fettsäuren mit geringerem Anteil unter 1 %.

M In der Kosmetik ist Sojaöl Bestandteil vieler Cremes. Es schützt die Haut vor Feuchtigkeitsverlust. Sojaöl regelmäßig angewendet wirkt hautberuhigend und macht die Haut weich und geschmeidig. In der Massage lässt sich das Öl gut auf der Haut verteilen. Es zieht relativ schnell ein, ohne dabei einen Fettfilm zu hinterlassen.
Sojaöl eignet sich gut für strapazierte Haut. Es unterstützt die Zellerneuerung und wirkt schützend gegen Entzündungen.
Sojaöl ist ein halb trocknendes Öl.

A Kaltgepresstes Sojaöl ist aufgrund seines hohen Anteils an mehrfach ungesättigten Fettsäuren zum Frittieren und Braten ungeeignet. Der Rauchpunkt von raffiniertem Sojaöl liegt bei etwa 213 °C, der Flammpunkt bei 282 °C, aus diesem Grund wird es in der asiatischen Küche bevorzugt für die Zubereitung der Speisen im Wok verwendet.

N Sojaöl hilft, den Fettstoffwechsel zu regulieren und den Cholesterinspiegel zu senken. Mit der Nahrung aufgenommen dient es der Prävention vor Herz-Kreislauf- und Gefäßerkrankungen. Die im Sojaöl enthaltenen Inhaltsstoffe schützen die Darmschleimhaut und wirken entzündungshemmend. Natives Sojaöl stärkt des Immunsystems.

H 9 Monate

X

KalteKü ja
WarmKü ja (raffiniert)
Massage ja
Hauttyp Misch-, reife, trockene Haut

Iodzahl 122–138
Verseif 189–195
Spreit mittel
Stoffe reich an Lecithin

Sonnenblumenöl

Helianthus annuus Oil

Die Sonnenblume (Helianthus annuus) kann bis zu vier Meter hoch wachsen. Sie gehört zur Familie der Korbblütler (Asteraceae) und stammt aus der Gegend vom südlichen Kanada bis Nordmexiko. Sonnenblumen sind photosyntheseaktiv und binden reichlich Kohlendioxid.

Spanische Seefahrer brachten Anfang des 15. Jahrhundert die Sonnenblume nach Europa. Ab dem 16. Jahrhundert wurde sie zunächst als Zierpflanze populär. Peter der Große brachte sie im 18. Jahrhundert nach Russland, wo ab 1830 die kommerzielle Nutzung begann. In Deutschland ist ein Viertel der Speiseöle Sonnenblumenöl.

Archäologische Funde von Korbresten und Körnern der Urblume datiert auf die Zeit um 3 000 v. Chr. Heute gibt es verschiedene Sorten. Zu Beginn des 20. Jahrhunderts begann die Züchtung auf ölbetonte Typen mit kleineren Körnern und ölarme Typen mit großen Körnern. Durch die Züchtungen gibt es heute unterschiedliche Sonnenblumenöle:

- Sonnenblumenöl (SO)
- mit hohem Linolsäureanteil (HL)
- mit hohem Ölsäureanteil (HO)
- mit hohem Palmitin- und Linolsäureanteil (HP/HL)
- mit hohem Palmitin- und Ölsäureanteil (HP/HO)
- mit hohem Stearin- und Ölsäureanteil (HS/HO)

In Deutschland wurde der HO-Sonnenblumenanbau öffentlich gefördert. Mittlerweile gibt es Sorten mit einem Gehalt an Ölsäure von 70 bis 92 %. Zu den bekanntesten HOSF-Sorten (HO = hoher Ölsäureanteil; SF = Sunflower) gehören Olbaril, Proleic, Olsavil, Olstaril, Cadasol und Capella. Die neuen Öle werden verwendet, um teuere Öle zu verschneiden. Sehr oft wird zum Beispiel dem teueren Arganöl preiswertes Sonnenblumenöl beigemischt.

Für einen Liter Sonnenblumenöl werden etwa 60 Sonnenblumen benötigt. Die Samen sind etwa 44 % ölhaltig. Beim industriellen Herstellungsverfahren werden die Sonnenblumenkerne gereinigt und geriffelt. Je nach Qualität des Öls werden nicht alle Körner geschält. Die Samen werden flockiert und konditioniert. Zur Vorentölung wird das flockierte Saatgut in der Schneckenpresse bei einer Temperatur von 40–75 °C gepresst, der Presskuchen mit über 20 % Ölgehalt anschließend mit Hexan extrahiert. Der Ölgehalt im verbleibenden Schrot liegt unter 1 %. Oftmals wird auch eine Heißpressung bei Temperaturen von bis zu 100 °C durchgeführt, um die Ölausbeute in einem Pressvorgang zu erhöhen.

Für die schonende Kaltpressung werden die Kerne geschält, geschnitten und in der Schneckenpresse, die auf max. 40–50 °C heruntergekühlt wird, gepresst. Eine Filteration oder eine schonende Läuterung (Kurzzeitdämpfung) gilt nicht als Raffination. Wenn es auf dem Etikett heißt »extra mild« (desodoriert), wurde das Rohöl nach der Kaltpressung mit Wasserdampf schonend gewaschen. Das beeinflusst den Eigengeschmack nicht, unterstreicht ihn jedoch.

Natives Sonnenblumenöl ist von gelber Farbe und hat einen milden, leicht nussigen Geschmack. Heiß gepresst ist es orange, raffiniert hellgelb, fast geruchlos und geschmacksarm.

F Fettsäuren des natürlichen Sonnenblumenöls (SO) setzen sich zusammen aus Ölsäure etwa 21–25 %, Linolsäure etwa 59–66 %, Palmitinsäure etwa 5–7 %, Stearinsäure etwa 4–5,5 % und weiteren Fettsäuren im geringeren Anteil von unter 1 %.

M Sonnenblumenöl ist prinzipiell für jeden Hauttyp geeignet. Als mild pflegendes, der Haut leicht aufliegendes Pflanzenöl ist es eine preiswerte Alternative zum Mandelöl. Desodoriertes Sonnenblumenöl wird bei vielen Massageölen als Basisöl verwendet.
Aufgrund seiner niedrigen Viskosität ist das Öl sehr gut für die Haarpflege geeignet. In der Kosmetik wird es für leichte Cremes verwendet.
Sonnenblumenöl zählt zu den halb trocknenden Ölen.

A Sonnenblumenkerne sind sehr nahrhaft. Sie enthalten etwa 24 % pflanzliches Eiweiß und sind bis zu 50 % ölhaltig. Natives Sonnenblumenöl enthält Vitamin E, β-Carotin und bis zu 1 % Lecithin, das besonders für das Nervensystem wichtig ist.
Als Speiseöl eignet sich natives Sonnenblumenöl sehr gut für Rohkostgerichte, Salate und heimische Gerichte. Das Öl enthält mehr n-6- als n-3-Fettsäuren. Daher sollte Sonnenblumenöl (SO) nicht täglich aufgenommen werden.

N Natives Sonnenblumenöl findet als Heilöl bei Verstopfungen, Gelenkschmerzen, schlecht heilenden Wunden, aber auch bei Psoriasis und Rheuma Verwendung. In der russischen Volksmedizin wird natives Sonnenblumenöl für die Ölziehkur und als Fastenöl verwendet. Im Ayurveda wird es aufgrund seiner kühlenden Eigenschaft als Pitta reduzierendes Öl eingesetzt.
Natives Sonnenblumenöl aus biologischem Anbau unterstützt die Behandlung von Diabetes mellitus und Herzkrankheiten.

H 9 Monate

X

KalteKü	ja
WarmKü	ja (HO)
Massage	ja
Hauttyp	normal, Haut mit fettender Tendenz
Iodzahl	115–145
Verseif	186–194
Spreit	mittel
Stoffe	reich an Lecithin

Tamanuöl

(Calophyllumöl)
Calophyllum inophyllum Oil

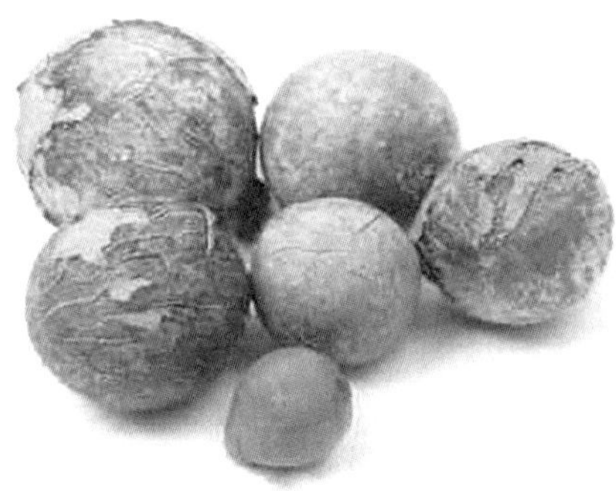

Der immergrüne Tamanubaum (Calophyllum inophyllum), auch Calophyllumbaum genannt, stammt aus der Familie der Johanniskrautgewächse (Clusiaceae). Er kann bis zu 12 Meter hoch wachsen. Beheimatet ist er auf den Inselgruppen im Indischen und Pazifischen Ozean und in afrikanischen Ländern. Weltweit sind über hundert Arten bekannt.
Der kugelförmige Kern enthält bis zu 20 % verschiedener Harze, Cumarine

und Säuren (Costanolid, Inophyllum P. und Calophyllsäure) die antibakterielle, antivirale und entzündungshemmende Wirkung haben. Das native Öl ist dunkelgrün bis ockerfarben und hat einen markanten, leicht säuerlichen Geruch mit Maggikrautnote. Der Geschmack des Kerns erinnert an Apfel.

Ⓖ Für einen Liter Öl werden etwa 20 kg getrocknete Kerne benötigt. Die Kerne werden zunächst etwa acht Wochen in der Sonne getrocknet, da sich das Öl im Gegensatz zu anderen Kernen und Nüssen, erst bildet, wenn die keimende Eigenschaft verschwindet. Danach wird kaltgepresst und das Öl filtriert.

Ⓕ Die Fettsäuren des Tamanuöls setzten sich zusammen aus Ölsäure etwa 48–53 %, Linolsäure etwa 16–24 %, Stearinsäure etwa 6–12 %, Palmitinsäure etwa 13–19 % und weiteren Fettsäuren mit geringem Anteil unter 1 %.

Ⓜ Tamanuöl ist von seiner Konsistenz her schwer, zieht aber doch relativ schnell in die Haut ein. Wird das Öl sparsam aufgetragen, hinterlässt es keinen öligen Rückstand. Es empfiehlt sich, das Tamanuöl im Verhältnis 1:10 mit Macadamianuss- oder Kukuinussöl zu mischen.

Bei trockener, zur Akne neigender Haut, die bereits geschädigt ist, revitalisiert und nährt das Öl die Haut, spendet Feuchtigkeit und beruhigt beanspruchte Hautpartien. Wird Tamanuöl in Problemzonen eingerieben, kann man gute Erfolge bei Cellulitis und Bindegewebsschwäche feststellen.

Tamanuöl ein nicht trocknendes Öl.

Ⓐ Für den Verzehr ist das Öl wegen der signifikant hohen Harzkonzentration eher ungeeignet.

Ⓝ Tamanuöl wird vielfach als Allheilmittel gepriesen. Es wirkt schmerzstillend, entzündungshemmend und wird seiner venenstabilisierenden Wirksamkeit wegen bei Krampfadern und Hämorrhoiden äußerlich angewendet. Bei Akne, bakteriell eitrigen Hautentzündungen, Furunkeln, Operationsnarben, Schwangerschaftsstreifen, Altersflecken, rheumatischen Beschwerden, Gelenkschmerzen, Brandwunden, Gicht, aber auch bei einer schmerzhaften, durch einen Virus verursachten Gürtelrose kann es aufgetragen werden. Das Öl wirkt Haarausfall vorbeugend und verleiht dem Haar seidigen Glanz. Es hilft bei Kopfläusen und Insektenstichen.

Im Ayurveda wird das Öl zur Behandlung von Rheuma einmassiert. Die Bewohner Polynesiens verwenden es für eine reine, klare und fleckenlose Haut.

Als Wirkstofföl stimuliert natives Tamanuöl das Immunsystem und die Selbstheilungskräfte. Es wird bei Magengeschwüren, Lungenentzündungen und Verdauungsstörungen eingenommen.

Ⓗ 6–9 Monate

Ⓧ

KalteKü	nein
WarmKü	nein
Massage	Wirkstofföl
Hauttyp	Furunkel, eitrige und bakterielle Hautentzündungen
Iodzahl	82–98
Verseif	192–202
Spreit	mittel
Stoffe	signifikante Harzkonzentration

Traubenkernöl

Vitis vinifera Seed Oil

Die Weinrebe (Vitis vinifera) aus der Familie der Weinrebengewächse (Vitaceae) ist eine der ältesten Kulturpflanzen. Rebstöcke sind Kletterpflanzen und tragen ab dem dritten Jahr Frucht, die sich bis zum zwanzigsten Jahr kontinuierlich steigert und danach wieder abnimmt. Rebstöcke können bis zu hundert Jahre alt werden. Derzeit gibt es etwa 60 Arten, aus deren Kernen Öl gewonnen wird.

Traubenkernöl, Weintraubenkernöl oder auch Weinbeersamenöl war bereits in der Antike bekannt und beliebt. Natives Traubenkernöl schmeckt leicht süßlich und etwas holzig. Seit Jahrhunderten gehört es zu den besten Pflanzenölen für die kalte Küche, Medizin und Kosmetik.

Der Trester besteht aus etwa drei Vierteln Schale und einem Viertel Kerne, die bis zu 14 % Öl enthalten. Zur optimalen Ölgewinnung müssen die Kerne innerhalb von 12 bis 36 Stunden nach der Entsaftung aus dem Trester ausgewaschen und getrocknet werden, weil sonst die Gehrung einsetzt, mit der ein Geschmack nach Essig einhergeht, was die Qualität mindert.

Natives Traubenkernöl ist hellgelb bis leicht hellgrün. Ist das Öl dunkelgrün, kann von Warmpressung und minderwertigerem Öl ausgegangen werden. Weitgehend farb- und geschmackloses Traubenkernöl ist raffiniert.

Hochwertiges, natives Traubenkernöl wird relativ selten angeboten. Die Ölausbeute beträgt bei nativem Traubenkernöl nur etwa 45–50 %, bei raffiniertem Traubenkernöl sind es 95– 98 %.

Natives Traubenkernöl enthält viele Oligomere Procyanidine (OPC), deren antioxidative Wirksamkeit 18-mal höher als Vitamin C ist und etwa 50-mal höher als Vitamin E. OPC gilt als das effektivste, wirksamste und natürlichste Antioxidans. Zu seinem hohen Gehalt an natürlichem Vitamin E (etwa 32–52 mg / 100 g) und Lecithin enthält Traubenkernöl einen Anteil von bis zu 90 % ungesättigter Fettsäuren.

Ö Kaltpressung, Warmpressung und Extraktion mit Lösungsmittel Hexan. Für die Kaltpressung werden den auf einen Restwassergehalt von max. 10 % getrockneten Traubenkerne mit der Schneckenpresse das Öl entzogen. Anschließend wird das native Rohöl gefiltert und abgefüllt. Für einen Liter Traubenkernöl werden etwa 40 kg Traubenkerne benötigt, die nach dem Entsaften von etwa zwei Tonnen Trauben zurückbleiben.

F Die Fettsäuren des nativen Traubenkernöls setzen sich zusammen aus Ölsäure etwa 15–24 %, Linolsäure etwa 63–74 %, Palmitinsäure etwa 6,5–7,5 %, Stearinsäure etwa 3–5 % und weiteren Fettsäuren mit geringem Anteil unter 1 %.

M Traubenkernöl wird von der Haut sehr gut aufgenommen und macht sie elastisch und geschmeidig. Das Öl lässt sich leicht verteilen und hat sich für Mischhaut, fettige Haut und bei Akne bewährt. Das Öl wirkt Feuchtigkeitsverlust entgegen und hat verjüngende Pflegeeigenschaften. Es reguliert den Talgfluss und wirkt Verhornungen entgegen. Um die Haut zu stabilisieren, kann eine Mischung von Traubenkernöl mit Mandelöl oder Jojobaöl zu gleichen Teilen verwendet werden.

Traubenkernöl zählt zu den halb trocknenden Ölen.

A Kaltgepresstes Traubenkernöl ist in der kalten Küche seines feinen Geschmacks wegen beliebt. Raffiniertes Traubenkernöl kann sehr hoch erhitzt werden. Zum Braten oder für Fondue ist es deshalb gut geeignet.

N Im Mittelalter war Traubenkernöl ein bewährtes Hausmittel, um rissige Haut, Verbrennungen und kleine Wunden zu heilen. Medizinische Forschungen ergaben, dass natives Traubenkernöl aufgrund seiner Antioxidantien das Risiko an Alzheimer, Arteriosklerose oder Krebs zu erkranken verringert. Das Öl unterstützt wirkungsvoll das gesamte Herz-Kreislaufsystem, die Gefäße und den Stoffwechsel.

(H) 9 Monate

(X)

KalteKü	ja
WarmKü	ja (raffiniert)
Massage	ja
Hauttyp	Mischhaut, fettige, reife Haut
Iodzahl	125–144
Verseif	188–194
Spreit	mittel
Stoffe	reich an Vitaminen E, OPC

Walnusskernöl

Juglans regia Oil

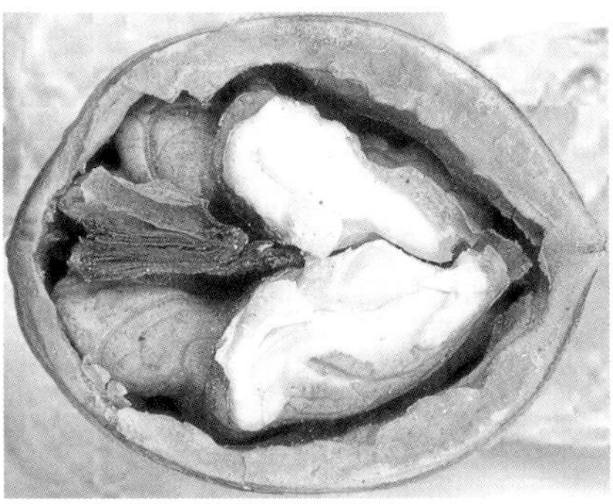

Der Walnussbaum (Junglans regia) wird bis zu 25 Meter hoch und gehört zur Familie der Walnussgewächse (Juglandaceae). Der Baum benötigt etwa 15 Jahre, bevor er Früchte trägt, wirft dann aber jährlich bis zu 4 000 Walnüsse ab. Die Pflanze stammt aus Persien, von wo aus sie durch die Römer in andere Länder gebracht wurde. Heute sind Frankreich, die USA, China und die Türkei Hauptexportländer.

Kaltgepresstes Walnussöl aus ungerösteten Nüssen hat eine bernsteingelbe Farbe und ist angenehm nussig mild in Geschmack und Geruch. Es ist ausgesprochen reich an Vitaminen (A, B1, B2, E und K) und Mineralien (Kalium, Magnesium, Calcium, Phosphor, Eisen und Zink), Außerdem enthält es hochwertiges Lecithin.

Die Walnuss war früher ein Symbol der Fruchtbarkeit.

(Ö) Kaltpressung aus den getrockneten und zerkleinerten etwa 60 % ölhaltigen Walnüssen mit hydraulischen Stempelpressen oder Extraktion mit anschließender Raffination.

(F) Die Fettsäuren setzten sich zusammen aus Ölsäure etwa 15–16 %, Linolsäure etwa 55–62 %, α-Linolensäure etwa 10–13 %, Palmitinsäure etwa 5–7 %, Stearinsäure etwa 1–2,5 % und weiteren Fettsäuren mit geringem Anteil unter 1 %.

(M) Für die Massage ist Walnusskernöl weniger geläufig, obwohl es sehr hautverträglich ist und relativ schnell in die Haut einzieht. Das Öl ist leicht und für trockene, irritierte und rissige Haut geeignet. Es fördert die Regenerierung der Haut. In der Kosmetik wird es zur Hautbräunung und als Sonnenschutzmittel eingesetzt.

Walnusskernöl zählt zu den halb trocknenden Ölen.

(A) In der Küche verfeinert Walnussöl Crêpes und Salate, wenn ein nussiger Geschmack gewünscht wird. Natives Walnussöl sollte wegen des hohen Gehalts an ungesättigten Fettsäuren nie stark erhitzt werden.

Für Kleinkinder nach dem ersten Lebensjahr ist Walnusskernöl hochwertig und bekömmlich. Natives Pflanzenöl kann Schwermetalle und Pestizide enthalten, welche für ein Baby bis zwölf Monate eine zu starke Belastung der Verdauung wären.

N Natives Walnusskernöl schützt die Nervenzellen und ist »Hirnnahrung«. Die Griechen nannten die Walnuss Kara, was Kopf bedeutet. Im Mittelalter wurde der Verzehr von Walnüssen bei allen Formen von Kopfschmerzen verordnet.

Das Öl hat anti-arteriosklerotische und desinfizierende Wirkung und wird deshalb bei Afterjucken, Atemwegserkrankungen, Hühneraugen, Lippenherpes, Warzen und Stoffwechselerkrankungen, aber auch bei Leber-Galle-Beschwerden angewendet.

Im Ayurveda findet Walnussöl bei der Kopfmassage Verwendung, um das Haar zu kräftigen und beim gesunden Haar das Wachstum zu fördern.

H 9 Monate

X

KalteKü	ja
WarmKü	nein
Massage	ja
Hauttyp	trockene, rissige Haut und bei Hautirritationen
Iodzahl	141–155
Verseif	188–196
Spreit	mittel
Stoffe	reich an α-Linolensäure und Linolsäure

Weizenkeimöl

Triticum vulgare Germ Oil

Weizen (Triticum vulgare) gehört in die Familie der Süßgräser (Poaceae) und ist eine der ältesten Kulturpflanzen. Weizen gedeiht auf fast allen nährstoffreichen Böden und wird bis zu 120 cm hoch.

Ö Aus den Keimlingen des Getreidekorns, die etwa 7–12 % fettes Öl enthalten, wird Weizenkeimöl gewonnen. Für einen Liter werden etwa 30 kg Weizenkeimlinge benötigt, die aus etwa 17 Tonnen Weizenkörnern gewonnen werden.

Weizenkeimöl wird in hydraulischer Pressung kaltgepresst oder durch Lösungsmittelextraktion oder lösungsmittelfreie Extraktion mit überkritischem CO_2 gewonnen.

F Die Fettsäuren setzen sich zusammen aus Ölsäure etwa 18–22 %, Linolsäure etwa 51–56 %, Palmitinsäure etwa 17–18 %, α-Linolensäure etwa 6 %, Stearinsäure etwa 1 %, Palmitoleinsäure etwa 1 % und weiteren Fettsäuren mit geringerem Anteil unter 1 %.

M Natives Weizenkeimöl hat einen hohen Gehalt an Tocopherolen (Vitamin E), wodurch das Bindegewebe geglättet und gestrafft wird. Vor der Geburt wird es bei der Dammmassage verwendet und vor und nach der Schwangerschaft hilft es gegen Schwangerschaftsnarben. Zur Dammmassage sollte das Öl über einen Zeitraum von etwa sechs Wochen vor dem Geburtstermin täglich sanft einmassiert werden. Der Damm wird so für die bevorstehende Geburt geschmeidig und einem Dammriss wird vorgebeugt.

Weizenkeimöl zählt zu den halb trocknenden Ölen.

A Weizenkeimöl eignet gut für die kalte Küche und als Nahrungsergänzung im Müsli oder einem Frucht- oder Gemüsesaft. Da hochwertige Inhaltsstoffe nicht hitzebeständig sind, sollte es nicht erhitzt werden. Schon ab 60 °C werden die wertvollen Tocopherole zerstört. Weizen ist sehr oft mit Pestiziden belastet. Achten Sie daher auf pestizidgeprüfte Qualität.

Weizenkeimöl ist reich an Lecithin und Vitamin E. Ein hochwertiges natives Weizenkeimöl enthält acht verschiedene Tocopherole. Davon sind drei für die Ernährung besonders wichtig (α-, β-, γ-Tocopherol). Daneben enthält Weizenkeimöl noch Provitamin A und Vitamin D.

Ⓝ Wegen des hohen Vitamin-E-Gehalts ist Weizenkeimöl wirksam bei Beschwerden wie Schwäche- und Ermüdungserscheinungen und bei Herz-Kreislauf-Problemen. Vitamin E fördert die Sauerstoffversorgung der Zellen und bietet oxidativen Schutz.

Ⓗ 9–12 Monate

Ⓧ

KalteKü	ja
WarmKü	nein
Massage	ja
Hauttyp	geschädigte, trockene und reife Haut
Iodzahl	115–128
Verseif	179–190
Spreit	mittel
Stoffe	reich an Vitamin E und α-Linolensäure

Wildrosenöl

→ Hagebuttenkernöl, S. 86

Zedernusskernöl

Pinus sibirica Kernel Oil

Der immergrüne Zederbaum (Cedrus) stammt aus der Familie der Kieferngewächse (Pinaceae) und wird etwa 40–50 Meter hoch. Die sibirische Zirbelkiefer (Pinus sibirica), die in Russland als Zeder bezeichnet wird, kann extremen Naturbedingungen trotzen und bis zu 800 Jahre alt werden. Der Stamm kann einen Durchmesser von über zwei Metern erreichen. In Sibirien wird die Zeder ihrer dunkel, blaugrünlichen Nadeln wegen als der schönste und ehrwürdigste Baum (Lebensbaum) bezeichnet und ist ein Symbol der Kraft und Langlebigkeit. Die Himalayazeder (Deodarazeder, Cedrus deodara) ist der heilige Baum der Hindus.

Im Buch Mose (Leviticus 14,1–7) lehrt Gott Mose und die Priester zu heilen. Dabei taucht unter allen aufgeführten Pflanzen die Zeder als heilkräftiger und reinigender Baum mehrmals auf.

Zedernusskerne sind bis zu 64 % ölhaltig und enthalten etwa 17 % pflanzliches Eiweiß, dazu die Vitamine B1, B2, B3, E und F, sowie Lecithin, Eisen, Magnesium, Niacin, Jod, Kupfer, Kalium, Zink und Phosphor.

Ⓞ Kaltpressung der gereinigten Zedernusskernen. Natives Zedernusskernöl ist hellgelb bis bernsteinfarbig.

Ⓕ Die Fettsäuren setzten sich zusammen aus Linolsäure etwa 40–47 %, Ölsäure etwa 22–27 %, γ-Linolensäure etwa 18–20 %, Palmitinsäure etwa 4–7 %, Stearinsäure etwa 2,5 %, Gadoleinsäure etwa 1 % und weiteren Fettsäuren mit geringerem Anteil von unter 1 %.

Ⓜ Zedernusskernöl ist zur Massage und Körperpflege gut geeignet. Es macht die Haut weich und geschmeidig. Die enthaltenen Antioxidantien verlangsamen den Alterungsprozess der Haut.

Zedernusskernöl ist bei Neurodermitis, Schuppenflechte und anderen Hautkrankheiten als Basisöl zu empfehlen. Beim Auftragen auf empfindliche Haut kann es zu Juckreiz kommen. Eine Beimischung von Hagebuttenkernöl (natives Wildrosenöl) hat sich dafür bewährt.

Zedernusskernöl zählt zu den halb trocknenden bis trocknenden Ölen.

Ⓐ Zedernusskernöl hat ein feines, leicht harziges, nussartiges Bukett. Es enthält wertvolle Aminosäuren. Natives Zedernöl enthält gut dreimal soviel Omega-3-Fettsäuren als die zur Nahrungsergänzung angebotenen Kapseln, die auf Fischöl basieren. Brot soll länger frisch bleiben, wenn zum Teig etwas Zedernusskernöl zugegeben wird. Die Verdaulichkeit gleicht dem Olivenöl und ist besser als die von Sonnenblumenöl oder tierischen Fetten.

N Kaltgepresstes Zedernusskernöl (nicht zu verwechseln mit einem ätherischen Öl) wird in der Volksmedizin für die verschiedensten Krankheiten verwendet. Es hat sich wegen seiner heilenden Wirkung bei Verbrennungen, Erfrierungen, gegen Haarausfall und zur Verbesserung der körperlichen und psychischen Gesundheit ausgezeichnet. Es regt die Wundheilung an und ist ein natürliches Narbenöl.

Täglich ein bis zwei Esslöffel natives Zedernusskernöl mit der Nahrung eingenommen, stärken das Immunsystem. Das Öl hilft bei Erkältungen der Atemwege, Diabetes, Gastritis, zur Senkung des Cholesterins im Blut, zur Stärkung des Nervensystems, bei Lebererkrankungen, Strahlenkrankheit, Nierenerkrankungen, diversen Augenerkrankungen und hilft gegen periodische Kopfschmerzen.

Zedernusskernöl wird nachgesagt, hemmend auf das Wachstum von Krebszellen zu wirken. Es wird zur Therapie von Tumorerkrankungen verwendet.

H 9–12 Monate

X

KalteKü	ja
WarmKü	dünsten bedingt
Massage	ja
Hauttyp	reife Haut
Iodzahl	152–176
Spreit	mittel
Stoffe	reich an Vitamin E und Lecithin

Zwetschenkernöl

Prunus domestica Oil

Die Zwetsche (Prunus domestica) ist eine Unterart der Pflaume und beide sind eine Züchtung aus einer Naturkreuzung von Schlehen und Kirschpflaumen. Ihre Heimat ist Vorderasien. Um 800 n. Chr. brachten Händler die Frucht nach Nordeuropa. Heute sind mehr als 2 000 Arten bekannt.

Der Zwetschenbaum wird bis zu zehn Meter hoch und trägt eine blaue bis blauschwarze, etwa 5–8 cm längliche, eiförmige Steinfrucht, die in Mitteleuropa im Spätsommer geerntet wird.

Das hellgelbliche Zwetschenkernöl wird bei uns im Handel wenig angeboten, obwohl die Frucht heimisch ist. Die Kerne sind ein Abfallprodukt bei der Verarbeitung zu Saft und Marmelade. Europaweit werden jährlich einige Tonnen ungenutzt entsorgt.

Natives Zwetschenkernöl ist reich an Vitamin E.

Ö Kaltpressung aus den 25–40 % ölhaltigen Kernen. Das Öl wird schonend gepresst und anschließend gefiltert.

F Die Fettsäuren des Zwetschenkernöls setzten sich zusammen aus Ölsäure etwa 60–75 %, Linolsäure etwa 15–25 %, Palmitinsäure etwa 5–10 %, Stearinsäure etwa 2–5 % und weiteren Fettsäuren mit geringerem Anteil unter 1 %.

M Zur Haut- und Körperpflege wird Zwetschenkernöl als Beigabe für Badeöle, Cremes und Massageöle verwendet. Pur aufgetragen gibt natives Zwetschenkernöl ein glattes, seidiges Hautgefühl und hinterlässt einen zarten Duft nach Vanille und Marzipan.

Wegen des hohen Gehalts an ungesättigten Fettsäuren ist das Öl besonders für gereizte und empfindliche Haut geeignet.

Zwetschenkernöl zählt zu den nicht trocknenden bis halb trocknenden Ölen.

A In der Küche ist Zwetschenkernöl (noch) recht unbekannt, der Gourmet verwendet es zum Abrunden diverser Speisen.

Ⓗ 9–12 Monate
ⓧ

KalteKü	ja
WarmKü	bedingt
Massage	ja
Hauttyp	gereizte und empfindliche Haut
Iodzahl	90–108
Verseif	188–199
Spreit	mittel
Stoffe	reich an Vitamin E, Palmitinsäure (6–12 %)

Pflanzenfette

Babassuöl

Orbignya oleifera Seed Oil

Die in Südamerika, vor allem im nordöstlichen Staat Maranhao von Brasilien beheimatete Babassupalme (Attalea speciosa) gehört zur Familie der Palmengewächse (Arecaceae). Sie kann bis zu 30 Meter hoch wachsen und trägt etwa 12 cm lange, ovale Nüsse, die drei bis sechs Samen enthalten.

Natives Babassuöl ist in flüssiger Form leicht gelblich, klar und talgartig. Im konventionell kaltgepressten Öl werden oft Bakterien und Hefen gefunden. Beim Kauf sollte auf ein Analysezertifikat und das BIO-Zeichen geachtet werden. Im Einzelhandel angebotenes Öl stammt überwiegend aus Raffination und ist farb- und geruchlos.

Natives Babassuöl enthält viele Vitamine und Mineralien. Sein Erstarrungspunkt liegt wie beim nativen Kokosfett bei 22–25 °C. Auch die Fettsäureverteilung ist der des Kokosfetts ähnlich.

Ⓞ Samen der Babassunuss sind bis zu 70 % ölhaltig und werden kaltgepresst. Die indigen Kulturen des Amazonas kochen die Früchte aus und schöpfen das Öl ab.

Ⓕ Babassuöl hat einen hohen Gehalt an kurzkettigen Fettsäuren. Seine Fettsäuren setzten sich zusammen aus Laurinsäure etwa 44–50 %, Myristinsäure etwa 15–20 %, Ölsäure etwa 12–18 %, Palmitinsäure etwa 10–11 %, Caprinsäure etwa 4–8 %, Caprylsäure etwa 3,5–6 %, Stearinsäure ca 3–5 %, Linolsäure etwa 1–3 % und weiteren Fettsäuren mit geringerem Anteil unter 1 %.

Ⓜ Babassuöl hat eine cremige, halbfeste Konsistenz. Es eignet sich für empfindliche und trockene Haut, sowie für Mischhaut. Wird das Fett bei Zimmertemperatur in den Händen gerieben, zergeht es durch die Körperwärme und Reibung. Das Öl zieht schnell, jedoch nicht tief in die Haut ein, ohne einen Fettfilm zu hinterlassen.

Pur aufgetragen lindert es juckende Haut und zeigt durch den hohen Gehalt an Laurin- und Myristinsäure gute Wirkung bei Ekzemen und Neurodermitis.

Beigemischt in ein Pflanzenöl mit hohem Anteil an Ölsäure, etwa Mandelöl, ist es nicht nur für die Massage, sondern auch als Basisöl für die Aromatherapie geeignet.

Babassuöl wird den nicht trocknenden Ölen zugeordnet.

Ⓐ Natives Babassuöl kann zum backen von Kuchen und Keksen verwendet werden. Das native Öl riecht dezent nach Kokos und talgig. Brasilianische Frauen verwenden Babassuöl, um die Haut geschmeidig, weich und schön zu erhalten. In der Kosmetik wird es für die Herstellung von Seifen, Lippenstiften und Gesichtscremes verwendet.

Ⓝ Babassuöl hat eine kühlende Wirkung wie Kokosfett. Im Ayurveda eignet es sich für die Pitta-Konstitution.

Die Laurinsäure verleiht dem Öl antimikrobakterielle und pilzhemmende Eigenschaften.

Ⓗ 18 Monate

⊗

KalteKü	nein
WarmKü	kochen und backen; braten, frittieren und dünsten bedingt
Massage	ja
Hauttyp	strapaziert, entzündlich, feutigkeitsarm
Iodzahl	12–20
Verseif	241–256
Spreit	hoch
Stoffe	reich an Laurinsäure

Kakoabutter

Theobroma cacao Seed Butter

Der immergrüne Kakaobaum (Theobroma cacao) gehört zur Familie der Malvengewächse (Malvaceae). Er wird bis zu 15 Meter hoch und kann bis zu 60 Jahre alt werden. Beheimatet ist er im oberen Amazonasgebiet, wächst heute aber in vielen Ländern entlang des Äquators, sofern die Temperatur konstant über 16 °C liegt, das Klima tropisch feucht und seine Umgebung schattig ist. Die reife Frucht ist etwa 15–25 cm lang, enthält 5 Reihen die bis 50 Samen enthalten.

Die Maya bauten den Kakao etwa 600 n. Chr. an. Für sie war die Pflanze ein Geschenk vom Kakaogott Ek Chuah. Die Azteken vermischten die zerriebenen Samen mit Wasser zu einem Getränk (Xocolatl). Spanische Eroberer brachten den Kakao im Jahr 1528 nach Europa, wo dieser dem Adel entstammenden Männern als berauschendes Mittel vorbehalten war. Lange Zeit waren Kakaobohnen Zahlungsmittel für Sklaven und Nutztiere. Für ein Kaninchen wurden etwa 10, für einen kräftig gebauten schwarzen Mann 100 Kakaobohnen bezahlt. Ein Tafel Schokolade enthält den Kakao von etwa 25–40 Bohnen.

In Plantagen werden die Bäume meist auf eine Höhe von vier Meter gestutzt. An der Kakaogewinnung hat die Elfenbeinküste gefolgt von Ghana den größten Anteil.

Native Kakaobutter ist sehr teuer. So haben geschäftstüchtige Biotechnologieunternehmen in den USA und Japan ein enzymatisches Verfahren entwickelt, um aus preiswerten Ölen und Fetten wie Sonnenblumen-, Olivenöl und Palmfett ein Kakaobutterimitat herzustellen.

Native Kakaobutter (Oleum Cacao) ist relativ hart. Sie wird erst bei 32 °C weich und verflüssigt sich bei Temperaturen über 36 °C. Native Kakaobutter ist das härteste Fett aller Speiseöle. Sie hat eine gelbweiße Farbe und riecht nur leicht nach Kakao. Der Geschmack ist angenehm mild.

ⓞ Kakaobutter entsteht aus nativer oder raffinierter Herstellung. Bei der nativen Gewinnung werden die Kakaobohnen auf Qualität geprüft gereinigt und anschließend bei 130 °C etwa 20 Minuten mild geröstet, damit sich die Schale von den Bohnen löst. Die Schalen werden dann entfernt und die Samen zerkleinert und gemahlen. Beim Mahlvorgang wird die Masse erhitzt, damit sich die Bestandteile der etwa 50 % ölhaltigen Samen zu einer homogenen Kakaomasse vermischen. Das durch Abpressen (hydraulische Pressen) gewonnene, zentrifugierte oder filtrierte Fett wird anschließend einer Reinigung (Desodorierung) unterzogen, um unerwünschte Stoffe zu entfernen. Bei der Raffinierung werden die Bohnen gereinigt, geschält und geröstet und dann in erhitzten Walzen zur Kakaomasse verarbeitet, die schließlich einer Fettpresse zugeführt wird.

F Die Fettsäuren der Kakaobutter setzen sich zusammen aus Ölsäure etwa 30–38 %, Stearinsäure etwa 31–38 %, Palmitinsäure etwa 24–32 %, Linolsäure bis etwa 2 % und weiteren Fettsäuren mit geringerem Anteil unter 1 %.

M Kakaobutter hat hautpflegende Eigenschaften und hinterlässt nur einen leichten Film. Sie ist zur Pflege empfindlicher Babyhaut, alternder Haut, aber auch für Antifaltencremes beliebt. Bei spröder und gereizter Haut wird sie einem Basisöl beigemischt.

Bei unreiner Haut oder Akne sollte Kakaobutter nicht zur Pflege genommen werden, weil sie einen hohen Anteil an Stearin- und Palmitinsäure hat, der bei fetter Haut und regelmäßiger Anwendung die Komedonenbildung (Mitesser) fördert.

Kakaobutter zählt zu den nicht trocknenden Ölen.

A Die Industrie nutzt Kakaobutter als Basisöl für Wund- und Heilsalben, sowie als Grundlage für Badepralinen und Massage-Bars (Massageöl in fester Form). Sie wird auch für die Herstellung von Seifen und Pflegeprodukten, vor allem Lippenstifte verwendet.

Die Lebensmittelindustrie verarbeitet Kakaobutter in Pralinen und Schokolade.

N Kakaobutter kann während der Schwangerschaft zur Vorbeugung von Schwangerschaftsstreifen eingerieben werden und um Narben zu glätten.

H 9–12 Monate (nativ)
24 Monate (raffiniert)

X

KalteKü	nein
WarmKü	kochen bedingt
Massage	ja
Hauttyp	trockene, spröde und gereizte Haut
Iodzahl	33–42
Verseif	192–198
Spreit	niedrig
Stoffe	reich an Stearinsäure und Palmitinsäure

Kokosfett

Cocos nucifera Oil

Die Kokospalme (Cocos nucifera) zählt zu den Palmengewächsen (Arecaceae). Sie kann bis zu 30 Meter hoch wachsen und bis zu 100 Jahre alt werden. Kokosnüsse gehören zu den Steinfrüchten. Von einer Kokospalme können etwa 100 1–2 kg schwere Steinfrüchte pro Jahr geerntet werden.

Kokospalmen wachsen weltweit vor allem auf den Inseln Polynesiens, den Archipelen und im ganzen Südostpazifik. Das Hauptanbaugebiet von Kokosplantagen ist Indonesien gefolgt von den Philippinen und Indien. Ihre Heimat ist schwer zu bestimmen, da Kokosnüsse sich schwimmend über das Meer weit verbreiten können.

Für Millionen Menschen ist die Kokospalme Teil des täglichen Lebens. Sie liefert Baustoff für Häuser und Gebrauchsgegenstände. Aus den Kokosfasern werden Matratzen und Fußmatten gefertigt. Das Endosperm dient der Ernährung, das Kokoswasser als isotonisches Erfrischungsgetränk und Durstlöscher.

Aufbau einer Kokosnuss im Längsschnitt: Die Kokosnuss wird von einer gelbgrünen bis gelbbraunen, wasserdichten wachsüberzogenen, glänzenden, lederartigen Außenhaut (Exokarp) umgeben. Darunter schließt sich eine 4–6 cm dicke, schwammige Faserschicht (Koir) an (Mesokarp). Es folgt die innere harte Fruchtwand (Endokarp). Das ist die uns aus dem Supermarkt bekannte Kokosnuss. Darunter liegt die weiße, ölhaltige 1–2 cm dicke feste Kopraschicht (festes Endosperm, uns in Form von Kokosflocken oder -raspeln bekannt). Der Hohlraum (Haustorium) enthält Kokoswasser (flüssiges Endosperm). Am oberen Ende der Nuß befinden sich die drei Poren (Augen), durch die der Keimling austreten kann.

Kokos enthält getrocknet etwa 65–70 % Fett. Das Kokosfett enthält langkettige, gesättigte Fettsäuren.

Aus dem Kopra werden Kokosmilch und Kokoscreme gemacht. In den tropischen Anbaugebieten wird das geraspelte Kopra durch ein Tuch gepresst. Die so gewonnene Kokoscreme wird durch Zugabe von (heißem) Wasser zur Kokosmilch.

Bei uns im Handel angebotene Kokosmilch in Dosen ist meist eine Emulsion aus Wasser und Kopra mit Stabilisatoren, wie Natrium-Carboxymenthylcellulose, und einem Verdickungsmittel, wie Xanthan (E 415), eine unverdauliche, von Mikroorganismen erzeugte Stärke.

Natives Kokosfett setzt sich überwiegend aus mittelkettigen Fettsäuren zusammen, die zu 92 Prozent aus ungesättigten Fettsäuren bestehen und dennoch cholesterinfrei sind.

Ö Kaltpressung (Virgin Coconut Oil, VCO) oder Raffination. In den Fabriken wird die Kopra gewaschen, getrocknet, geschredert, gekocht, raffiniert, gebleicht, desodoriert und gehärtet. Bei einer entsprechenden Raffination kann selbst aus minderwertigem Kopra, das aus organoleptischen Gründen für die Nahrungsindustrie unbrauchbar ist, noch Kokosfett für kosmetische Zwecke gewonnen werden.

Natives Kokosfett (VCO) wird unter hygienischen Bedingungen aus dem festen Endosperm getrocknet, geraspelt, unter 40 °C gepresst, gefiltert und abgefüllt. Raffiniertes und teilweise chemisch gehärtetes Kokosfett ist eine weiße, geruchlose und feste Masse, die auf Grund ihrer Hitzebeständigkeit und ihres hohen Rauchpunkts als Fett zum Braten und Frittieren, Schmoren oder Dünsten beliebt ist.

F Die Fettsäuren des nativen Kokosfetts (VCO) setzen sich zusammen aus Caprylsäure etwa 5–9 %, Caprinsäure etwa 5–8 %, Laurinsäure etwa 45–52 %, Myristinsäure etwa 18–20 %, Ölsäure etwa 5–8 %, Stearinsäure ca 2–5 %, Palmitinsäure etwa 7–10 %, Linolsäure etwa 1–2 % und weiteren Fettsäuren mit geringerem Anteil von unter 1 %.

M Kokosfett dringt bei der Massage schnell, jedoch nicht tief in die Hautoberfläche ein. Es macht die Haut weich, ohne ein Fettungsgefühl zu hinterlassen. Bei Hautunreinheiten sollte das Öl nicht verwendet werden, da es ein komedogenes Lipid ist.

Kokosfett ist ein nicht trocknendes Öl.

N Natives Kokosfett enthält Caprinsäure. Diese gesättigte, mittelkettige Fettsäure, die auch in der Muttermilch enthalten ist, wirkt gegen Bakterien, Viren und Protozoen. Das Öl unterstützt das ökologische System der Haut und des Darms. Bereits bei ersten Anzeichen eines Schnupfens ist es ratsam, verstärkt Kokosfett (VCO) zu sich zu nehmen. Kokosfett schädigt nachweislich Viren folgender Arten: Grippe, Herpes simplex (HSV-1 und HSV-2), Masern etc.

In Indien wird natives Kokosfett (Keram) verwendet, um dem Haar Glanz und Seidigkeit zu geben und im Ayurveda seiner kühlenden Eigenschaft wegen bei Pitta-Konstitution angewendet. In Haarpflegeprodukten wird Kokosfett bei trockenem und sprödem Haar verwendet.

Festes Endosperm (Kokosflocken) reinigt die Nieren und stärkt die Immunabwehr. In Indien werden Kokosflocken verwendet, um Würmer aus dem Darm zu vertreiben.

Ⓗ 12–18 Monate (VCO) gut verschlossen im Kühlschrank. Raffiniert bis 24 Monate.

Ⓧ

KalteKü	bedingt
WarmKü	ja
Hauttyp	trockene, gereizte, rissige, reife Haut
Iodzahl	7–11
Spreit	hoch
Stoffe	hitzebeständig, hoher Laurinsäure-Gehalt

Palmöl

Elaeis guineensis Oil

Der tropische Palmbaum, auch Ölpalme genannt, wächst bis zu 30 Meter hoch und kann etwa 120 Jahre alt werden. Der Palmbaum gehört zu den Palmengewächsen (Arecaceae). Ölpalmen sind von allen kommerziell angebauten Ölpflanzen mit etwa 1200 Liter Öl pro Hektar Anbaufläche die ertragreichsten. Eine Palme lässt pro Jahr bis zu 12 Bündel heranwachsen, von denen jedes etwa 25 kg schwer ist und über 1000 Früchte trägt. Seinen Ursprung hat der Palmbaum in Afrika von wo er von niederländischen Seefahrern Mitte des 19. Jahrhunderts nach Indonesien gebracht wurde, welches heute vor Malaysia, der Elfenbeinküste und Südamerika Hauptanbaugebiet ist.

Natives Palmöl, auch als rotes Palmfett bezeichnet, wird aus dem Mesocarp der roten, pflaumengroßen Palmfrüchte gewonnen, Palmkernöl aus den Kernen. Palmöl ist ein butterartiges Fett, das sich ab einer Temperatur von 27–45 °C verflüssigt. Sein hoher Carotin-Gehalt verleiht ihm die orangerote Farbe. Palmöl aus der Raffination ist ein fast weißes bis leicht gelbliches Öl.

Natives Palmkernöl enthält einen hohen Anteil der gesättigten Fettsäure Laurinsäure, die auch reichlich im Kokosfett enthalten ist. Natives Palmkernöl riecht würzig, leicht fruchtig und ist im Geschmack leicht zitronig. Der Schmelzpunkt von Palmkernöl liegt bei 25–30 °C.

Ⓞ Zentrifugieren, Kaltpressung und Raffination.

Nachdem aus den Palmfrüchten das Palmöl gepresst wurde, verbleiben die sehr harten Palmkerne, die bis zu 52 % ölhaltig sind. Diese werden von den Fasern des Masocarp gereinigt, geschält, auf etwa 8 % Feuchtigkeitsgehalt getrocknet, anschließend gemahlen und kaltgepresst oder mit Lösungsmitteln extrahiert.

Ⓕ Die Fettsäuren des roten Palmöls setzten sich zusammen aus Palmitinsäure etwa 45–47 %, Ölsäure etwa 37–41 %, Linolsäure etwa 9–11 % Stearinsäure ca 4–5 %, Myristinsäure etwa 1–1,5 % und weiteren Fettsäuren mit geringem Anteil unter 1 %.

Fettsäuren des Palmkernöls setzten sich zusammen aus Laurinsäure etwa 45–48 %, Myristinsäure etwa 15–18 %, Ölsäure etwa 15–18 %, Palmitinsäure etwa 7–10 %, Caprylsäure etwa 2,5–5 %, Caprinsäure etwa 3–5 %, Linolsäure etwa 2–3,5 % Stearinsäure etwa 2–3 % und weiteren Fettsäuren mit geringerem Anteil unter 1 %.

Ⓜ Rotes Palmöl verjüngt die Haut, kühlt und spendet Feuchtigkeit. Bei regelmäßiger Anwendung macht es Narben elastischer. In der Industrie wird Palmöl für die Herstellung von Kerzen, Seifen und Treibstoff verwendet. Palmkernöl wird in

der pharmazeutischen Industrie zur Herstellung von Cremes verwendet.
Palmöl und Palmkernöl zählen zu den nicht trocknenden Ölen.
Ⓐ Natives Palmöl ist sehr hitzebeständig und hat große Ähnlichkeit mit Kokosfett. Es eignet sich zum Backen, Braten und Frittieren. Aufgrund seines einzigartig süßlich, kräftigen, vollmundigen Geschmacks ist es hervorragend als Speisefett geeignet. Die Art der Ölgewinnung kann sich auf den Geschmack auswirken.
Die Lebensmittelindustrie verwendet Palmkernöl für Margarine, Glasuren von Backwaren, Eiskonfekt und Pralinen, für Schokoladenfüllungen und Speiseeis.
Weißes, raffiniertes Palmöl ist ein Abfallprodukt der industriellen Produktion. Dem Fett wurde der Farbstoff entzogen und viele wertvollen Inhaltsstoffe entfernt. Dennoch wird es in der Küche als hitzeunempfindliches Bratenfett verwendet.
Ⓝ Rotes Palmöl wird bei Verstopfung, Vergiftung und Übelkeit eingesetzt. Das native Fett enthält zahlreiche Antioxidanzien, die freie Radikale binden und so die Immunabwehr des Körpers stärken.
Kaltgepresstes Palmöl enthält einen hohen Anteil an Tocopherolen, Tocotrienolen und mehrfach ungesättigten Fettsäuren. Die Wirkung von Tocotrienol ist etwa fünfzig Mal stärker als die von Vitamin E. Tocotrienole haben bei Krebsformen wie dem Melanom oder Brustkrebs heilende Wirkung.
Ⓗ 9–12 Monate
⊗

KalteKü	bedingt (hoher Schmelzpunkt)
WarmKü	ja (Palmkernöl und Palmöl)
Massage	ja
Hauttyp	alternde, reife Haut
Iodzahl	34–61 (Palmöl) 14–21 (Palmkernöl)
Verseif	190–209 (Palmöl) 230–234 (Palmkernöl)
Spreit	hoch (Palmkernöl)

Sheabutter
Butyrospermum parkii Butter

Der Karitèbaum (Butyrosperum parkii), auch afrikanischer Butterbaum, Schibutterbaum oder Sheabaum genannt, gehört zu den Sapotengewächsen (Sapotaceae) und wächst am südlichen Saum der Sahelzone vom östlichen Senegal bis Uganda. Der Name Butyrospermum parkii gilt heute als veraltet. Die korrekte botanische Bezeichnung ist Vitellaria paradoxa mit der Unterteilung in zwei Subspezien, der westafrikanischen Vitellaria paradoxa subspecies und der ostafrikanischen Vitellaria subspecies nilotica. Ein ausgewachsener Baum erreicht eine Höhe von etwa 12 Metern und kann 300 Jahre alt werden. Er blüht im Durchschnitt das erste Mal nach etwa zwanzig Jahren und trägt 4 cm große, grüne Früchte mit süßlichem Fruchtfleisch und braunen Kernen, die etwa 50 % Fett enthalten. Erst im Alter von etwa 30–50 Jahren erreicht er seinen maximalen Ernteertrag.
Native Sheabutter wird aus den Kernen der Früchte gewonnen. Sie ist von leicht gelblicher Farbe und riecht aromatisch, leicht nussig und etwas fruchtig und fettig. Die beiden Subspezien unterscheiden sich aufgrund klimatischer Bedingungen nach Region in ihren Fettsäurenzusammensetzungen. Die aus der Raffination stammende Sheabutter ist überwiegend weiß und geruchlos. Schwarze Sheabutter entsteht durch Röstung der Kerne in heißem Sand oder über dem Feuer.

Sie riecht aromatisch, balsamisch und rauchig.

Ebenfalls aus den Kernen der Frucht wird Sheanussöl (Butyrospermum parkii Seed Oil) gepresst. Sein Gehalt an gesättigten Fettsäuren und unverseifbaren Fettbegleitstoffen ist geringer als bei der Sheabutter.

Besonders wertvoll ist die aus Westafrika stammende Shea paradoxa. Diese Butter ist nicht ganz preiswert, jedoch im Bezug auf andere Shea-Sorten qualitativ von höchster Güte, da sie einen höheren Anteil an zellschützenden und antioxidativ wirkenden Tocopherolen hat, etwa 80 mg/100 g. Im Vergleich dazu enthält die Shea nilotica 4,4–11 mg/100 g.

Die Schmelztemperatur von Sheabutter liegt bei 32–42 °C.

Ö Die eiförmigen Steinfrüchte werden von Hand gesammelt, vom Fruchtfleisch befreit und in der Sonne oder in einem aus Ästen gebauten Ofen getrocknet. Die Kerne werden anschliessend in einer Ölmühle gemahlen und gesiebt, um die Schale zu entfernen. Anschließend wird das Öl aus den Kernen in einem Ofen extrahiert, in einer Mühle zerkleinert, unter Zugabe von Wasser gekocht und filtriert. Traditionell werden die Kerne in der Sonne getrocknet, geschält, über dem Feuer geröstet und per Hand mit Stößeln zu einer bräunlichen Masse verarbeitet. Die Masse wird mit Wasser erhitzt und solange bearbeitet bis sich das Sheafett auf der Wasseroberfläche absetzt. Es kann dann abgeschöpft und gefiltert werden.

F Die Fettsäuren der Sheabutter aus Westafrika (Shea paradoxa) setzten sich zusammen aus Ölsäure etwa 42–46 %, Stearinsäure etwa 36–45 %, Linolsäure etwa 4–8 %, Palmitinsäure etwa 4–8 %, Archinsäure etwa 1–2 % und weiteren Fettsäuren mit geringerem Anteil unter 1 %.

Die Fettsäuren der Sheabutter aus Ostafrika (Shea nilotica) setzen sich zusammen aus Ölsäure etwa 58–61 %, Stearinsäure etwa 26–30 %, Linolsäure etwa 4–8 %, Palmitinsäure etwa 4 % und weiteren Fettsäuren mit geringem Anteil von 1–2%.

M Sheabutter ist für die Massage beliebt, weil sie eine gute Rückfettung und ein gutes Wasserbindungsvermögen bietet. Raue Hautstellen an Ellenbogen, Füßen und Kniescheiben werden zart und weich. Der hohe Anteil an Unverseifbarem macht die Haut zart und geschmeidig.

Wegen der hohen Gehalte an wertvollen Inhaltsstoffen wie Stearinsäure, Palmitinsäure, Ölsäure und Allantoin wird Sheabutter in der Kosmetikindustrie gern zu pflegenden Produkten verarbeitet.

Sheabutter zählt zu den nicht trocknenden Ölen.

A In Afrika wird Sheabutter, Gold der Frauen genannt, als Speisefett verwendet. In den westlichen Ländern dient sie überwiegend zur Produktion von Margarine. Die in der Sheabutter enthaltenen Stearine werden in der Nahrungsmittelindustrie auch als Ersatz für Kakaobutter eingesetzt.

In Pflegemitteln für trockenes, sprödes Haar und bei Haarspliss wird Sheabutter als natürlicher Konsistenzgeber verwendet.

N Native Sheabutter wird eine Heilwirkung bei rheumatoider Arthritis (chronische Polyarthritis) zugeschrieben. Sie kann auch gut bei schuppender Dermatitis, trockener Altershaut und gegen Schwangerschaftsnarben angewendet werden. Narben werden durch regelmäßiges Auftragen weich und elastisch. Durch den hohen Gehalt an Stearinsäure

ist Sheabutter bei Neurodermitis gut zur Pflege geeignet. Sie hinterlässt nach dem Auftragen einen samtigen, glänzenden Film.
Das Besondere an der nativen Sheabutter ist der Anteil der Triterpenalkohole (Amyrin, Lupeol, Botyrospermol). Sie wirken antiinflammatorisch (entzündungshemmend), hindern Enzyme und Proteastasen am Abbau von Collagen und Elastin, hemmen die Histaminausschüttung und wirken antiallergisch.

Ⓗ 12 Monate

⊗

WarmeKü	bedingt (in Afrika als Speisefett)
Massage	ja
Hauttyp	trockene, unreine, rissige Haut, Neurodermitis
Iodzahl	52–65
Verseif	178–198
Spreit	niedrig
Licht	3
Stoffe	reich an Stearinsäure und Allantoin

Wachse
pflanzlicher und tierischer Herkunft

Bienenwachs
Cera flava, Cera alba

In Ägypten zu Zeiten der Pharaonen und selbst in unserer Zeit ist Bienenwachs ein Werkstoff für die Kerzenherstellung, Lederpflege und Kosmetikindustrie. Die Ägypter entdeckten die antibakterielle Wirkung und nutzten Bienenwachs und Harz, um Mumien frisch zu halten. Als einer der ersten Heiler, der Salben aus dem Bienenwachs entwickelte, wird der griechische Arzt Galenus (129–199 n. Chr.) beschrieben.
Für die Christen war die Biene ein Symbol der Jungfräulichkeit, weshalb Bienenwachskerzen in Kirchen brennen durften. Mit Ausbreitung des Christentums verlor Bienenwachs (höhere Rauchentwicklung) wegen der Entdeckung des Stearins (Schmelzpunkt 52–60 °C) und Paraffins Anfang des 19. Jahrhunderts an Bedeutung.
Die Arbeiterbienen, die zwischen dem dritten und sechsten Hinterleibsring acht Paare Wachsdrüsen haben, produzieren ein weißliches, flüssiges, leicht fettiges Sekret. Es gelangt von den Drüsen in die Zwischenringtaschen, wo es sich zu feinen Wachsplättchen ausbildet. Ein Wachsplättchen wiegt etwa 0,0008 g. Seine gelbliche Farbe erhält das Bienenwachs (Cera flava) vom Pollenöl, das sie aufnehmen und verarbeiten, ein Inhaltsstoff der Blütenpollen, in dem auch der Naturfarbstoff Carotin enthalten ist.

Ⓦ Industriell werden die honigleeren Bienenwaben mit Lösungsmitteln, etwa Benzin oder Xylol, extrahiert. Nachteilig sind jedoch Nymphenhäutchen, Propolis und Pollen, die das Wachs verunreinigen. Die Waben werden mit Wasser benetzt, damit das Nymphenhäutchen Feuchtigkeit aufnimmt, und dann eingefroren. Danach lässt sich das Nymphenhäutchen schonend vom Wachs trennen. Zur Reinigung wird das gewonnene Wachs bei Temperaturen von etwa 75–80 °C über einen längeren Zeitraum in einem Thermobehälter belassen. Aufgrund der unterschiedlichen Dichte steigt das Wachs nach oben und die Verunreinigungen setzen sich ab. Schmelzen ist das am häufigsten verwendete und umweltfreundlichste Verfahren. Das Wachs kann auf verschiedene Arten geschmolzen werden, etwa mit kochen-

dem Wasser, Wasserdampf, einem Abdeckelten- oder Sonnenschmelzer.
Das flüssige Wachs wird zur Reinigung filtriert. Schwefelsäure, Oxalsäure oder Wasserstoffperoxid dienen zur Aufhellung ohne Qualitätsverlust, somit entsteht das im Handel erhältliche weiße Bienenwachs (Cera alba).

F Bienenwachs besteht aus über 300 Einzelstoffen. Die Bestandteile setzen sich aus etwa 70 % Fettsäureestern, etwa 15 % Fettsäuren, Cerotinsäure und Melissinsäure, etwa 14 % Paraffinkohlewasserstoffen, Wachsalkohlen, Mytricylpalmitat und Aromastoffen zusammen.
Der Schmelzpunkt des Bienenwachses liegt bei 62–65°C.

M In der Kosmetik gilt Bienenwachs als Konsistenzgeber, sowie als Co-Emulgator (um fett- mit wasserhaltige Substanzen zu mischen) schlechthin. Bienenwachs wird geschmolzen und gereinigt für Salben, Seifen, Cremes, Lippenstifte etc. verwendet.
In Cremes sollte der Anteil an Bienenwachs nicht größer als 3 % betragen, um ein Spannungsgefühl auf der Haut zu vermeiden. Bienenwachs ist für die Haut eine neutrale und wenig reizende Substanz. Eine Alternative zum Bienenwachs ist Ceralan und Carnaubawachs.
Ceralan ist ein Bienenwachsderivat, das über eine bessere Emulgiereigenschaft verfügt und somit Emulsionen stabiler und haltbarer macht. Für die Herstellung von Cremes kann der Anteil von Ceralan über 20 % in der Fettphase betragen. Allergiker sollten bei einer Bienenwachsallergie die Verwendung meiden und auf Ceralan zurückgreifen.
Bei der Hautpflege wirkt Bienenwachs rückfettend und hautschützend. Das Wachs ist sehr fettreich und eignet sich besonders für Menschen mit sehr trockener, rissiger und strapazierter Haut.
Bienenwachs zählt zu den nicht trocknenden Ölen.

A In der Nahrungsindustrie wird Bienenwachs unter der Bezeichnung E 901 geführt. Es wurde früher zur Konservierung von Obst verwendet. Heute wird Bienenwachs in der Lebensmittelindustrie als Trennmittel beispielsweise bei der Herstellung von Gummibärchen eingesetzt.

N Bienenwachs ist oft Bestandteil in Massagekerzen und wird auch als Wärmepackung bei Erkältungsbeschwerden, Husten sowie bei Beschwerden der Muskeln und Gelenke eingesetzt.

H Nahezu unbegrenzt.

X

Hauttyp	trockene Haut
Iodzahl	11–23
Verseif	87–102
Spreit	niedrig

Carnaubawachs

Cera Carnauba

Die Carnaubapalme (Copernicia prunifera) ist eine südamerikanische Palmenart, die überwiegend in Brasilien angebaut wird. Das Wachs wird aus den Blättern gewonnen. Eine ausgewachsene Palme erreicht eine Höhe von bis zu 15 Metern, der Durchmesser des Stammes beträgt etwa 25 cm. Die fächerförmigen Blätter haben einen etwa 1 m langen Blattstiel, sind etwa 1,5 m breit, rund und gelbgrün bis blaugrün. Beide Seiten der Blätter sind mit Wachs überzogen. Die 2 m lange Rispe (Blütenstand) ragt über die Blattkrone hinaus, die Blüten sind gelblichbraun und die Früchte braun-schwarz und etwa 2,5 cm dick. Carnaubawachs besitzt eine hellgelb bis grünliche Farbe und ist das härteste natürliche Wachs.

Ⓦ Maximal dreimal im Jahr werden 6–8 Blätter abgeerntet und zur Trocknung auf Matten gelegt, wodurch die Wachsschuppen sich zu lösen beginnen. Durch Schaben und Schlagen wird das Wachs schließlich von den Blättern getrennt. Der Ertrag liegt bei etwa 5–8 g pro Blatt. Pro Baum und Jahr werden etwa bis zu 200 g gewonnen.

Ⓕ Die Bestandteile setzen sich zusammen aus etwa 85 % langkettiger Wachssäuren (ω-Hydroxycarbonsäuren und aromatischen Carbonsäuren, etwas Zimtsäure), etwa 13–14 % Fettalkohlen (Wachsalkohlen) und etwa 2–3 % Diolen, wie unter anderen Behensäure, Carnaubasäure und Melissinsäure.

Der Schmelzpunkt des Carnaubawachses liegt bei 80–87 °C.

Ⓜ Ähnlich wie Bienenwachs dient Carnaubawachs als Konsistenzgeber für Salben, Cremes und halbfeste Arzneimittel, Lidschatten, Lippenstifte etc.

Carnaubawachs zählt zu den nicht trocknenden Ölen.

Ⓐ In der Nahrungsindustrie wird Carnaubawachs unter der Bezeichnung E 903 geführt. Es wird zur Konservierung von Obst, als Trennmittel für Kaugummis und Gummibärchen verwendet.

In der Autoindustrie ist es Bestandteil hochwertiger Autowachse und Polituren.

Ⓝ Carnaubawachs ist unverdaulich. Es ist gesundheitlich unbedenklich und wird auf natürlichem Weg wieder ausgeschieden. Frei von Duftstoffen ist es für Allergiker geeignet.

Ⓗ 3–4 Jahre

Ⓧ

Iodzahl	7–14
Verseif	75–95
Spreit	niedrig
Hauttyp	frei von Duftstoffen, für Allergiker geeignet

Jojobaöl / -wachs

Simmondsia chinensis Oil

Der immergrüne Jojobastrauch (Simmondsia chinensis) wächst an Hängen mit körnigen Böden, entlang ausgetrockneter Flussläufe im nordwestlichen Teil von Mexiko. Für die Ölgewinnung wird er überwiegend auf Plantagen in den USA, Nordmexiko, Argentinien und Israel angebaut.

Jojobaöl ist chemisch betrachtet ein Wachs und erstarrt bei niedrigen Temperaturen (unter 7 °C). Seine Zündtemperatur liegt bei 338 °C, der Flammpunkt bei 295 °C.

Die unverseifbaren Anteile betragen etwa 46 %.

Ⓞ Erste Kaltpressung oder Extraktion mit Lösungsmitteln aus den braunen, etwa 1 cm großen und bis zu 50 % ölhaltigen Samen.

Natives Jojobaöl ist goldgelb. Je farbloser ein Jojobaöl ist, umso höher ist die Wahrscheinlichkeit, dass es aus der Raffination stammt.

Ⓕ Die Fettsäuren setzen sich zusammen aus Gadoleinsäure etwa 63–71 %, Erucasäure etwa 13,5–15 %, Ölsäure etwa 9,5–18 %, Palmitinsäure etwa 1–3 %, Nervonsäure etwa 1,5 % und weiteren Fettsäuren unter 1 %.

Ⓜ Jojobaöl zieht schnell ein und hinterlässt keinen Fettfilm. Es eignet sich vorzüglich zur Pflege entzündeter, schuppiger oder unreiner Haut. Es macht sie glatt und geschmeidig. Bei durch Zentralheizung oder Klimaanlagen trockener Luft beugt es Hautreizungen vor, weil die Haut bei regelmäßigem Auftragen widerstandsfähiger wird.

Jojobaöl wirkt antiallergen, feuchtigkeitsbewahrend und -regulierend. Bei sehr fettiger Haut sollte es zu gleichen

Teilen mit einem nicht trocknenden Pflanzenöl wie Süßmandelöl gemischt werden.

Wegen seiner Geruchsneutralität kann Jojobaöl als Basisöl für die Aromatherapie verwendet werden.

Jojobaöl zählt zu den nicht trocknenden Ölen.

Ⓐ Jojobaöl ist ein hervorragendes Pflegeprodukt, für die Ernährung jedoch nur bedingt geeignet, weil Wachs aufgrund fehlender Darmenzyme nicht verdaut werden kann.

Bei Cremes wird das Öl als zusätzlicher Konsistenzgeber und leichter Emulgator verwendet. Bei Haarpflegeprodukten bringt Jojobaöl seine feuchtigkeitsbindende Eigenschaft ein. Bei brüchigem, splissigem und schuppigem Haar wird es zur Haarpflege genommen und dient als Basis für eine Haarkur.

Weil es selbst nicht oxidiert, somit über Jahre hinweg nicht schlecht wird, kann Jojobaöl die Haltbarkeit anderer Pflanzenöle verlängern.

Ⓝ Um Schwangerschaftsstreifen vorzubeugen, wird Jojobaöl während der Schwangerschaft in die entsprechenden Bereiche einmassiert. Die Wirkung kann durch Beigabe von Hagebuttenkernöl, Sheabutter oder Weizenkeimöl verstärkt werden.

Für unreine Haut ist das native Öl eine ideale Fettkomponente. Es eignet sich zur Pflege bei Hautproblemen wie Akne oder Schuppenflechte.

Jojobaöl hat einen natürlichen Lichtschutzfaktor von etwa 4 und kann deshalb bei sonnenunempfindlicher Haut als Sonnenschutzöl verwendet werden.

Ⓗ Jojobaöl wird nicht ranzig, weil es keine Triglyceride (Fette) enthält, sondern eine Reihe hochmolekularer Esterketten mit Carbonsäuren (flüssigem Wachs). Es ist prinzipiell 24 Monate haltbar.

Ⓧ

KalteKü	nein
WarmKü	nein
Massage	ja
Iodzahl	82–89
Verseif	93
Unvers	37–49 %
Spreit	niedrig
Hauttyp	reife, trockene, unreine Haut
Sonne	4
Stoffe	viel Provitamin A und Vitamin E

Vitamin-E-Gehalt einiger Pflanzenöle

Vitamin E ist der Oberbegriff für fettlösliche Substanzen mit antioxidativer Wirkung. Chemisch gesehen ist Vitmin E eine Mischung aus acht verschiedenen Isomeren. Davon gehören vier zur Gruppe der Tocopherole und vier zur Gruppe der Tocotrienole.

Tocopherole

Tocopherole sind in der Lage, freie Radikale zu binden. Ein niedriger Tocopherol-Spiegel erhöht das Krebsrisiko. Oft wird Vitamin E als *das* Anti-Aging-Produkt vermarktet, doch Tocopherol ist kein Verjüngerungsmittel, sondern wirkt Alterungsvorgängen in den Zellen nur entgegen. Vorbeugend können Tocopherole gegen Arteriosklerose und Arthrose eingesetzt werden. Eine Überdosierung kann sich in Form von Verdauungsstörungen, Erschöpfung und Muskelschwäche äußern.

Tocotrienole

Tocotrienole wirken grundsätzlich wie Tocopherole. Sie werden von der Haut besser aufgenommen, die Verwertung ist jedoch im Gegensatz zu den Tocopherolen bei oraler Einnahme um etwa 70 % geringer. Tocotrienole sind für die Zellmembranen 40- bis 60-mal wirksamer als Tocopherole. Hochdosiert sind sie in Traubenkernen und Palmfrüchten enthalten. Sie schützen Gehirnzellen vor Neurodegeneration, wirken gegen Arteriosklerose, sind entzündungshemmend und können den Cholesterinspiegel senken.

Pflanzliche Öle haben einen hohen Tocopherolgehalt, mit unterschiedlichen Anteilen der Abkömmlinge α-Tocopherol, β-Tocopherol, γ-Tocopherol und δ-Tocopherol. Angegeben ist jeweils der Gesamtgehalt in mg/100 g.

Der Tocopherolgehalt ist bei nativem Weizenkeimöl besonders hoch, deshalb ist es hier vorangestellt. Es folgen einige der wichtigesten Pflanzenöle zum Vergleich.

Weizenkeimöl
kaltgepresst

Gesamtgehalt	217,3
α-Tocopherol	163,0
β-Tocopherol	54,3

Arganöl
kaltgepresst

Gesamtgehalt	62,0
α-Tocopherol	42,7
β-Tocopherol	10,0
γ-Tocopherol	8,1
δ-Tocopherol	1,2

Hanföl
kaltgepresst

Gesamtgehalt	89,4
α-Tocopherol	12,9
β-Tocopherol	3,4
γ-Tocopherol	63,4
δ-Tocopherol	9,7

Jojobaöl
kaltgepresst

Gesamtgehalt	66,3
α-Tocopherol	56,4
β-Tocopherol	3,7
γ-Tocopherol	2,0
δ-Tocopherol	4,2

Mandelöl
kaltgepresst

Gesamtgehalt	63,4
α-Tocopherol	55,7
β-Tocopherol	1,6
γ-Tocopherol	3,1
δ-Tocopherol	3,0

Nachtkerzenöl
kaltgepresst

Gesamtgehalt	26,3–66,1
α-Tocopherol	7,6–35,6
γ-Tocopherol	18,7–35,8
δ-Tocopherol	0–1,9

Olivenöl
nativ extra

Gesamtgehalt	30,5
α-Tocopherol	22,7
β-Tocopherol	5,5
γ-Tocopherol	1,6
δ-Tocopherol	0,7

Rapsöl
kaltgepresst

Gesamtgehalt	89,4
α-Tocopherol	32,5
β-Tocopherol	1,0
γ-Tocopherol	55,4
δ-Tocopherol	0,5

Sojaöl
kaltgepresst

Gesamtgehalt	99,4
α-Tocopherol	11,6
β-Tocopherol	2,0
γ-Tocopherol	64,7
δ-Tocopherol	21,1

Sonnenblumenöl
kaltgepresst

Gesamtgehalt	126,6
α-Tocopherol	121,6
β-Tocopherol	3,1
γ-Tocopherol	1,3
δ-Tocopherol	0,6

Traubenkernöl
kaltgepresst

Gesamtgehalt	32–52
α-Tocopherol	8,3–20
β-Tocopherol	0,6–7,3
γ-Tocopherol	13,2–17,7
δ-Tocopherol	0,6–1,0
α-Tocotrienol	3,2–13,5
γ-Tocotrienol	4,5–17,7

Mazerate

Wie zuvor erklärt sind Mazerate Pflanzenauszüge, die durch Einlegen von Pflanzenteilen in ein Basisöl oder eine Ölmischung entstehen. Die Fettsäurenzusammensetzung eines Mazerats ist dadurch vom Basisöl abhängig. Deshalb können im Folgenden auch keine Angaben dazu gemacht werden. Genauso ist die Haltbarkeit eines Mazerats vom verwendeten Basisöl abhängig.

Zusätzlich zu den am Anfang des Kapitels Pflanzenöle genannten Abkürzungen in der Übersicht »Schnelles Wissen« werden hier weitere verwendet und zwar

Wirköl Wirkstofföl **Verwend** Verwendung

Aloe-Vera-Mazerat

Die echte Aloe (Aloe barbadensis Miller) gehört zur Familie der Liliengewächse (Liliaceae). Der Name Aloe stammt aus dem arabischen und bedeutet bitter, vera ist lateinisch und heißt die Wahre. In ihrer arabischen Heimat ist sie seit über 6 000 Jahren bekannt.

Die Pflanze ist stammlos. Ihre Blätter wachsen etwa 40–50 cm hoch und bestehen zu 98 % aus Wasser mit wertvollen Inhaltsstoffen wie Vitaminen, Enzymen, Aminosäuren, Saccharide und organischen Säuren. Das direkt aus den aufgeschnittenen Blättern entnommene Aloe-Vera-Gel ist in verschiedenen Darreichungsformen auf dem Markt. Es gibt Gel in reiner Form, aber auch mit Konservierungsstoffen aufbereitete Sorten. Das Gel sollte kein Aloin enthalten, ein von der Pflanze entwickelter Fraßschutz vor Nagern, der in hoher Dosierung für den Menschen giftig ist.

Aloe Vera ist fast geruchlos, lange haltbar und hat sehr gute Pflegeeigenschaften bei Hautleiden (Neurodermitis, Schuppenflechte, toxische Hautschäden durch Chemotherapie). Das reine Gel direkt der Pflanze entnommen stimuliert das Zellwachstum und eignet sich daher zur Wundheilung.

Ⓞ Für das Mazerat werden 60 g kleingeschnitte Blätter der Pflanze in je einen Liter kaltgepresstes Mandel- und Jojobaöl etwa 3 Wochen eingelegt. Anschließend wird das Gemisch durch ein Leinentuch gefiltert und in eine dunkle Flasche abgefüllt.

Ⓜ Aloe-Vera-Mazerat wird seit Jahrtausenden als Heilmittel und zur Schönheitspflege verwendet. In der Massage

hilft es der sensiblen und gereizten Haut. Aloe Vera ist feuchtigkeitsbewahrend und daher besonders für trockene Haut geeignet.
Das Gel ist bei Akne, Brandwunden, Schuppenflechte und Sonnenbrand hilfreich.
Ⓐ Aloe-Vera-Gel in reiner Form hat kühlende, kräftigende, blutstillende, juckreizmindernde und entzündungshemmende Wirkung. Es hilft bei Verbrennungen, Narben und Wunden. Nach der Dermabrasion, das kontrollierte Abschleifen von Hautschichten, wie etwa Flecken und atrophe Narben, kann es allergische Reaktionen oder Juckreiz hervorrufen.
Ⓝ Aloe Vera gilt als Pflanze der Unsterblichkeit. Im Ayurveda wird Aloe Vera als Heilpflanze für Frauen verwendet und als Kumari (*Sanskrit:* Mädchen) bezeichnet. In China wird der Saft der Blätter gegen Wurmparasiten, zur Stärkung des Magens, als abführendes Hausmittel gegen Verstopfungen und zum Ableiten von Hitze und Feuer aus Leber und Dickdarm verwendet. Im Extrakt der Pflanze wurden bislang über 400 Wirkstoffe entdeckt. Während der Schwangerschaft sollte das Gel nicht verzehrt werden.
Ⓧ
Massage ja
Wirköl ja
Verwend Verbrennungen, Entzündungen

Arnika-Mazerat

Die Arnikapflanze (Arnica montana L.) gehört zur Familie der Korbblütler (Asteraceae) und wird als sehr vielseitige Heilpflanze beschrieben. Die unter Naturschutz stehende Pflanze hat leuchtend gelbe Blüten und kann bis zu 60 cm groß werden.
In der germanischen Mythologie ist die Pflanze der Muttergöttin Freyja geweiht und gilt als Schutz vor übler Nachrede und Bösem. Sie heilt Wunden, aber auch Schmerzen der Seele.
Ⓞ Für das Mazerat wird ein Glas zur Hälfte mit Blüten der Pflanze gefüllt und mit kaltgepresstem Oliven-, Mandel-, Jojoba- oder Sonnenblumenöl aufgefüllt. Der Ansatz soll etwa 3 Wochen ruhen.
Ⓜ Arnika-Mazerat hat sich bewährt, um die Durchblutung anzuregen, bei Muskelkater, aber auch verspanntem Nacken.
Ⓝ Arnika wirkt entzündungshemmend, schmerzstillend und wärmend. Das Mazerat hat desinfizierende Eigenschaften und wirkt antimikrobiell. Arnika-Mazerat wird bei Prellungen, Verstauchungen und Gelenkentzündungen angewendet.
In der Homöopathie (Arnica D1 bis D4) wird es bei Infektionskrankheiten, akuten Verletzungen, Blutarmut etc. eingesetzt. Als ätherisches Öl hilf Arnika als Wundheilmittel und bei seelischer Verstimmung.
Arnika-Mazerat ist nicht für längeren Gebrauch geeignet, weil es gelegentlich zu Hautausschlägen kommen kann. Darüber hinaus sollte es nicht mit Schleimhäuten in Kontakt kommen.
Ⓧ
Massage ja
Wirköl ja
Verwend Prellungen, Verstauchungen, Gelenkentzündungen

Calendula-Mazerat

→ Ringelblumen-Mazerat

Johanniskraut-Mazerat

Johanniskraut (Hypericum perforatum) gehört zur Familie der Hartheugewächse (Hypericaceae). Es ist in Europa, West-

asien und Nordafrika beheimatet und wächst vor allem auf trockenen Böden. Es wird bis zu 100 cm hoch und hat fünf goldgelbe Kronblätter.
Johanniskraut wird seit der Antike als Arzneimittel verwendet. Im Mittelalter und in der früheren Neuzeit wurde Johanniskraut gegen psychische Beschwerden eingesetzt und auch zur Teufelsaustreibung. Im Volksmund wird es auch Hexenkraut, Manneskraft, Johannisblut, Walpurgiskraut, Frauenkraut, Herrgottsblut, Sonnenwendkraut, Jageteufel und Hartheu genannt. In der Johannisnacht (24. Juni) wurde Johanniskraut gesammelt, um Hexen und Geister abzuwehren und das Haus gegen Blitzschlag zu schützen. Zerreibt man die Blüten, wird eine rote Flüssigkeit abgesondert, die sich der Legende nach aus dem Blut von Johannes dem Täufer bildet. Das hat dem Kraut den Namen gegeben.
Ⓞ Drei Hände voll frisches Johanniskraut werden in einem Liter Oliven-, Raps-, Sonnenblumen- oder Distelöl eingeweicht und in einem geschlossenen Glas 8 bis 10 Tage an einen sonnigen Platz gestellt. Dann wird noch einmal die gleiche Menge frisches Johanniskraut zugegeben. Im Reifungsprozess färbt der natürliche photodynamische Farbstoff Hypericin das Öl allmählich rot, weshalb das Mazerat auch Rotöl genannt wird. Beim grünlich aussehenden Mazerat wurde dem Öl der rote Farbstoff Hypericin über eine schonende CO_2-Extraktion entzogen.
Ⓜ Zur Breuss-Massage gut verwendbar.
Ⓝ Johanniskraut-Mazerat ist ein sehr altes Heilmittel. Hippokrates (um 460–360 v. Chr.) hat es zur Behandlung von Traumata (Verletzungen) und Myalgien (Muskelschmerzen) eingesetzt. Paracelsus (1493–1541) lobte es bei schlecht heilenden Wunden und Schmerzen.
In der Volksheilkunde wird das Mazerat äußerlich zur Einreibung bei kleinen Prellungen, Verrenkungen, Schürfwunden oder Verstauchungen, bei Gürtelrose und einer verspannten Muskulatur, aber auch bei geschwollenen Gelenken und zur Linderung von entzündlichen Prozessen verwendet. Innerlich hilft es bei leichten bis mittleren depressiven Verstimmungen.
Als Pflegeöl ist Johanniskraut gut bei trockener, schuppiger, unreiner Haut, bei Rheuma, Hexenschuss, Rückenschmerzen, Blutergüssen, Brandwunden und Geschwülsten. Hypericin begünstigt jedoch eine Verwertung (Utilisation) von Licht, deshalb sollte Johanniskraut-Mazerat nicht bei anschließender Sonnenbestrahlung auf die Haut aufgetragen werden.
Bei Kopfschmerzen als Folge von Kälte oder Zugluft wird das Mazerat über Stirn und Schläfen massiert. Anschließend wird warme Luft auf die schmerzhaften Stellen geblasen. Das aufgetragene Öl beruhigt in Kombination mit der warmen Luft die Nervenschmerzen. Nach der Behandlung eine Wärmflasche auflegen und in einem abgedunkelten Raum warm verpackt ruhen, bis die Kopfschmerzen aufhören.
Bei innerlicher Einnahme wirkt das enthaltene Hyperforin, wie Untersuchungen gezeigt haben, pharmakologischen Antidepressiva vergleichbar.
⊗

Massage ja
Wirköl ja
Verwend Prellungen, entzündliche Prozesse, geschwollene Gelenke

Lavendelblüten-Mazerat

Der immergrüne buschige Halbstrauch aus der Familie der Lippenblütler (Lamiaceae) wird bis zu 100 cm hoch. Die Pflanze ge-

deiht sehr gut auf fruchtbaren Böden und liebt sonnige Plätze. Beheimatet ist sie im Mittelmeerraum, gedeiht aber auch in unseren Breiten sehr gut.
Es gibt mehr als zwanzig Sorten, von denen der echte Lavendel (Lavendula angustifolia) mit seinen langen lila Blütenstilen die bekannteste ist.
Lavendelblüten enthalten bis zu 3 % ätherisches Öl. Die Römer parfümierten das Badewasser mit Lavendelblüten. Lavendel-Mazerat fördert die Zellneubildung. Bei Tierversuchen wurde auch eine Wirksamkeit als Insektenschutzmittel nachgewiesen.
Ⓞ Um den zarten Lavendelduft zu erhalten, eignen sich Mandel-, Raps-, Distel-, Jojoba- und Sonnenblumenöl als Basisöl. Zur Herstellung werden zwei Teile Lavendelblüten mit einem Teil Öl übergossen etwa 8 Wochen an einen warmen, sonnigen Platz gestellt. Der Ansatz sollte alle vier bis fünf Tage achtsam geschüttelt werden. Abschließend wird mit einem Leinentuch filtriert.
Ⓜ In der Massage wird Lavendelblüten-Mazerat bei empfindlicher, aber auch gereizter und gestresster Haut verwendet. Es hat kühlende, ausgleichende, beruhigende und schmerzlindernde Wirkung.
Ⓝ Lavendel wird bei Asthma bronchiale, bei Krämpfen, rheumatischen Beschwerden, Kopfschmerzen und Migräne verwendet. Das Mazerat erhöht Vitalfunktionen wie Blutdruck und Puls und kann zur Linderung bei juckender Haut eingesetzt werden. In der Aromatherapie verbessert es das allgemeine Wohlbefinden, mindert Schmerzen sowie depressive Stimmungen und Angstzustände.
Ⓧ

Massage ja
Wirköl ja
Verwend Angstzustände, Unruhe

Ringelblumen-Mazerat

Die Ringelblume (Calendula officinalis), auch »Safran des armen Mannes«, gehört zu den einjährigen, selten auch zweijährigen Korbblütlern (Asteraceae) und wird 30–50 cm hoch. Ihre orangefarbene Blüten sind etwa 5 cm groß.
Das fast geruchsneutrale Calendula-Mazerat wird oft mit Arnika-Mazerat verglichen. Der Extrakt der Ringelblume wirkt regenerierend und beruhigend. Das Mazerat sollte bei der Anwendung nicht mit Schleimhäuten in Kontakt kommen.
Ⓞ Die angetrockneten Blüten der Pflanze (ein halbes Glas) werden in nativem Mandel-, Jojoba-, Raps-, Sonnenblumen- oder Olivenöl etwa 4–6 Wochen eingelegt. Anfangs nur mit einem Stück Stoff bedeckt, damit die Feuchtigkeit entweichen kann, wird das Glas ab dem 4–5 Tag fest verschlossen, an einen sonnigen Platz gestellt und täglich geschüttelt.
Ⓜ Ringelblumen-Mazerat eignet sich optimal zur Pflege trockener oder rissiger Haut. In der Massage ist das Mazerat ideal für beanspruchte und gereizte Haut. In der Kosmetik wird die epithelisierende Eigenschaft geschätzt.
Ⓝ Seit der Antike ist die Ringelblume als wirksame Heilpflanze bekannt. Hildegard von Bingen nannte sie Ringula. Nach volksheilkundlicher Überlieferung wirkt Ringelblumen-Mazerat antibakteriell, durchblutungsfördernd, entzündungshemmend und fördert die Wundheilung. Das Mazerat ist bei leichtem Sonnenbrand zu empfehlen.
Ⓧ

Massage ja
Wirköl ja
Verwend rissige, trockene, beanspruchte, schuppige, unreine, empfindliche Haut

Rosmarin-Mazerat

Der mehrjährig, immergrüne, buschig verzweigte, bis zu 200 cm hochwachsende Strauch gehört zur Familie der Lippenblütler (Lamiaceae). Rosmarin (Rosmarinus officinalis) ist vor allem im westlichen und zentralen Mittelmeerraum heimisch.

In der Antike war Rosmarin (*lat.:* Tau des Meeres) der Aphrodite geweiht und symbolisierte Liebe und Schönheit. Als Duftstoff findet sich Rosmarin in Kölnisch Wasser, wird bei der Seifenherstellung verwendet und Likören wie dem Goldwasser beigegeben.

Rosmarin-Mazerat enthält etwa 10–25 % Campher, woraus sich eine Kontraindikation bei Schwangerschaft ableitet. Bei ätherischem Rosmarin-Mazerat kommt es auch gelegentlich zu allergischen Reaktionen, die vom Mazerat nicht bekannt sind.

⊙ $^1/_8$ junge Triebe auf $^7/_8$ natives Mandel-, Jojoba-, Raps-, Sonnenblumen- oder Olivenöl etwa 3 Wochen an einem sonnig warmen Platz stellen und alle zwei Tage achtsam schütteln. Abschließend mit einem Leinentuch filtrieren. Wird ein intensiver Geschmack gewünscht, sollte der Vorgang wiederholt werden, indem in das gewonnene Mazerat erneut junge Triebe gegeben werden.

Ⓗ Für die reife Haut wird Rosmarin-Mazerat verwendet, um die Blutzirkulation und den Hautstoffwechsel anzuregen. Es empfiehlt sich auch zur Anti-Cellulite-Massage.

Ⓐ In der mediterranen Küche ist Rosmarin aufgrund seines intensiven, aromatischen Geruchs und harzigen, leicht bitteren Geschmacks als appetitanregendes und verdauungsförderndes Kräutergewürz beliebt. Auf der Haut wirkt Rosmarin-Mazerat durchblutungsfördernd, kann jedoch etwas reizen.

Ⓝ Wegen seiner antimikrobiellen Wirkung wird Rosmarin-Mazerat gegen zahlreiche Bakterien und Pilze als Wirkstofföl eingesetzt.

⊗

Massage ja
Wirköl ja
Verwend antiseptische Wirkung

Rotöl

→ Johanniskraut-Mazerat, S. 146

Ätherische Öle

Schon in der Antike wurden ätherische Öle als Duft- und Heilstoff für den medizinischen und religiösen Gebrauch hergestellt und von Wohlhabenden kosmetisch verwendet. Das Wort leitet sich vom griechischen *aither* ab, was den oberen Himmel, den Sitz der Götter und des Lichts bezeichnet und ausdrücken soll, dass es sich um etwas nicht Fassbares, Flüchtiges handelt.

Ätherische Öle wirken anregend, beruhigend und harmonisierend und tragen so zum seelischen Wohlbefinden bei. Eine Massage mit ätherischem Öl, eine sogenannte Aromamassage, ist eine Wohltat für den ganzen Körper und alle Sinne.

Den Schriften des englischen Arztes und Astrologen Nicholas Culpeper (1614–1654) ist zu verdanken, dass immer mehr Ärzte und Alchemisten mit der heilenden und anregenden Wirkung von Kräutern und Pflanzen experimentierten. Der französische Chemiker René-Maurice Gattefose (1881–1950) begann Anfang des 20. Jahrhunderts mit Kosmetika und Parfüms zu experimentieren und schrieb im Jahr 1937 das Buch Aromathérapie, welches noch heute als Klassiker gilt, durch das die Aromatherapie einen festen Platz in der Naturheilkunde gefunden hat.

In den letzten Jahren hat die Nachfrage nach ätherischen Ölen stark zugenommen, so dass populäre ätherische Öle oftmals saisonbedingt im Handel in reiner Form nicht zu finden sind, was der Verbreitung synthetisch hergestellter Öle Auftrieb gibt. Durch die industrielle Herstellung von ätherischen Ölen ist im Einzelfall schwer nachweisbar, ob es sich um ein künstlich hergestelltes oder ein natürliches Öl handelt.

Heute können alle Duftstoffe synthetisch hergestellt werden, doch ein natürliches ätherisches Öl duftet nicht nur hübsch, es besteht aus einer Vielzahl chemischer Verbindungen, die in der Summe nicht nur den unverkennbaren Duft ergeben, sondern auch ihre spezielle Heilkraft entwickelt.

Essbare Früchte wie Erdbeeren, Kirschen oder Äpfel enthalten im allgemeinen keine ätherischen Öle.

Herstellung

Ätherische Öle gehören zu den Terpenen. Dies ist auch Grund, weshalb sich die kugeligen, ungesättigten Moleküle durch Wasserdampfdestillation leicht isolieren lassen. Im Allgemeinen sind ätherische Öle naturrein und werden aus Pflanzen (Blätter, Stängel, Blüten, Schalen, Früchte, Gräser, Hölzer, Harze, Rinden und Wurzeln) mit unterschiedlichen Verfahren extrahiert. Die Zusammensetzung der Bestandteile ist sehr komplex. Um eine gute Qualität zu erhalten, muss die Gewinnung möglichst schonend erfolgen. Wärme, Sauerstoff und Licht können die Qualität durch unkontrollierte Oxidationsprozesse negativ beeinflussen. Für die Gewinnung und Herstellung je nach Löslichkeitsverhalten werden die folgenden Herstellungsverfahren eingesetzt.

Wasserdampfdestillation

Die gebräuchlichste Methode für die Gewinnung ätherischer Öle ist die Wasserdampfdestillation, die eine vollständige Extraktion bewirkt. Dabei wird im ersten Kessel Wasser erhitzt, so dass der Wasserdampf im zweiten Kessel die Essenz des eingefüllten Pflanzenmaterials freisetzt und aufnimmt. Der Wasserdampf steigt nach oben, wird in entsprechende Kühlspiralen geleitet, wo er kondensiert und schließlich in einem Behälter aufgefangen wird. Das ätherische Öl schwimmt an der Wasseroberfläche und kann abgeschöpft werden.

Extraktion mit Lösungsmitteln

Hexan, Ethanol, Methanol, Petrolether, Tulol

Empfindliche Blüten die durch Wasserdampfdestillation zerstört würden, werden in Lösungsmittel wie etwa Hexan, Ethanol, Methanol, Petrolether oder Toluol eingelegt. In einem luftdicht geschlossenen Gefäß wird das ätherische Öl extrahiert. Im nächsten Schritt erfolgt die Trennung des Lösungsmittels vom ätherischen Öl durch Vaccumdestillation. Das hergestellte Öl enthält hochkonzentrierte Duftstoffe, ist allerdings für die gezielte Aromatherapie mit innerer Anwendung ungeeignet.

Alkohol

Statt Hexan wird hochprozentiger Alkohol verwendet. Das daraus hergestellte Absolue (hochkonzentrierte Duftstoffe) kann auch für innerliche Anwendungen verwendet werden. Das Herstellungsverfahren ist deutlich teurer als die Extraktion mit Hexan und kann nicht bei allen Pflanzen angewandt werden.

Überkritisches CO_2

Unter hohem Druck (bis zu 300 bar) und bei einer Temperatur von maximal 40 °C löst das überkritische CO_2 die gewünschte Substanz aus der Pflanze. Nach Absenkung des Drucks gibt das CO_2 die gewonnenen Extrakte frei und kann rückstandslos abgesaugt werden. Die Produkte aus diesem Verfahren gelten als sehr hochwertig, weil die Herstellung schonend ist und die Stoffe naturgetreuer belässt.

Attar-Destillation

Die Attar-Destillation wird überwiegend in Indien angewandt. Die Blütenblätter, beispielsweise Rose, Jasmin, Jonquille und Tuberose werden im Deg, einem Gefäß aus Kupfer, langsam erhitzt. Der Wasserdampf mit der gelösten Duftessenz wird durch einen Bambuskühler in eine Auffangblase geleitet. Dort befindet sich Sandelholzöl, welches die Duftessenz aufnimmt und sich mit ihr über viele Destillationsvorgänge zu einem edel duftenden ätherischen Öl verbindet.

Kaltpressung

Kaltpressung wird vor allem bei hitzeempfindlichen Zitrusfrüchten angewandt. Aus frischen oder getrockneten Schalen, ohne die weiße Schalenhaut, wird das ätherische Öl gewonnen, das sogenannte Agrumenöl. Da viele chemische Insektizide und Herbizide fettlöslich sind, sollten die Schalen der Zitrusfrüchte aus biologischem Anbau stammen.

Enfleurage

Die Gewinnungsmethode Enfleurage wird heute eher selten angewandt. Die frischen Blüten werden auf mit Fett, überwiegend Schweineschmalz, bestrichene Glasflächen gestreut. Anschließend werden diese etwa 12 Stunden kühl und dunkel gelagert. Dieser Vorgang wird täglich über mehrere Wochen wiederholt. Das Fett löst den Duftstoff aus der Blüte. Im Anschluss werden die Glasflächen mit Alkohol gewaschen, so dass sich die Essenz herauslöst, die anschließend mit Wasserdampf gewonnen wird. Das ätherische Öl wird Pomade genannt.

Resinoid-Herstellung

Bei der Resinoid-Verarbeitung werden Harze, wie etwa Myrrhe und Weihrauch, mit chemischen Lösungsmitteln oder Alkohol angesetzt und unter leichter Hitze gerührt, bis sich die ätherischen Öle lösen. Anschließend wird das Lösungsmittel mittels Wasserdampf wieder entzogen.

Hydrolat

Das destillierte Wasser der Wasserdampfdestillation wurde früher als wertloses Nebenprodukt betrachtet. In der heutigen Zeit weißman die Heilwirkung des destillierten Wassers zu schätzen, das mit den wasserlöslichen Bestanteilen der jeweiligen Pflanze versetzt ist. Ein qualitativ hochwertiges Hydrolat wird über mehrere Destillationsvorgänge gewonnen.

Qualitätsnachweis

Die Bezeichnung »ätherisches Öl« ist nicht geschützt und wird auch für synthetisch hergestellte Produkte verwendet. Um die Qualität zu beurteilen, findet man auf dem Etikett der Flasche eine klare Definition. Ätherische Öle enthalten kleinmolekulare Wasserstoffe, sind flüchtig und hinterlassen auf einem Blatt Papier im Gegensatz zu fetten Ölen keinen bleibenden Fettfleck.

Natürlich

Als natürlich deklarierte ätherische Öle wurden aus natürlichen Inhaltsstoffen hergestellt, enthalten aber auch andere, ähnliche Inhaltsstoffe als die aus der angegebenen Pflanze. So wird zum Beispiel die teure echte Melisse (Mellissa officinalis) mit Mellisa indicum oder Zitronnengras (Cymbopogon citratus) verschnitten als ätherisches Melissen-Öl vermarktet.

Naturidentisch

Mischungen mit synthetisch hergestellten Zusätzen werden als natürlich/naturidentisch (N/NI) gekennzeichnet. Man findet sie Überwiegend im Billigregal.

Parfümöle

Nachgestellte Öle aus einer Mischung von Inhaltsstoffen synthetischen oder natürlichen Ursprungs werden als Parfümöl bezeichnet. Hier steht der Duft im Vordergrund und nicht die Wirkung.

Hinweise auf gute Qualität eines ätherischen Öls sind folgende Angaben auf dem Etikett oder der Verpackung:

- lateinischer Name der Stammpflanze
- Herkunftsland
- Art der Gewinnung
- Qualität, z. B. 100 % naturrein
- Chargennummer
- Deklaration nach Gefahrenverordnung z. B. Xn = gesundheitsschädlich
- Angabe der allergenen Inhaltsstoffe (Kosmetik-Verordnung)
- Mindesthaltbarkeitsdatum

Ätherische Öle müssen einen Kindersicherheitsverschluss haben.

Haltbarkeit und Aufbewahrung

Die Haltbarkeit ätherischer Öle ist von der Ursprungspflanze, von der Herstellungsart und von der Lagerung abhängig.

Im Grunde sind die meisten ätherischen Öle gut 5 Jahre, manche sogar über 10 Jahre haltbar. Eine Ausnahme bilden Zitrusöle, die gegen Licht, Luft und Wärme empfindlich sind und meist nur 12 bis 18 Monate halten. Nadelholzöle (z. B. Tannennadeln) und Gräseröle (z. B. Lemongras) sind etwa 3 Jahre haltbar.

Um den intensiven Duft zu erhalten, sollten ätherische Öle in kleinen, dunklen, sauerstoffarmen und fest verschlossenen Glasflaschen aufbewahrt werden. Außerdem sollten sie vor Licht und Wärme geschützt werden.

Aromamassage

Für die Aromamassage wird einem Basisöl das 100 % reine ätherische Öl beigemischt. Auf 10 ml Basisöl werden für das Gesicht ein

Tropfen ätherisches Öl (0,5 %), für den Körper 2–5 Tropfen und für ein Vollbad 6–10 Tropfen empfohlen.

Das Basisöl soll die ätherischen Düfte nicht überdecken oder in ihrer Entfaltung stören. Gut geeignet sind und einen relativ neutralen Eigenduft haben: Aprikosenkernöl, desodoriertes Sonnenblumenöl, Jojobaöl, Macadamianussöl oder Neutralöl und Süßmandelöl.

Für die Aromamassage ist nicht nur die Auswahl des Basisöls und des ätherischen Öls von Bedeutung, sondern auch die Sinneseindrücke, die durch den Seh-, Geruchs-, Geschmacks-, Gehör- und Tastsinn, einschließlich des Temperatur- und Schmerzsinnes wahrgenommen werden. Der Geschmack (Flavour) zum Aroma als Charakterisierung einer Substanz wird über den Gesamtsinneseindruck vor allem beim Verzehr von Lebensmitteln als unangenehm oder wohlriechend empfunden. Für die Beurteilung des Charakters der verwendeten Substanzen (Pflanzenöle) spielt die menschliche Sensorik, aber auch die instrumentelle Analytik eine Rolle.

Um das gewählte Basisöl mit weiteren Wirkstoffen anzureichern, können andere Pflanzenöle beigegeben werden. Geeignet sind dafür Granatapfelkernöl, Hagebuttenkernöl, Sanddornöl und Weizenkeimöl.

Bei der Auswahl des Trägeröls wie des ätherischen Öls ist der Hauttyp zu berücksichtigen.

Ätherische Öle können sowohl perutan, über die Haut, als auch nasal, über die Atmungsorgane (Nase) und oral, durch den Mund, in den Körper gelangen. Durch Inhalation beispielsweise gelangen die Duftmoleküle in den Blutkreislauf und direkt in das limbische System des Stammhirns, den Sitz von Erinnerungen und Empfindungen, was die Wirksamkeit von Düften auf die menschliche Psyche und die Ausschüttung von Botenstoffen erklärt. Ätherische Öle, die als harmonisierend, stimmungsaufhellend oder Nerven entspannend bezeichnet werden, können beispielsweise durch ausschüttung von Endorphinen (sog. Glückshormone) eine euphorisierende Wirkung auf die Psyche haben.

Bei äußerer Anwendung über die Haut durch Einreiben, Massage, Waschung oder mittels Kompresse gelangen die Duftmoleküle über die Körperwärme (Wärme öffnet die Hautporen) und Atmung (bei der Massage von Klient und Masseur) in das Stammhirn. Die lipophilen Öle können in der Haut mehrere Hautschichten passieren und direkt im Blutkreislauf ihre Wirkung entfalten. Die zur Massage verwendeten Basisöle haben je nach Beschaffenheit des Pflanzenöls pflegende Eigenschaften und wirken in Verbindung mit dem ätherischen Öl, um verspannte Muskeln zu lösen und zur Entspannung beizutragen.

Um eine Kreuzreaktion auf Unverträglichkeit der Mixtur zu vermeiden, empfiehlt es sich, das Öl zuvor am Ellenbogen (Ellenbogentest) auf eine mögliche Reaktion zu testen.

Allgemeiner Hinweis

Werden ätherische Öle pur auf die Haut aufgetragen, kann es zu starken Hautirritationen, Einfärbungen oder Lichtflecken kommen. Zimtrinde und Pfefferminze reizen die Haut stark und sollten deshalb nicht unverdünnt angewendet werden.

Im Folgenden werden die verschiedenen Rubriken durch diese Marken angezeigt:

Ⓓ Duftrichtung
Ⓦ Wirkung
Ⓑ Beimischung

Amyris-Öl

(Westindisches Sandelholz)
Amyris balsamifera

Der immergrüne Amyrisbaum, auch Balsambaum genannt, gehört zur Familie der Rautengewächse (Rutaceae). Beheimatet ist er in Westindien, Jamaica, Venezuela und Haiti. Weil der Duft dem Sandelholz ähnelt, wird er auch westindisches Sandelholz genannt. Insgesamt hat Amyris mit Sandelholz aber nichts gemein.
Der Baum erreicht Wuchshöhen von bis 4 Metern und produziert das ätherische Öl erst, wenn er ein Alter von 30 Jahren erreicht hat.

(Ö) Die Rinde des Baums wird eingeschnitten und das Harz gesammelt, aus dem das Öl destilliert wird. Dabei ergeben 3 kg der harzhaltigen Flüssigkeit ein Gramm ätherisches Öl.

(D) Amyris-Öl hat einen etwas modrigen, leicht holzigen, lange anhaltenden Duft.

(W) Amyris-Öl wirkt beruhigend, entspannend und wirkt Schlafstörungen entgegen. Es ist krampflösend und entzündungshemmend und hat sich auch bei Depressionen bewährt. Es wirkt aber auch ausgezeichnet antiseptisch. Hauptindikationen sind Hämorrhoiden, Varizen und entzündete Haut.

(B) Amyris-Duft harmoniert gut mit den Düften Jasmin, Ylang-Ylang, Melisse, Lavendel, Rose und Weihrauch.

Anissamen-Öl

Pimpinella anisum

Das Kraut gehört zur Familie der Doldengewächse (Apiaceae). Es erreicht Wuchshöhen von 60 cm, stammt aus dem Orient und ist in den südöstlichen Mittelmeerländern beheimatet. Bekannt wurde Anis als Heil- und Gewürzpflanze, aber auch durch den türkischen Raki und griechischen Ouzo.

(Ö) Wasserdampf-Destillation aus etwa 200 kg Früchte und Samen ergibt einen Liter ätherisches Öl.

(D) lieblich, lebendig, süß, warm, würzig

(W) Anissamen-Öl gehört zu den bekanntesten Heilölen. Es wirkt anregend, schlaffördernd und für die Nerven entspannend. Hauptindikationen sind Anspannung, Unruhezustände, Menstruationsschmerzen, Gastralgien, PMS, Klimakterium und spastische Kolitis. Anis lindert auch Husten, Erkältungen und stärkt den Magen.
Äußerlich sollte Anissamen-Öl nur vorsichtig angewendet werden. Direkte Sonneneinstrahlung sollte nach dem Auftragen vermieden werden.
Bei Magenkrämpfen hilft eine Bauchmassage (im Uhrzeigersinn, ausgehend vom Körper des Massierten) mit zwei Tropfen ätherischem Anisöl auf einen Teelöffel Mandelöl.
Anis hat östrogenähnliche Wirkung und kann Wehen auslösen. Auch Babys und Kinder sollten das ätherische Öl meiden. Stillende Mütter verwenden Anissamen-Öl zur Förderung des Milchflusses. Das Öl hebt die Libido an.

(B) Anis-Duft harmonisiert gut mit Bergamotte, Melisse, Neroli und Kamille.

Arnika-Öl

Arnica montana

Die unter Naturschutz stehende, zur Familie der Korbblütler (Asteraceae) gehörende Pflanze erreicht Wuchshöhen von 20–60 cm. Beheimatet ist sie in Mittel- und Nordeuropa sowie Nordamerika.

Arnika gehört zu den bekanntesten Heilpflanzen. Hildegard von Bingen schrieb erstmals über die Heilkraft der Arnika-Pflanze, die auch als Bergwohlveilchen bekannt ist.

Ö Wasserdampf-Destillation aus etwa 400 kg getrockneten Blüten ergibt einen Liter ätherisches Öl.

D anregend, bitter, würzig

W Arnika-Öl hat eine glättende, wohltuende Wirkung bei trockener und strapazierter Haut. Das Öl wird auch bei Prellungen und Verstauchungen empfohlen, Hauptindikationen sind aber Frostbeulen, Stiche mit Blutergüssen und Schwellungen, Blutungen in der Nase und Furunkel.

Zur Aromamassage wird Arnika-Öl bei seelischen Schmerzen und Wunden genommen, um die emotionale Stauung zu lösen.

Innerlich darf das Öl nicht eingenommen werden, weil es giftige Inhaltsstoffe hat, die sich von Atemnot bis zum Kreislaufzusammenbruch äussern können.

B Arnika-Öl harmoniert sehr gut mit Jojobaöl. Die hautfreundlichen Eigenschaften beider Öle ergänzen sich.

Bay-Öl

Pimenta racemosa

Der robuste, immergrüne Baum gehört zu den Myrtengewächsen (Myrtaceae). Er erreicht Wuchshöhen von bis zu 20 Metern. In Kultur wird er auf etwa 4 Meter gehalten, um die Ernte zu erleichtern. Seine Heimat sind die karibischen Inseln.

Ö Wasserdampf-Destillation aus etwa 100 kg Bayblätter ergibt einen Liter ätherisches Öl.

D erdig, süß-balsamisch, frisch-würzig, nelkenartig

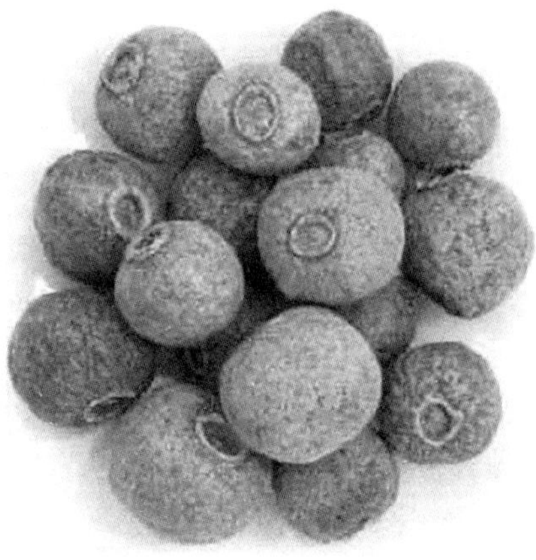

W Das ätherische Bay-Öl (Piment) hat nervenstärkende, entspannende, aphrodisische, den Haarwuchs und die Durchblutung fördernde Wirkung. Es unterstützt müde und beanspruchte Haut, reizt die Haut aber auch, besonders Schleimhaut. Bei längerer Anwendung wirkt es hepatotoxisch. Babys, Kinder und Schwangere sollten das ätherische Öl meiden.

Hauptindikationen sind Zahnschmerzen, Gelenkschmerzen, Zerrungen, virale Hepatitis, Grippe und Bronchitis.

Zur Aromamassage wird Bay verwendet, um zu entspannen und die Nerven zu beruhigen.

B Bay-Duft harmoniert gut mit Orange, Sandelholz, Zeder, Zimt.

Bergamotteschalen-Öl

Citrus aurantium subspecies bergamia

Der immergrüne Bergamotte Baum gehört zu den Rautengewächsen (Rutaceae). Wie viele Zitrusbäume wurde dieser durch Veredelung von Stecklingen zur bitteren Orange gezüchtet. Der Baum kann bis zu 5 Meter hoch wachsen. Er stammt aus dem etwa 1 500 Hektar grossen Gebiet im Süden von Italien, dort wo die Meerenge

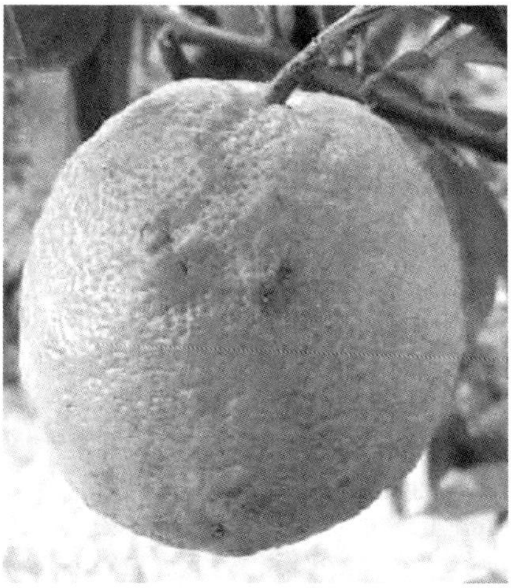

das italienische Festland von Sizilien trennt. Die dort wachsende Bergamotte gilt wegen ihres exquisiten Aromas, das in der Schale steckt, als die ideale Frucht für die Ölgewinnung. Es gibt drei Sorten: Castagnaro, Fantastico und Femminello. Ansonsten wächst die Bergamotte in Asien, Argentinen, Brasilien, der Elfenbeinküste und Spanien.
Vom Aussehen ähnelt die Bergamotte einer Zitrone, aber auch der Grapefruit. Der Name stammt vom türkischen Beg-âr mû dî und bedeutet Fürst der Birnen. In seinen Inhaltsstoffen ist es dem Lavendelöl sehr ähnlich.

Ö Kaltpressung der grünen Fruchtschalen, von denen etwa 200 kg einen Liter ätherisches Öl ergeben.

D herb-aromatisch, lebhaft, frisch, fruchtig, würzig-süß

W Bergamotteschalen-Öl wirkt harmonisierend. Es hat sich bei Mitessern und Hautunreinheiten bewährt, um die Talkproduktion zu verringern. Kaltgepresst wirkt es appetitanregend und fiebersenkend. Hauptindikationen sind Depressionen, Hämorrhoiden, Wunden, Juckreiz, Disstress, Appetitlosigkeit und Zystitis.

In der Aromamassage wird Bergamotteschalen-Öl stimmungsaufhellend, antidepressiv und Nerven entspannend eingesetzt. Es ist stark phototoxisch und photomutagen. Pur aufgetragen oder in starker Konzentration kann es in Verbindung mit UV-Licht Hautflecken verursachen.

B Bergamotte-Duft harmoniert gut mit Lavendel, Lemongras, Jasmin, Kakao, Ylang Ylang, Rosmarin, Neroli, Nelke, Rose und Rosengeranie.

Birken-Öl

(Zuckerbirke)
Betula lenta

Die Zucker-Birke ist ein laubabwerfender, bis zu 25 Meter hoch wachsender Baum. Sie gehört zur Familie der Birkengewächse (Betulaceae) von der man weltweit an die 100 Arten findet.

Ö Wasserdampf-Destillation der Rinde. Die Angaben zur Ergiebigkeit sind sehr unterschiedlich.

D Balsamisch, lieblich und sanft

W Birken-Öl hat schmerzlindernde Eigenschaften. Es wird bei Rheumatismus und rheumatoider Polyarthritis, bei Atemwegserkrankungen, Warzen und bei Nieren- und Blasenerkrankungen eingesetzt. Wegen ihrer entschlackenden und harntreibenden Wirkung dient Birke auch zur Prävention gegen Nierensteine. Hauptindikationen sind Hypertonie, Muskelschmerzen und Muskelkater.
In der Aromamassage ist Birken-Öl ein natürliches Mittel gegen Schmerzen, weil ihm der reiche Gehalt an Salicylat eine entzündungshemmende Wirkung verleiht. Das Öl hilft gegen Fußschweiß und ist gut zur Reinigung und Pflege reizbarer Haut geeignet.

Ⓑ Der Birken-Duft harmoniert gut mit Eukalyptus, Ylang-Ylang, Lemongras, Vanille, Oregano und Honig.

Blutorangenschalen-Öl

Citrus sinensis

Der immergrüne bis zu 10 Meter hochwachsende, im Mittelmeerraum beheimatete Baum ist eine Gattung der Zitrusfrüchte und gehört zur Familie der Rautengewächse (Rutaceae). Seine Heimat ist China, dort wurde die Mandarine (Citrus reticulata Rutaceae) mit der Pampelmuse (Citrus Maxima) zur Blutorange gekreuzt. Heute wächst der Baum in trockenen Gebieten ohne große Temperaturdifferenzen (Nachtfröste). Durch den Pflanzenfarbstoff Anthocyan wird die rote Färbung in Fruchtfleisch und Schale hervorgerufen.

Ⓞ Kaltpressung der unbehandelten Schalen. Etwa 250 kg Blutorangenschalen ergeben einen Liter ätherisches Öl.

Ⓓ frisch, fruchtig, süß

Ⓦ Blutorangenschalen-Öl wirkt desinfizierend und entzündungshemmend. Es wird gern gegen Pickel, Schuppenflechte und bei Hautkrankheiten eingesetzt. Hauptindikationen sind Cellulite, Schlafstörungen, Stress-Symtome und Nervosität.

Zur Aromamassage wird Blutorangenschalen-Öl gewählt, um Energie und Lebensfreude zu vermitteln.

Ⓑ Blutorangen-Duft harmoniert gut mit Vanille, Bergamotte, Zimt.

Eisenkraut-Öl

→ Zitronenverben-Öl

Eukalyptus-Öl

(blauer Eukalyptus)
Eucalyptus globulus

Der immergrüne bis zu 35 Meter hohe Baum, auch gewöhnlicher Eukalyptus und tasmanischer Blaugummibaum genannt, gehört zu den Myrtengewächse (Myrtaceae). Es sind etwa 800 Eukalypten bekannt. Heimisch ist der Baum in Australien, dort in Tasmanien und dem südlichen Victoria. Mittlerweile wird der Baum, sofern das Klima für Plantagen geeignet ist, weltweit für die Ölgewinnung angebaut.

Ⓞ Wasserdampf-Destillation der jungen Blätter von denen etwa 50 kg einen Liter ätherisches Öl ergeben.

Ⓓ frisch, belebend, leicht stechend, scharf, erfrischend

Ⓦ Eukalyptus-Öl wirkt konzentrationsfördernd und leicht stimulierend. Das ätherische Öl wirkt anregend auf das Atmungssystem und senkt den Blutzuckerspiegel. Es hat antiseptische Wirkung, vor allem auf die Harnwege.

Eukalyptus-Öl als Zugabe in ein Basisöl wirkt sehr erfrischend und kühlend. Hauptindikationen sind Grippe, Rhinitis, Bronchitis, Otitis, Sinusitis und Hautmykosen. Kinder im Alter unter drei Jahren und Kinder im Alter unter 12 Jahren mit spastischen Atemwegserkrankungen sollten es nicht inhalieren.

Bei Gelenkschmerzen, Muskelverspannungen und zur Sportmassage wird Eukalyptus-Öl verwendet.

Ⓑ Eukalyptus-Duft harmoniert gut mit Lemongras, Fichte, Kiefer, Zitrone und Ysop.

Grapefruitschalen-Öl

Citrus paradisi

Der immergrüne Grapefuit-Baum ist eine Zufallskreuzung aus Pampelmuse (Citrus maxima) und der Süßorange (Citrus sinensis). Er gehört zur Familie der Rautengewächse (Rutaceae) und erreicht Wuchshöhen von bis zu 15 Meter. Die Herkunft ist ungewiss, nach ersten Berichten wurde der Baum auf der Insel Barbados (Karibik) im 18. Jahrhundert entdeckt und erstmals im Jahr 1750 als Zitrusfrucht beschrieben. Im 19. Jahrhundert wurde er in Florida, später in Texas und Kalifornien angebaut. Grapefruits unterteilen sich in zwei Hauptgruppen: Die mit weißem und die mit rotem Fruchtfleisch. Hinzu kommen Sorten mit Kernen und fast kernlose.

Ö Kaltpressung der Grapefruitschalen. Etwa 250 kg Grapefruitschalen ergeben einen Liter ätherisches Öl. Im Handel befindet sich auch Mischungen aus kaltgepresstem Schalen-Öl und einem Destillat vom Saft.

D frisch, zitrusfruchtig, herb-süß

W Grapefruit-Öl wirkt vitalisierend, hautstraffend, kühlend, erfrischend, psychisch anregend, konzentrationsfördernd, entkrampfend und durchblutungsfördernd. Es wird gern bei Pickeln, Schuppenflechte und Hautkrankheiten eingesetzt. Hauptindikationen sind Cellulite, nervöse Erschöpfung, Stress-Syntome, Akne und fettige Haut. Grapefruit-Öl wird auch zur Anti-Cellulit-Massage verwendet.

B Grapefruit-Duft harmoniert gut mit Zitrusfrüchten, Minzen, Honig, Kiefernadel.

Jasmin-Öl

Jasminum officinale

Der sommergrüne Strauch gehört zu den Ölbaumgewächse (Oleaceae). Er erreicht in Spalieren Wuchshöhen von bis zu 10 Metern. Der echte Jasmin ist in Südwest-China und Nord-Indien beheimatet. Im Mittelalter wurde der Strauch in viele Länder Europas verbreitet.

Ö Alkoholextraktion aus den Blüten. Etwa 8 Millionen weiße Jasminblüten ergeben einen Liter ätherisches Öl. Industriell oft mittels Lösemittelextraktion preiswert hergestellt und als Verschnitt angeboten.

D blumig, frisch, süß, exotisch, sinnlich-weich

W Jasmin-Öl unterstützt positive Gefühle, ist nervenberuhigend und lindert Hautentzündungen und Kopfschmerzen. In der Aromamassage wird es eingesetzt, um seelische Blockaden zu lösen, zu beruhigend und die Stimmung zu heben. Jasmin wird eine aphrodisierende Wirkung nachgesagt. Auch bei Menstruations- und Gebärmutterproblemen hilft Jasmin-Öl. Es sollte während der Schwangerschaft es aber nur stark verdünnt verwendet werden. Hauptindikationen sind Impotenz, Frigidität und Depressionen. Das Öl hat sich bei trockener und gereizter Haut bewährt.

B Jasmin-Duft harmoniert gut mit Orchidee, Rose, Zitronengras und Zimt.

Kamillen-Öl

Anthemis nobile

Die krautige, römische Kamille (Anthemis nobile; ältere Bezeichnung: Chamaemelum nobile) gehört zur Familie der Korbblütler (Asteraceae). Sie erreicht eine

Wuchshöhe von etwa 30 cm und ist in Europa und Nordwest-Afrika beheimatet. Die römische Kamille ist auch als gelbe Kamille, Gartenkamille, Badekamille oder Welsche Kamille bekannt.

Ö Wasserdampf-Destillation der getrockneten Blüten und ganzen Pflanze. Etwa 150–350 kg Blüten, je nach ihrer Feinheit, ergeben einen Liter ätherisches Öl.

D frisch, fruchtig-blumig, leicht süß, ein wenig krautig

W Kamillen-Öl wirkt beruhigend, entzündungshemmend und lindert allergische Reaktionen. Es wird als Universalöl bei vielen Schmerzzuständen eingesetzt, vor allem bei Ohrenschmerzen, Halsentzündungen und zur Wundspülung. Hauptindikationen sind Migräne, Kopfschmerzen, Schlafstörungen, Neuralgien, unruhig zahnende Kinder, nervöses Astma und emotionale Schockzustände. Wer zu Allergien neigt, sollte das Öl nicht auf den Körper auftragen. Hebammen benutzen das Öl zur Geburtshilfe. In der Aromamassage wird die römische Kamille als entspannendes und beruhigendes Öl eingesetzt.

B Kamille-Duft harmoniert gut mit Bergamotte, Jasmin, Lavendel, Rose, Geranie, Neroli und Zitrone.

Lavendel-Öl

Lavendula angustifolia

Der Lavendel-Strauch (echter Lavendel) gehört zur Familie der Lippenblütler (Lamiaceae). Der Duft vom Lavendel (*lat.* lavare: waschen) hat die Anmutung von Reinheit und Unschuld. Seine Heimat ist das frühere Persien. Über die Kanaren führte der Anbau nach Frankreich, wo heute die beste Qualität vorzufinden ist. Der echte Lavendel wird heute fast nur noch von Bio-Bauern kultiviert. Er enthält das weiteste Spektrum an Inhaltsstoffen die für seinen frischen Duft wichtig sind.

Ö Wasserdampf-Destillation der blühenden, angetrockneten Rispen. 100–130 kg Lavendelblüten, je nach ihrer Feinheit, ergeben einen Liter ätherisches Öl. Lavendin (Lavendula hybrida) zählt zu den preiswerteren Sorten der Lavendelöle. Die Pflanze ist eine Kreuzung aus Lavendel officinalis und Lavendula Spice.

D frisch, blumig, krautig, herb

W Ätherisches Lavendelöl wirkt entspannend und harmonisierend, ist nervenstärkend, schmerzstillend, antiseptisch, blutdrucksenkend, pilzhemmend und wunddesinfizierend. Es hilft bei Schuppenflechte und Dermatitis. Von Hebammen wird es eingesetzt, um den Geburtsverlauf zu beschleunigen. Während der Schwangerschaft sollte es nicht verwenden werden. Hauptindikationen sind Anspannungen, Nervosität, Schlafstörungen, Juckreiz, Dysmenorrhö, Arteriitis und Krämpfe.

In der Aromamassage wird ätherisches Lavendelöl als erfrischend, besänftigend, entkrampfend, Stress abbauend und tonisierend verwendet.

B Lavendel harmoniert gut mit Zitrusölen, Zimt, Kamille und Orange.

Lemongras-Öl

Cymbopogon flexuosus

Das ostindische Zitronengras (Lemongras) ist ein 70–100 cm hohes Gras aus der Familie der Süßgräser (Poaceae). Es kommt im tropischen Asien, Indien und Sri Lanka vor. Das ostindische Zitronengras (Cymbopogon citratus) ist im Geschmack etwas kräftiger und schärfer. Es ist Bestandteil vieler Kosmetika. Für den zitronenartigen Geruch ist der Hauptbestandteil Citral verantwortlich. Citral wird als Duft- und Aromastoff verwendet.

Ö Wasserdampf-Destillation des Grases. Etwa 45–55 kg frisches Zitronengras ergeben einen Liter ätherisches Öl.

D frisch, fruchtig, intensiv, zitronig

W Der Duft von Lemongras-Öl macht wach und frisch. Lemongras-Öl wirkt belebend, stimmt optimistisch, fördert die Konzentration und schafft Klarheit. Es ist antiseptisch, blutreinigend, antibakteriell und hat sich als Insekten vertreibend bewährt. Hauptindikationen sind Cellulite, Hämatome, Akne, Infektanfälligkeit und Schweißbildung.

In der Aromamassage wird Lemongras-Öl als antidepressives, erfrischendes, fruchtiges, durchblutungsförderndes Öl verwendet. Äußerlich angewendet, kann es auf Grund der phototoxischen Substanzen zu Pigmentflecken und Brandblasen kommen. In reiner Form und als Beimengung ab 1 % wirkt Citral reizend für die Haut.

B Lemongras-Duft harmoniert gut mit Geranie, Jasmin und Lavendel.

Majoran-Öl

Origanum majorana

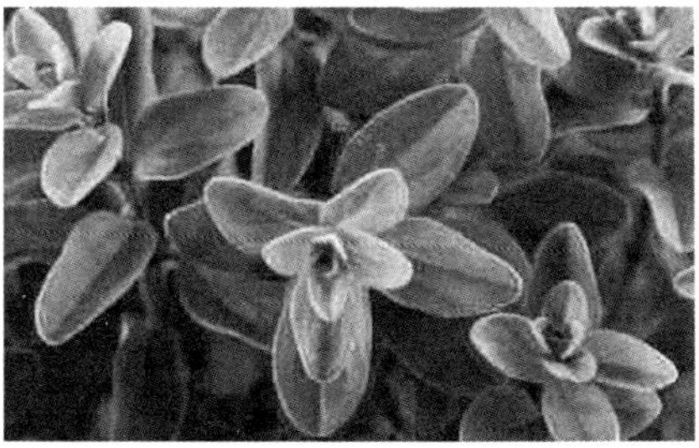

Die krautige, etwa 80 cm hoch wachsende Pflanze gehört zur Familie der Lippenblütler (Lamiaceae/Labiatae). Die Wildform ist in Kleinasien (Türkei und Zypern) beheimatet. In Deutschland gehört Majoran mit einer Anbaufläche von etwa 600 ha zu den bedeutendsten kultivierten Gewürzpflanzen. Hauptanbaugebiet sind der nördliche Harz und Sachsen-Anhalt.

In der griechischen Mythologie ist Mayoran ein Symbol der Glückseligkeit und wird mit Aphrodite, Liebesgöttin der Schönheit und sinnlichen Begierde, in Beziehung gebracht.

Ö Wasserdampf-Destillation der Blüten und Blätter. Etwa 100 kg des blühenden Krauts ergeben einen Liter ätherisches Öl.

D herb, würzig, krautig

W Majoran-Öl wirkt wärmend. Es ist hilfreich, um vom Alltag abzuschalten und gut einzuschlafen. Es lindert Bronchitis und Rheuma, wirkt antibakteriell, blutdrucksenkend, entkrampfend, schmerzstillend und sehr stark parasympathikoton. Hauptindikationen sind Rheumatismus, Neuralgien, Schlafstörungen, Arthritis, Epilepsie, Migräne, Pertussis, Angst und Disstress.

Majoran-Öl wird in der Aromamassage bei Unruhe, zur Entspannung, bei seelischem Leiden und Kummer verwendet. Es sollte nicht im Gesicht und während der Schwangerschaft anwendet werden.

B Majoran-Duft harmoniert gut mit Lavendel, Teebaum, Eukalyptus, Zeder, Bergamotte und römischer Kamille.

Mandarinenschalen-Öl

Citrus reticulata Rutaceae

Der Mandarinenbaum (eine Gattung der Zitrusfrüchte) gehört zur Familie der Rautengewächse (Rutaceae). Der Baum erreicht Wuchshöhen von bis zu 6 Metern. Zitrusfrüchte gedeihen rund um den Erdball im sogenannten Zitrusgürtel zwischen dem 40. Grad nördlicher und 35. Grad südlicher Breite, die Mandarine dagegen am besten ausserhalb dieser Zone. Nach Europa wurde sie im 18. Jahrhundert eingeführt. Mittlerweile gibt es zur Citrus reticulata eine Vielzahl an Sorten und Hybridformen, jedoch nur zwei echte Mandarienenunterarten. Die Satsumas (Citrus reticulata var. unshio) eine fruchtige, etwas sauer schmeckende, fast kernlose Frucht und die Tangerinen (Citrus reticulata var. tangerina) eine saftige, säuere- und kernarme Frucht. Alles weitere sind Hybridformen (z. B. Clementinen). Je nach Sorte gibt es Mandarinen die mehr als 15 Kerne pro Frucht haben und andere die Kernlos sind. Das Fruchtfleisch der Mandarine ist das süßeste aller Zitrusfrüchte. Unter Kennern als die beste Mandarine mit hohem Zuckergehalt und einem außergewöhnlich starken Aroma wird die aus Sizilien stammende II Tardivo bezeichnet.

Ö Kaltpressung der Mandarinenschalen von denen etwa 40–55 kg einen Liter ätherisches Öl ergeben.

D blumiger Zitrusduft, frisch, fruchtig, süß

W Mandarinenschalen-Öl wirkt erfrischend, aufheiternd und kräftigend, löst Ängste, macht unternehmungslustig, ist antiseptisch und appetitanregend. Es soll Bronchitis und Rheuma lindern. Hauptindikationen sind Reizbarkeit, Schlafstörungen, Singultus, Gastralgie, nervöse Anspannungen und Disstress.

Haben Kleinkinder Bauchweh, hilft eine Bauchmassage im Dickdarmverlauf (Uhrzeigersinn) mit einer Mischung von 1–2 Tropfen ätherischem Mandarinenschalen-Öl auf einen Esslöffel natives Olivenöl extra.

In der Aromamassage wird Mandarinenschalen-Öl stimmungshebend eingesetzt. Es hat seelisch aufbauende, ausgleichende Wirkung und ist gut für die Massage von Kindern geeignet.

B Mandarinen-Duft harmoniert gut mit Neroli, Vanille, Zimt, Lavendel, Honig und Kakao.

Melissen-Öl

Melissa officianalis

Die etwa 90 cm hochwachsende Melisse ist eine krautige Pflanze aus der Familie der Lippenblütler (Lamiaceae). Ihr Name ist aus dem Griechischen übernommen, wo sie *meliteion* heißt. Sie ist im östlichen Mittelmeerraum bis nach Vorderasien beheimatet. Melisse ist auch als Zitronen-Melisse bekannt.

Ö Wasserdampf-Destillation der getrockneten Blüten und Blätter. Etwa 7 000 kg Melissenkraut ergeben einen Liter ätherisches Öl. Echtes Melissen-Öl ist selten am Markt und daher teuer. Nur wenige Firmen destillieren die Melisse. Oft wird eine Mischung im Verhältnis 1:3 aus Melissen-Öl und Lavendel-Öl fein angeboten.

D Weich, dezent, fruchtig, leicht zitronig

W Ätherisches Melissen-Öl ist ausgleichend, erfrischend und nervenberuhigend, wirkt krampflösend und lindert Kopfschmerzen. In der Aromatherapie wird es bei Gürtelrose, Herpes, Rhinitis, Neuralgien und Migräne eingesetzt. Auf Herpes wird es bereits bei den ersten Anzeichen unverdünnt äußerlich aufgetupft. Es lindert auch stumpfe Verletzungen. In der Schwangerschaft und bei homöopathischer Behandlung sollte es nicht verwendet werden.

In der Aromamassage wird Melissen-Öl seiner ausgleichenden und beruhigenden

Wirkung wegen bei Stress, Unruhe und Schlafstörungen eingesetzt.
B Melissen-Duft harmoniert gut mit römischer Kamille, Lavendel, Neroli, Rose, Teebaum.

Weißes Narzissen-Öl

Narcissus poeticus

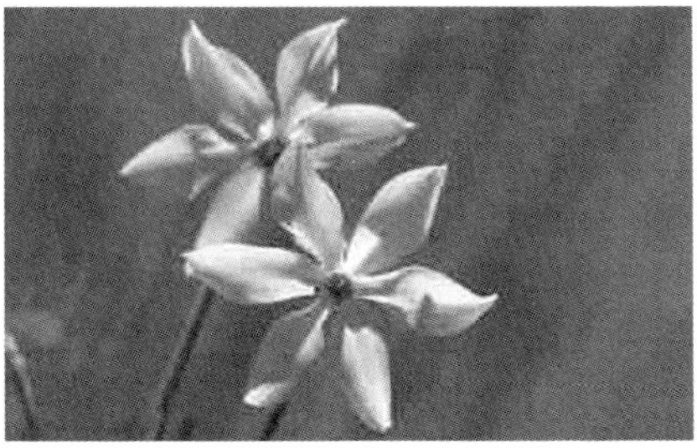

Die weiße Narzisse erreicht eine Wuchshöhe von 40–50 cm. Sie ist in den Mittelmeerländern beheimatet und gehört zur Familie der Amaryllisgewächse (Amaryllidaceae). Der Legende nach war der griechische Jüngling Narziss in sich selbst so verliebt, dass dieser von den Göttern in die Blume verwandelt wurde, die seither seinen Namen trägt. Im Volksmund wird sie auch Osterglocke genannt.
Ö Alkoholextraktion aus den Blüten. Etwa 50 kg ergeben einen Liter ätherisches Öl.
D frisch, feinblumig, weich
W Ätherisches Narzissen-Öl wirkt beruhigend und entspannend. Es ist ein Heilmittel für verletzte Gemüter und Seelen. Hauptindikationen sind Ängste und Kopfschmerzen.
In der Aromatherapie wird Nazisse für eine beruhigende und entspannende Massage verwendet.
B Narzissen-Duft harmoniert gut mit Bergamotte, Jasmin, Orange, Ylang Ylang und Neroli.

Neroli-Öl

Citrus aurantium subspecies amara

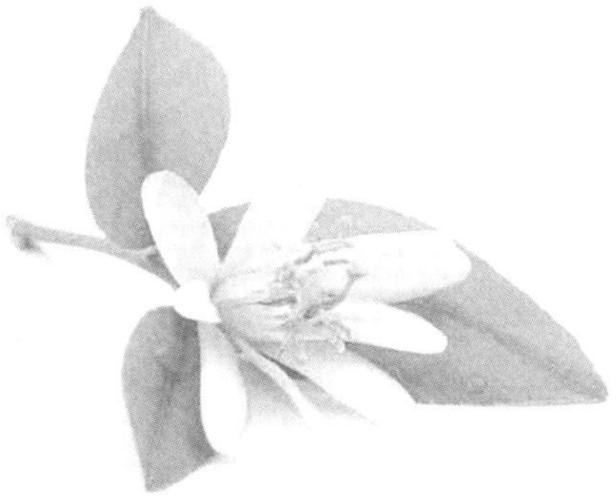

Der immergrüne Neroli-Baum gehört zur Familie der Rautengewächse (Rutaceae). Wie viele Zitrusbäume wurde er durch Veredelung auf Stecklingen der bitteren Orange gezüchtet. Der Baum kann bis zu 10 Meter hoch wachsen.
Ö Wasserdampf-Destillation der Blüten von denen etwa 1 000–1 500 kg einen Liter ätherisches Öl ergeben.
D Leicht holzig, frisch, lieblich, süß
W Neroli-Öl hat eine stark beruhigende Wirkung, vor allem bei Einschlafschwierigkeiten und Schockzuständen. Es wirkt antidepressiv, antiparasitisch, entspannend, beruhigend, hebt die Stimmung, stärkt die Wahrnehmungsfähigkeit und hat verjüngende, pflegende Wirkung. Es wirkt auch leicht aphrodisierend. Hauptindikationen sind Ängste, Schockzustände, Schlafstörungen, Varizen, Hämorrhoiden, chronische Diarrhö und Hypertonie.
Neroli-Öl ist aber auch ein pflegendes Öl und zur Linderung von Falten, Narben und Schwangerschaftsstreifen geeignet.
B Neroli-Duft harmoniert gut mit allen Zitrusdüften, Lavendel, Jasmin, Melisse, Rose und Ylang Ylang.

Orangen-Öl

(süß)

Citrus sinensis

Der immergrüne Orangenbaum, auch als Apfelsinenbaum bekannt, erreicht Wuchshöhen von 10 Metern. Er gehört zu den Rautengewächse (Rutaceae) und ist in China und Südostasien beheimatet. Zum Ende des 14. Jahrhundert wurde der Baum in die südlichen Länder Europas eingeführt. Heute sind die größten Orangenproduzenten Brasilien und die USA. Die Haltbarkeit des ätherischen Orangen-Öl beträgt nach Anbruch der Flasche – wie bei allen Zitrus-Ölen – nur etwa ein Jahr.

Ö Kaltpressung der unbehandelten Orangenschalen. Etwa 250 kg ergeben einen Liter ätherisches Öl. Ätherisches Orangenschalen-Öl ist weltweit das am meisten produzierte Öl. Die Weltjahresproduktion liegt bei über 20 000 Tonnen. Orangenschalen sind häufig mit Wachsen behandelt. Für eine hochwertige Kaltpressung sollten nur Schalen aus dem Ökolandbau ohne die weiße Innenhaut verwendet werden.

D frisch, fruchtig, warm, süß

W Orangen-Öl hat einen sehr warmen Duft. Es hilft bei Lichtmangel in der Winterzeit gegen Winterdepressionen. Es wirkt ausgleichend, harmonisierend, seelisch belebend und nimmt die Angst vor Unbekanntem. Es stärkt das Gewebe und kann deshalb zur Anti-Cellulite-Massage verwendet werden. Hauptindikationen sind Ängste, Nervosität, Schlafstörungen, Zellulite und Burnout. Bei erhöhter Lichtempfindlichkeit der Haut sollte das Öl bei hoher UV-Strahlung nicht verwendet werden.

In der Aromamassage wird Orangen-Öl als erfrischend und hautberuhigend bezeichnet. Es ist hilfreich bei Depressionen.

B Orangen-Duft harmoniert gut mit Honig, Jasmin, Mandarine, Neroli, Vanille und Zimt.

Patschuli-Öl

Pogostemon cablin

Der krautige bis zu einem Meter aufrecht wachsende Halbstrauch gehört zur Familie der Lippenblütler (Lamiaceae) und ist in Asien beheimatet. Mit 40–90 Arten sind die bekanntesten Vertreter das indische und javanische Patschuli, wo auch die Schreibweise Patchouli verbreitet ist. Die indische Pflanze ist qualitativ hochwertiger und der aus Indonesien (Java) stammenden vorzuziehen.

Ö Wasserdampf-Destillation der getrockneten Blätter. Etwa 40 kg ergeben einen Liter ätherisches Öl. Die Duftintensität von Patchouli wird durch längere Lagerung verbessert.

D warm, exotisch-orientalisch, fruchtig, erdig

W Patchouli hilft bei entzündeter Haut, Hautpilz und Wunden. Es ist antiseptisch, hautpflegend und aphrodisierend. Hauptindikationen sind Ängste, Nervosität, Schlafstörungen, Fußpilz, Immunschwäche, Cellulite und Gastralgien. Patchouli soll auch Wäsche vor Ungeziefer und Insekten schützen.

In der Aromamassage wird Patchouli als schweres, exotisch-orientalisch duftendes Öl seiner aphrodisierenden Eigenschaft wegen verwendet.

B Patchouli-Duft harmoniert sehr gut mit Sandelholz, Honig, Zimt, Bergamotte, Lavendel, Rose, Ylang-Ylang und Minze.

Pfefferminze-Öl

Mentha x piperita

Die Pfefferminze ist eine Kreuzung aus Krauseminze (mentha spicata) und Wasserminze/Bachminze (mentha aquatica). Sie ist eine winterharte Staude, kann bis 90 cm hoch wachsen und gehört zur Familie der Lippenblütler (Lamiaceae).

Ö Wasserdampf-Destillation der jungen frischen oder getrockneten Blätter. Etwa 100 kg ergeben einen Liter ätherisches Öl.

D balsamisch, frisch, fruchtig, minzig

W Pfefferminze ist eine beliebte Heil- und Gewürzpflanze. Ätherisches Pfefferminze-Öl wirkt antiseptisch und antibakteriell, kühlend, entzündungshemmend, schmerzstillend und krampflösend. Es hilft bei Muskelkater, Kopfschmerzen, Magenbeschwerden, Mundgeruch und gegen Übelkeit, aber auch bei Leberleiden und Gallenproblemen. Hauptindikationen sind Juckreiz, Muskelschmerzen, Erbrechen und Übelkeit, Leberinsuffizienz, Nierenkoliken, Gelbfieber, Ischiasschmerzen, Spannungskopfschmerzen, Dyspepsie und Pankreasinsuffizienz.
In der Aromamassage ist Pfefferminze ein anregendes, kühlendes und belebendes Öl. Es sollte nur in geringer Konzentration verwendet werden, weil es Hautreizungen auslösen kann.

B Pfefferminze-Duft harmoniert gut mit Lavendel, Rosmarin, Eukalyptus, Grapefruit und Patchouli.

Ringelblumen-Öl

Calendula officinalis

Die Ringelblume ist eine schnellwüchsige Sommerblume die Wuchshöhen bis zu 70 cm erreicht. Sie gehört zur Familie der Korbblütengewächse (Asteraceae). Sie ist auch als Butterblume, Dotterblume, Goldblume, Ringelrose, Ringula, Sonnenbraut, Warzenkraut und Wucherblume bekannt. Als ihre Heimat wird der Mittelmeerraum vermutet.

Ö Alkoholextraktion aus den Blüten. Etwa 5 000 kg Blüten ergeben einen Liter ätherisches Öl. Als hunderprozentig reines ätherisches Öl selten angeboten.

D blumig, warm

W Ätherisches Ringelblumen-Öl wirkt beruhigend, schmerzstillend, krampflösend, wundheilend und antioxidativ, aber auch schweißtreibend. Es wird gegen Pilze und Bakterien eingesetzt, hilft aber auch bei seelischer und nervlicher Anspannung. Hauptindikationen sind Narben, Risswunden, Quetschwunden und Nachbehandlungen von Verbrennungen.
In der Aromamassage wird Ringelblumen-Öl bei seelischer oder nervlicher Anspannung eingesetzt.

B Ringelblumen-Duft harmoniert gut mit Kamille und Rose.

Rosen-Öl

Rose damascena

Die sommerblühende Damaszener Rose ist eine kräftig bis zu 2 Meter hoch wachsende Pflanze. Rosengewächse gehören zur Pflanzenfamilie der Kerneudikotyledonen (Rosaceae). Die Damaszener Rose ist eine Zuchtform aus Kleinasien, die bereits in der Antike kultiviert wurde. Als Mitbringsel der Kreuzrittern kam sie im 13. Jahrhundert in unsere Gebiete. Alte Rosensorten, die heute ausgestorben sind, wuchsen schon vor 12 Millionen Jahren. Bereits vor über 4 000 Jahren waren Rosen in den persischen Gärten bekannt. Als »alte Rosen« werden Rosen bezeichnet, die vor dem Jahr 1867 La France, der ersten Teehybride gezüchtet wurden. Mittlerweile gibt es über 10 000 Zuchtrosensorten.

Ö Wasserdampf-Destillation der Blüten alter Rosensorten. Etwa 5 000 kg Blüten ergeben einen Liter ätherisches Öl.

D Je nach Herkunft (bulgarisches oder türkisches Rosen-Öl) unterscheiden sich die Düfte, im allgemeinen: blumig, frisch, öffnend, weich, aber auch schwer und süß.

W Ätherisches Rosen-Öl regt die Sinne an und hebt die Stimmung. Es hat antiseptische Wirkung, ist reinigend, stärkend, antidepressiv, antiviral, desodorierend, entzündungshemmend, aphrodisierend und wirkt tonisierend auf Herz und Nerven. Es wird gegen Gürtelrose und Herpes eingesetzt, löst Kopfschmerzen und unterstützt die Geburt. Hauptindikationen sind Ängste, Sterbebegleitung, Impotenz, Frigidität und Geschwüre. Es ist bei faltiger, trockener, wunder und entzündeter Haut eignet.
In der Aromamassage wird Rosen-Öl harmonisierend und herzöffnend eingesetzt.

B Rosen-Duft harmoniert gut mit Jasmin, Lavendel, Melisse, Neroli, Sandelholz, Myrre und Weihrauch.

Sandelholz-Öl

(weißes Sandelholz)
Santalum album

Der immergrüne Sandelholzbaum stammt aus Ostindien. Er kann Wuchshöhen bis zu 10 Meter erreichen und gehört zur Familie der Leinblattgewächse (Santalaceae). Erst ab einem Alter von etwa 15 Jahren bildet er das begehrte Kernholz, das für Räuchermittel und die Ölgewinnung genommen wird. Je älter die Bäume desto besser die Qualität.
In asiatischen Ländern werden Verstorbene mit Sandelholz einbalsamiert. Sandelholz-Duft wird für Gebete und zur Meditation verwendet. Für Räuchermittel wird überwiegend das rote Sandelholz (Pterocarpus santalinus) verwendet. Es enthält weniger ätherische Öle als das weiße Sandelholz, dafür eine höhere Intensität vor allem als Aphrodisiakum.

Ö Wasserdampf-Destillation aus dem frischen Holz von Bäumen, die älter als 30 Jahre sind. Etwa 20 kg Sandelholz ergeben einen Liter ätherisches Öl.

D blumig, männlich, schwer, würzig, warm

W Sandelholz-Öl ist sehr hautverträglich. Es vermittelt Ruhe und Gelassenheit, wirkt antidepressiv und desinfizierend. Es ist beruhigend, hautpflegend, antiseptisch, entzündungshemmend, krampflösend und lindert Atembeschwerden. Hauptindikationen sind Bronchitis, Depressionen, Milchschorf, Psoriasis, Schlaflosigkeit, Hypertonie, Zystitis, Varizen und Impotenz.
In der Aromamassage gilt Sandelholz als erdend. Es empfiehlt sich bei trockener, aufgesprungener Haut.

B Sandelholz-Duft harmoniert gut mit Jasmin, Rosengeranie und Rose.

Teebaum-Öl

Melaleuca alternifolia

Der immergrüne Strauch erreicht Wuchshöhen von etwa 7–10 Metern. Er gehört zur Familie der Myrtengewächse (Myrtaceae) und ist in Australien beheimatet. Teebaumöl gilt als eines der wertvollsten ätherischen Pflanzenöle und sollte fester Bestandteil der Hausapotheke sein.

Ⓖ Wasserdampf-Destillation der Blätter. Etwa 50 kg ergeben einen Liter ätherisches Öl.
Ⓓ frisch, intensiv, leicht minzig, würzig
Ⓦ Teebaumöl stärkt die Abwehrkräfte und wirkt antimykotisch, antibakteriell, antiseptisch, antiviral und fungizid. Es ist erfrischend, reinigend und schmerzlindernd. Hauptindikationen sind Varizen, Hämorrhoiden, Parasitenbefall, Zystitis, Immunschwäche, genitale Infektion, Schlangenbisse und Insektenstiche.
In der Aromamassage ist Teebaum ein gutes Öl bei psychosomatischen Beschwerden.
Ⓑ Teebaum-Duft harmoniert gut mit Zitrusdüften.

Vanille-Öl

Vanilla planifolia

Vanille stammt ursprünglich aus Mexiko. Sie gehört zur Familie der Orchideengewächse (Orchidaceae) und ist eine bis zu 25 Meter hoch wachsende, kletternde Orchideenart. Heute wird sie in Plantagen auf vielen Inseln im Indischen Ozean (Madagaskar, Seychellen) angebaut. Die etwa 30 cm langen Kapselfrüchte sind nach etwa 9 Monaten erntereif. Um das hocharomatische Gewürz zu entfalten, die sogenannte Schwarzbräunung zu erreichen, werden sie aufwendig getrocknet und fermentiert.
Ⓖ Alkoholextraktion der Kapselfrüchte. Ca. 4 kg ergeben einen Liter ätherisches Öl.
Ⓓ balsamisch süß, warm, würzig
Ⓦ Vanille regt die Verdauung an und löst Krämpfe. Es wirkt antiseptisch, anregend und muskelstärkend. Ihr wird eine aphrodisierende Wirkung zugesprochen.
In der Aromamassage wird Vanille-Öl als Stimmungsaufheller verwendet.
Ⓑ Vanille-Duft harmoniert gut mit Blütenölen, Bergamotte, Gewürzpflanzen, Grapefruit, Orange, Rose, Sandelholz und Zimt.

Weihrauchharz-Öl

(arabisch)
Boswellia sacra oder *Boswellia carteri*

Der Boswellia-Baum, der bis zu 7 Metern hoch wächst, gehört zur Familie der Balsambaumgewächse (Burseraceae). Er liefert das langsam verbrennende, hochwertige Harz, welches als somalischer Weihrauch oder arabischer Weihrauch bekannt ist.
Der Baum wächst nur in Trockengebieten wie Somalia, Oman und Jemen. In der Antike war Weihrauch rar und kostbar. In Ägypten wurde Weihrauch, aus Somalia stammend, mit Gold aufgewogen. Das Öl gilt als das Heiligste unter den ätherischen Ölen. Es soll das dritte Auge anregen und den Geist stärken. Weihrauch ist ein Gummiharz. Es enthält 50–70 % Harzsubstanzen die 4–8 % ätherisches Öl.
Ⓖ Wasserdampf-Destillation aus dem Harz. Etwa 15–20 kg Harz ergeben einen Liter ätherisches Öl.
Ⓓ holzig, harzig, balsamisch, herb
Ⓦ Weihrauch ist zur Meditation beliebt und wird in der Duftlampe zur Desinfektion der Raumluft verwendet. Es wirkt antidepressiv, stark antiphlogistisch, vertieft die Atmung und gibt Kraft und Energie. Weihrauch gilt als wundheilend, vernarbungsfördernd und hilft bei Geschwüren und Wunden. Hauptindikationen sind Bronchitis, nervöse Depressionen, Schwangerschaftsnarben, Immunschwäche, Morbus Crohn und rheumatische Erkrankungen.

In der Aromamassage wird Weihrauch-Öl als hautpflegendes Öl für alternde und faltige Haut eingesetzt.

B Weihrauch-Duft harmoniert mit Bergamotte, Geranie, Neroli, Myrrhe, Orange, Zeder, Zimt und Gewürzölen.

Ylang Ylang-Öl

Cananga odorata

Der immergrüne, schnell wachsende Baum erreicht Wuchshöhen von 20–30 Metern. Er gehört zur Familie der Annonengewächse (Anonaceae). Der Baum ist auf den Phillipinen, in Indonesien und in den tropischen Regionen von Afrika heimisch. Für die kommerzielle Ölgewinnung wird er auf den Komoren und Madagaskar angebaut und auf Wuchshöhen von etwa 3 Metern gehalten. Der Name Ylang-Ylang (ausgesprochen ilang-ilang) leitet sich vom Malayischen alang ilang ab, was übersetzt bedeutet: Blume der Blumen.

Ö Wasserdampf-Destillation der frischen gelben Blüten. Etwa 40–80 kg ergeben einen Liter ätherisches Öl.

D lieblich, sinnlich, betörend, blumig, süß

W Ylang-Ylang macht kontaktfreudig und gilt als das weiblichste aller ätherischen Öle. Es hat eine talgregulierende Eigenschaft, verlangsamt den Herzschlag und senkt den Blutdruck, ist beruhigend und wirkt antidepressiv. Es regt die Sinne an, entspannt und soll aphrodisierend sein. Als Hauptindikation werden Impotenz, Frigidität, sexuelle Asthenie und Hypertonie genannt.

In der Aromamassage wird Ylang-Ylang seiner beruhigenden, entspannenden, sinnlichen und hautklärenden (fettige Haut) Eigenschaften eingesetzt, empfiehlt sich aber auch für die Kopfmassage und zur Haarpflege.

Eine zu hohe Duftintensität kann zu Kopfschmerzen und Übelkeit führen.

B Ylang-Ylang-Duft harmoniert gut mit Bergamotte, Grapefruit, Jasmin, Neroli, Patschuli, Rose und Sandelholz.

Zimtrinden-Öl

Cinnamomum ceylanicum

Der Zimtbaum, eine immergrüne bis zu 15 Meter hoch wachsende Pflanze, stammt aus der Familie der Lorbeergewächse (Lauraceae) und ist in Südindien, Ceylon (Sri Lanka), Komoren, Madagaskar und Myanmar (Ex-Burma) beheimatet. Zimtgewürz vertreibt Insekten und soll Parasiten abtöten.

Ö Etwa 100–200 kg der getrockneten Rinde ergeben einen Liter ätherisches Öl. Ceylon-Zimt ergibt die beste Qualität.

D süß, würzig, orientalisch, warm

W Zimt löst seelische Anspannung. Er ist anregend, wärmend, entkrampfend und wirkt inspirierend, stärkt die Verdauung und gibt dem Körper Wärme. Hauptindikationen sind rheumatische Schmerzen, schwere Bronchitis, Stomatitis, Zystitis, Wurmbefall, Durchblutungsstörungen, Muskelschmerzen, Impotenz und Frigidität. Zimtrinden-Öl gilt als wehenfördernd. Das Öl sollte deshalb nicht während der Schwangerschaft und auf Grund seiner hautreizenden Eigenschaft nicht im Gesicht verwendet werden.

In der Aromamassage ist Zimt ein hautverträgliches, wärmendes und durchblutungsförderndes ätherisches Öl, das hilft, Schmerzen des Bewegungsapparates zu lindern. Eine zu hohe Duftintensität kann zu Reizungen führen.

B Zimtrinden-Duft harmoniert gut mit Blutorange, Ylang Ylang, Mandarine, Vanille, Jasmin und Weihrauch.

Zitronenverben-Öl

Verbena triphylla

Es gibt etwa 2 600 Arten von Eisenkrautgewächsen. Zur Gattung der Verbenen gehören mehr als 250 verschiedene Arten. Das unter den Eisenkrautgewächsen überwiegend am Markt angebotene ätherische Zitronenverben-Öl stammt vom Zitronenstrauch der bis 2 Meter hoch wächst, aus Südamerika (Argentinien, Chile, Uruguay) stammt und im 17. Jahrhundert von den Spaniern als Zier- und Duftpflanze nach Europa eingeführt wurde. Der Strauch wird Verbena (*lat.*: belaubter Zweig) oder Verveine genannt, was zur Verwechslung mit dem echten Eisenkraut (Verbena officinalis) führt. Weiter verwirrend ist, dass immer wieder unter Eisenkraut das ätherische Öl oder der Tee vom Zitronenstrauch angeboten wird.

Echtes Eisenkraut (Verbena officinalis) ist ein anspruchsloses, überall wachsendes, 30–80 cm hohes Kraut, das zu den Eisenkrautgewächsen (Verbenaceae) gehört. Als seine Herkunft gilt Mitteleuropa. Das Kraut ist als Katzenblutkraut, Sagenkraut, Taubenkraut, Wundkraut und bei den Botanikern als Verbene bekannt. Für die Kelten war es neben Brunnenkresse, Mädelsüß und Mistel eines der vier heiligen Kräuter. Im Mittelalter galt Eisenkraut als eine Art Zauberpflanze. Bei Beschwörungsritualen und Räucherungen wurde es als Diplomatenkraut eingesetzt. Der Name Eisenkraut rührt von dem Glauben, das Kraut könne Rüstung und Waffen unzerstörbar machen, weshalb es früher in die Eisenverhüttung beigemischt wurde.

Die mit dem ähnlich klingenden Namen Verveine, eine in Frankreich und Peru/Anden kultivierte Pflanze (Aloysia triphylla, Verbena triphylla oder Lippia citriodora), hat diese außer der Zugehörigkeit zur gleichen Familie (Verbene und Verveine) mit dem echten Eisenkraut in Duft und Optik als Pflanze nichts gemein. Ihr Öl wird auch als Zitronenverben-Öl bezeichnet.

Echtes Eisenkraut enthält nur sehr wenig ätherisches Öl und ist weitgehend geruchlos.

Ö (Verbena triphylla) Wasserdampf-Destillation der Blätter. Etwa 100 kg ergeben einen Liter ätherisches Öl.

D (Verbena triphylla) frisch, streng, zitronenartig

W (Verbena officinalis) Die Essenz von Eisenkraut wirkt menstruationsfördernd, stärkend bei Blutarmut (Anämie) und milchbildend. Ein Konzentrat als Tee strafft und entwässert, was äusserlich und innerlich gegen Cellulite eingesetzt wird. Es hilft bei Sonnenbrand, Juckreiz und Hauterkrankungen. Babys profitieren bei Windeldermatitis, wenn der Po mit einem konzentrierten Eisenkraut-Tee gereinigt wird.

Zitronenverben-Öl (Verbena triphylla) wirkt angstmindernd, erfrischend, stark beruhigend und entzündungshemmend. Es stärkt und reinigt die Haut, ist aber auch hautreizend, weswegen die Beimischung in ein Basisöl höchstens 0,5 % betragen sollte. Medizinisch wird Zitronenverben-Öl bei Erkältung verordnet. Hauptindikation sind Schlafstörungen. Während der Schwangerschaft sollte das Öl nicht verwendet werden. Erfahrene Hebammen verwenden es zur Aromatherapie, als Geburtshilfe zur Förderung der Wehentätigkeit.

B (Verbena triphylla) Zitronenverben-Duft harmonisiert gut mit Bergamotte, Lemongras, Lavendel, Neroli und Minze.

Zitronenschalen-Öl

Citrus limon

Der immergrüne Zitronenbaum (Limonenbaum) gehört zur Familie der Rautengewächse (Rutaceae). Seine Heimat ist China, wo er über die arabischen Länder im 13. Jahrhundert nach Europa verbreitet wurde. Zitrone oder Limone ist aus einer Kreuzung zwischen Bitterorange (Citrus x aurantium) und Zitronatzitrone (Zitrus medica) entstanden. Der Baum erreicht Wuchshöhen von bis zu 5 Metern. Zitronenbäume können gleichzeitig Blüten und Früchte ausbilden.

Ö Kaltpressung der Schalen. Etwa 200 kg (von etwa 5 000 Zitronen) ergeben einen Liter ätherisches Öl.

D frisch, fruchtig, spritzig

W Zitrone wird bei zu fettiger Haut, Wasseransammlung im Gewebe, einem geschwächten Immunsystem, Gicht, Rheuma und Arthritis, bei Infektionskrankheiten und zur Kräftigung des Nervensystems eingesetzt. Es wirkt antiseptisch, stimmungsaufhellend, kreislaufregulierend, durchblutungsfördernd und stoffwechselanregend. Hauptindikationen sind Schlafstörungen, Durchfall, Varizen, Thrombose, Leberinsuffizienz, Gallen- und Nierensteine.

In der Aromamassage ist Zitronenschalen-Öl ein allgemein anregendes, entzündungshemmendes, den Lymphfluss stimulierendes Öl.

Ätherisches Zitronenschalen-Öl reizt die Haut. Nach dem Auftragen sollte direkte UV-Bestrahlung deshalb gemieden werden.

B Zitronen-Duft harmoniert gut mit Lavendel, Kamille, Neroli, Ylang-Ylang, Rose, Sandelholz und Eukalyptus.

Rezepte und Dosierungen

Gesichtsöl

Ein Tropfen rein ätherisches Rosenöl in 10 ml Trägeröl zum Beispiel Bio-Mandelöl.

Massage (Ganzkörper)

Vier Tropfen rein ätherisches Öl in 20 ml Trägeröl zum Beispiel Aprikosenkern-, Jojoba- oder Süßmandel-Öl.

Massage aphrodisierend

Zwei Tropfen rein ätherisches Jasmin-Öl und einen Tropfen Vanille, Ylang-Ylang und Sandelholz in 25 ml Trägeröl zum Beispiel Jojoba-Öl oder Süßmandel-Öl.

Kontraindikationen und Warnhinweise

Ätherische Öle stimulieren den Geruchssinn. Bei Überdosierung oder unsachgemäßer Anwendung können Nebenwirkungen auftreten.

Kontraindikationen

Brustkrebs
Anis, Zypresse

Empfindliche Haut
Anis, Arnika, Eisenkraut, Lemongras, Pfefferminze, Zimt und alle Zitrusöle wie Bergamotte und Zitrone

Kinder
Säuglinge unter sechs Monaten sollten überhaupt nicht mit ätherischen Ölen in Berührung kommen. Auch nicht durch Duftlampen. Kinder bis acht Jahre sollten Eukalyptus, Pfefferminze, Rosmarin, Zeder, Zimtrinde meiden. Für Kinder ab acht Jahre wird ihrem Alter entsprechend bei allen Anwendungen ein Drittel bis die Hälfte der Erwachsenenmenge genommen.

Schwangerschaft
Anis und Bay, Eisenkraut, Majoran, Myrrhe, Rosmarin, Zeder, Zypresse haben Wehen auslösende Eigenschaften.

Warnhinweise

Augeninnendruck
kann erhöht werden durch Lemongras, Melisse

Epileptiker
sollten vorsichtig sein bei Anis

Giftig

Die folgenden ätherischen Öle gelten als toxisch. Innerlich in hoher Konzentration eingenommen, können sie zu allgemeinen Vergiftungserscheinungen wie Benommenheit, Übelkeit oder zum Erbrechen führen.
Beifuß, Bittermandel, Boldoblätter, Fenchel bitter, indischer Kalmus, Poleiminze, Rainfarn, Sassafras, Sadebaum, Thuja, Weinraute

Halluzinogen

Anis kann halluzinogene oder euphorisierende Wirkung auslösen.

Hautreizend und Allergien provozierend

Anis, Arnika, Eisenkraut, Lemongras, Pfefferminze, Teebaum, Zimtrinde und alle Zitrusöle.

Homöopathie

Zur homöopathischen Behandlung mit Vorsicht zu verwenden sind Eukalyptus, Kamille, Kampfer, Minze

Hypertoniker

sollten im Gebrauch von ätherischen Ölen der Lippenblütler (Ausnahme Lavendel und Melisse) ihren Blutdruck regelmäßig überprüfen lassen.

Krebs

Birke, Fenchelbaumholz, gewöhnliche Thuja, Kalmus, Nelkenzimtbaum und Stech-Wacholder sollen Krebs begünstigend sein.

Sonne

Die Wirkung ultravioletter Strahlung auf die Haut wird verstärkt durch Johanniskrautöl, Zitrusfrüchte, vor allem Bergamotte, und Zitronenverben-Öl.

Anhang

Öle nach Hauttypen

alle Hauttypen	alternde / reife Haut	empfindliche / sensible Haut
Aprikosenkernöl	Arganöl	Amaranthöl
Avocadoöl	Brokkolisamenöl	Arganöl
Jojobaöl	Granatapfelkernöl	Aprikosenkernöl
Macadamianussöl	Hagebuttenkernöl	Avellanaöl
Neutralöl	Jojobaöl	Babassuöl
Sonnenblumenöl (desodoriert)	Kürbiskernöl	Borretschsamenöl
Süßmandelöl	Maiskeimöl	Camelliasamenöl
	Perillaöl	Hanföl
	Pistazienkernöl	Kirschkernöl
	Schwarze Johannisbeersamenöl	Kukuinussöl
	Sanddornkernöl	Macadamianussöl
	Sesamöl	Mohnöl
	Traubenkernöl	Neutralöl
	Weizenkeimöl	Pfirsichkernöl
	Zedernöl	Rapsöl
		Reiskeimöl
		Schwarze Johannisbeersamenöl
		Sanddornöl
		Süßmandelöl
		Pflaumenkernöl

entzündliche Haut	gereizte / strapazierte Haut	irretierte Haut
Arganöl	Avellanaöl	Camelliaöl
Babussuöl	Babassuöl	Kokosfett
Granatapfelkernöl	Kaffeebohnenöl	Kakaobutter
Hagebuttenkernöl	Kokosfett	Schwarze Johannisbeersamenöl
Kiwisamenöl	Macadamianussöl	Walnussöl
Leindotteröl	Marulaöl	
Leinöl	Neutralöl	
Nachtkerzenöl	Pflaumenöl	
Rapsöl	Reiskeimöl	
Reiskeimöl	Sanddornfruchtfleischöl	
Schwarzkümmelöl	Sojaöl	
Sanddornfruchtfleischöl	Süßmandelöl	

Mischhaut	raue Haut	rissige Haut
Aprikosenkernöl	Avocadoöl	Aprikosenkernöl
Brokkolisamenöl	Hanföl	Avocadoöl
Distelöl	Pistazienkernöl	Kokosfett
Sanddornkernöl	Sesamöl	Kürbiskernöl
Sojaöl	Sheabutter	Macadamianussöl
Traubenkernöl		Olivenöl
		Pekanussöl
		Pfirsichkernöl
		Schwarze Johannisbeersamenöl
		Sanddornfruchtfleischöl
		Sheabutter
		Walnussöl

1

schuppige Haut	spröde Haut	stumpfe Haut
Amaranthöl	Amaranthöl	Aprikosenkernöl
Aprikosenkernöl	Aprikosenkernöl	Hagebuttenkernöl
Borretschsamenöl	Kakaobutter	Pfirsichkernöl
Hagebuttenkernöl	Kürbiskernöl	Süßmandelöl
Haselnussöl	Macadamianussöl	
Nachtkerzenöl	Olivenöl	
Olivenöl	Süßmandelöl	
Sheabutter		

trockene Haut	unreine Haut
Aprikosenkernöl	Distelöl
Avellanaöl	Hagebuttenkernöl
Avocadoöl	Johannisbeer-samenöl
Babassuöl	Jojobaöl
Baobaöl	Kukuinussöl
Borretschsamenöl	Leindotteröl
Hanföl	Schwarzkümmelöl
Jojobaöl	Sheabutter
Kaffeebohnenöl	Tamanuöl
Kaktusfeigensamenöl	Traubenkernöl
Kakaobutter	
Kokosfett	
Kukuinussöl	
Macadamianussöl	
Maiskeimöl	
Mohnöl	
Olivenöl	
Pekanussöl	
Pfirsichkernöl	
Pistazienkernöl	
Schwarze Johannisbeer-samenöl	
Sanddorn-fruchtfleischöl	
Sanddornkernöl	
Sesamöl	
Sheabutter	
Süßmandelöl	
Tamanuöl	
Walnussöl	
Weizenkeimöl	

Öle nach Hautproblemen

Barriereschützendes Öl
Arganöl, Baobaöl, Reiskeimöl, Sesamöl

Juckreizstillendes Öl
Borretschsamenöl, Hanföl, Nachtkerzenöl, Schwarze Johannisbeersamenöl

Narbenöl
Baobaöl, Granatapfelkernöl, Hagebuttenkernöl, Sheabutter, Weizenkeimöl

Sonnenbrand
Aloe-Vera, Leinöl

Wundheilendes Öl
Granatapfelkernöl, Schwarzkümmelöl, Sanddornfruchtfleischöl

Neurodermitis und Schuppenflechte

Bei Neurodermitis (atopische Dermatitis) gibt es kein Patentrezept. Es gibt viele Behandlungsmethoden, doch wird man zur Heilung oder Linderung an Pflanzenölen nicht vorbeikommen. Inwieweit ein Pflanzenöl bei Neurodermitis Linderung verschafft, hängt nicht nur vom Öl ab, sondern auch von der Ernährung einschließlich Getränken.

Äußerlich kann ein Pflanzenöl nur lindern, wenn durch Ernährung oder Nahrungsergänzung von innen unterstützt wird. Die Ernährung sollte vollwertig sein und Salz und Zucker nur geringfügig enthalten. Trans-Fette sollten gemieden, Cis-Fette gewählt werden. Der Speiseplan sollte viel frisches Gemüse und Obst enthalten. Zum Anbraten von Fleisch, Nudeln und Gemüse sind Ghee,

Kokosfett und geeignete Pflanzenöle zu empfehlen. Fertigprodukte und Nahrungsmittel mit Konservierungsstoffen sollten gemieden werden.

Bei Neurodermitis haben sich bewährt

Amaranthöl, Avellanaöl, Avocadoöl, Borretschsamenöl, Hagebuttenkernöl, Hanföl, Kokosfett, Kukuinussöl, Macadamianussöl, Nachtkerzenöl, Schwarzkümmelöl, Sanddornfruchtfleischöl, Sheabutter.

Werden Pflanzenöle auf die Haut aufgetragen, sollten blutig-eitrige Hautstellen achtsam ausgelassen und eine vom Arzt verordnete Salbe verwendet werden. Wer dennoch selbst etwas ausprobieren möchte, kann Sheabutter mit Callophyllum inophyllum zu gleichen Teilen gemischt auftragen. Callophyllum inophyllum ist sehr intensiv und durchdringend. Es sollte nicht innerlich eingenommen werden. Ein an der Kleidung haftender Duft lässt sich schlecht auswaschen.

Für die tägliche Hautpflege sind Borretschsamen- und Nachtkerzenöl gute Helfer. Wird der Geruch beider Öle als unangenehm empfunden, ist Kukuinussöl empfehlenswert, das allerdings durch seinen etwas säuerlich, grasigen Geruch nicht immer als wohlriechend empfunden wird.

Bei Schuppenflechte (Psoriasis) haben sich bewährt

Amarantöl, Avellanaöl, Avocadoöl, Borretschsamenöl, Hagebuttenkernöl, Hanföl, Kokosfett, Kukuinuss, Macadamianussöl, Nachtkerzenöl, Schwarzkümmelöl, Sanddornfruchtfleischöl, Sheabutter, Zedernöl.

Rezepte

Die Dosierung der ätherischen Öle richtet sich nach der Reinheit. Für die Dosierung der Pflanzenöle sind Körpergröße und Körperkonstitution entscheidend. Alle Angaben sollten daher entsprechend abgestimmt werden.

El. = Esslöffel
Tr. = Tropfen
g = Gramm
Tl. = Teelöffel
ml = Milliliter

Mutter-Kind-Rezepte

Babymassage

10 ml	Bio-Aprikosenkernöl
1 Tr.	ätherisches Öl Lavendel (Lavendula officinales)

Kreuzbeinmassage bei Schwangeren

Diese Anwendung empfiehlt sich ab der 38-sten Schwangerschaftswoche. Die Frau sitzt dabei aufrecht auf einem Pezziball.

5 ml	Johanniskraut-Mazerat
1 Tr.	ätherisches Öl Schafgarbe (Achillea millefolium)
1 Tr.	ätherisches Öl Kamille (Matricaria recutita)
1 Tr.	ätherisches Öl Lavendel (Lavendula officinales)

Schwangerschaftsnarben

10 ml	Bio-Mandelöl
5 ml	Bio-Sheabutter
5 ml	natives Weizenkeimöl
3 ml	Bio-Borretschsamenöl
2 Tr.	ätherisches Öl Rose (Rose damascena)
3 Tr.	ätherisches Öl Grapefruit (Citrus paradisi)

Mutter-Kind-Pflegeöl

Dieses Pflegeöl hat sich bei wundem Kinderpo als entzündungshemmend und heilend bewährt. Zum Abschminken ist es ein sanftes Pflegeprodukt für die Frau.

30 g	Bio-Mandelöl
6 g	Bio-Sheabutter
20 g	Bio-Hanföl
1 g	Ceralan
3 Tr.	Bisabolol

Ceralan ist ein modifiziertes Bienenwachs, das hier als Konsistenzgeber verwendet wird. Bisabolol wird aus dem Öl der Kamille gewonnen. Es schützt empfindlich reagierende Haut gegen Reizungen und Rötung.

Mandelöl, Hanföl und Ceralan in ein Becherglas geben und vorsichtig auf maximal 60 °C erwärmen. Während des Abkühlens die Sheabutter einrühren und kurz vor Ende des Rührvorgangs Bisabolol beigeben.

Körperpflege

Salz-Peeling

gegen trockene und spröde Finger und Hände

1 Tl.	Meersalz
5 ml	natives Mandelöl oder natives Olivenöl extra

Mit dieser Mischung reibt man sich die Hände ein. Für ein Körper-Peeling nimmt man eine höhere Dosierung:

4 El.	Meersalz
20–25 ml	natives Mandelöl oder natives Olivenöl extra

3

Zucker-Peeling

gegen abgestorbene Hautpartikel

4 El.	Rohrzucker
20 ml	natives Olivenöl extra

Mit dieser Mischung reibt man in kreisender Bewegung, beginnend herzfern vom Sprunggelenk am rechten Bein den ganzen Körper ein.

Massage

Sportmassage

Ganzkörpermassage für Sportler

15 ml	Bio-Mandelöl
5 ml	Bio-Sonnenblumenöl
3 ml	Nachtkerzenöl
2 ml	Bio gereiftes Sesamöl
3 Tr.	ätherisches Öl Eukalyptus (Eukalyptus globulus)
2 Tr.	ätherisches Öl Pfefferminze (Mentha x piperita)

Ganzkörpermassage zur Entspannung

15 ml	Bio-Jojobaöl
10 ml	Bio-Aprikosenkernöl oder Bio-Mandelöl
2 Tr.	ätherisches Öl weiße Narzisse (Narcissus poeticus)
1 Tr.	ätherisches Öl Ylang-Ylang (Cananga odorata)

Emotionale Öffnung

zur Ganzkörpermassage beim Mann

25 ml	Bio-Jojobaöl
2 Tr.	ätherisches Öl Orange (Citrus sinensis)
2 Tr.	ätherisches Öl Sandelholz (Santalum album)

zur Ganzkörpermassage der Frau

25 ml Bio-Mandelöl
2 Tr. ätherisches Öl Neroli (Citrus aurantium)
1 Tr. ätherisches Öl Jasmin (Jasminum officinale)
1 Tr. ätherisches Öl Ylang-Ylang (Cananga odorata)

Gesichtsmassage

junge Haut
2 ml Bio-Aprikosenkernöl oder Bio-Mandelöl
1 Tr. ätherisches Öl Lavendel (Lavendula officinalis)

reifere Haut
2 ml Bio-Hagebuttenkernöl
1 ml Bio-Jojobaöl
1 Tr. ätherisches Öl Rose (Rose damascena)

Fußmassage

10 ml Bio Avocadoöl
2 Tr. ätherisches Öl Lavendel (Lavendula officinales)
oder
2 Tr. ätherisches Öl Pfefferminze (Mentha piperata)

Verspannter Rücken
Teilkörpermassage

10 ml gereiftes Bio-Sesamöl
2 Tr. ätherisches Öl Pfefferminze (Mentha piperata)

Nacken/Trapez-Massage

5 ml Bio-Jojobaöl
1 Tr. ätherisches Öl Lavendel (Lavendula officinales)
1 Tr. ätherisches Öl Pfefferminze (Mentha x piperita

Husten

den oberen Rücken und Brustbereich einmassieren

5 ml	gereiftes Bio-Sesamöl
1/4 Tl.	feines Meersalz
dazu	
1 Tl.	natives Bio-Schwarzkümmelöl innerlich einnehmen

Magenkrämpfe

den Bauch im Uhrzeigersinn leicht, beruhigend massieren

5 ml	Bio-Jojobaöl
2 Tr.	ätherisches Anisöl (Pimpinella anisum)

Ödeme

leichte Beinmassage

10 ml	Bio-Jojobaöl
2 Tr.	ätherisches Öl Orange (Citrus sinensis)

Haarprobleme

Lockiges, widerspenstiges Haar

10 ml	Bio Jojobaöl
10 ml	Ricinusöl
2 Tr.	ätherisches Rosen-Öl
5 Tr.	ätherisches Sandelholz-Öl

Die Zutaten mischen und von den Spitzen bis zum Haarboden ins feuchte Haar einmassieren. Etwa 40 Minuten einwirken lassen, dann auswaschen.

Kopfläuse

25	ml	Shampoo
1	ml	Neemöl
1	ml	Schwarzkümmelöl
1	Tr.	ätherisches Lavendel-Öl (Lavendula officinales)
2	Tr.	ätherisches Teebaum-Öl

Das Shampoo sollte kein Natriumlaurylsulfat enthalten (Naturkosmetik). Die Zutaten gut mischen und das Haar damit gut durchwaschen. Anschließend gründlich auswaschen.

Pflege für Haar und Kopfhaut

10	ml	Bio Kokosfett (VCO)
2	Tr.	ätherisches Rosen-Öl

Die Zutaten mischen und ins trockene Haar einmassieren. Etwa drei Stunden einwirken lassen und dann mit einem basischen Shampoo gründlich auswaschen.

Spagyrik

Die Spagyrik (*griech.* spaein: trennen, lösen, schneiden, herausziehen; ageirein: verbinden, vereinigen, zusammenführen) ist ein sehr altes Naturheilverfahren, das seine Wurzeln in der Alchemie hat. Spagyrik wie Alchemie gehen davon aus, dass alles Existierende und jeder Lebensprozess Ausdruck der unsichtbaren Lebenskraft ist.

Ziel der Spagyrik ist es zum Beispiel, eine Heilpflanze so aufzuarbeiten, dass dabei alle Inhaltsstoffe und Kräfte gewonnen werden, damit ein hochwirksames Bioregulans für Heilzwecke gewonnen werden kann.

Ereignen sich Dinge in der großen Ganzheit, wiederholen sie sich bis in die kleinsten Einheiten, sie spiegeln das Geistige und Seelische wieder. Die wahre Kunst ist das Erkennen und die Anwendung, um Körper (Sal = Salz), Geist (Mercurius = Quecksilber) und Seele (Sulfur = Schwefel) unter Einbindung der vier Elemente Feuer, Wasser, Luft und Erde in ein harmonisches Gleichgewicht zu bringen, wobei die ätherischen Öle als stofflicher Träger des Sulphurs, der Alkohol des Mercurius und die pflanzlichen Salze des Sals dienen.

Alchemisten versuchten bereits im Mittelalter, aus Pflanzen, Metallen und Edelsteinen flüssige Essenzen und Tinkturen herzustellen. Der Medicus und Naturphilosoph Theophrastus Bombastus von Hohenheim (genannt Paracelsus, 1493–1541), gilt als Begründer der »ars spagirica«. Er schrieb: »Darum so lern Alchimiam, die sonst Spagyria heißt, die lehrt, das Falsche zu scheiden vom Gerechten.« Zu den bedeutendsten Nachfolgern zählen Carl Friedrich Zimpel (1801–1879), Cesare Mattei (1809–1896), Theodor Krauß (1864–1924) und Alexander von Bernus (1880–1965).

Essenzen und Tinkturen

Die Herstellung einer Tinktur gestaltet sich einfacher als die einer Essenz, dagegen ist die Essenz feinstofflicher, tiefgreifender und länger haltbar.

Spagyrische Essenz

Herauslösen der ätherischen Öle durch Wasserdampfdestillation
Getrocknete Pflanzen werden wenige Stunden bis zu zwei Tage mit destilliertem Wasser digeriert. Währenddessen sollte nur eine leichte sogenannte aromatische Gärung einsetzen. Bei frischen Pflanzen wird dieser Schritt ausgelassen und das ätherische Öl (Sulfur) direkt durch Destillation mit Wasserdampf herausgelöst.

Vergärung der Pflanzen (Fermentation)
Zur Gärung werden die Pflanzen mit destilliertem Wasser und Hefe (Saccharomyces cerevisiane) oder Alkohol bei 20–40 °C vergoren. Der Gärungsprozess kann je nach Pflanze bis zu mehrere Wochen andauern, wobei weiter ätherische Öle freigesetzt werden und ein pflanzeneigener Alkohol ensteht. Während der Fermentation erfolgt durch strukturelle Veränderung mit Hilfe von Hefe die Bildung neuer Stoffe.

Destillation des Alkohols
Nach dem Gärungsprozess wird die fermentativ umgewandelte Pflanzenmasse einer weiteren schonenden Wasserdampfdestillation unterzogen, wodurch die restlichen ätherischen Öle und der pflanzeneigene Alkohol (Mercurius) gewonnen werden. Zur weiteren Stabilisierung wird, wenn nötig, Alkohol zugegeben.

Veraschung (Calcination)
Der abgepresste, getrocknete Destillationsrückstand wird bei einer Temperatur von 400–800 °C verascht. Ziel der Veraschung ist, aus den organischen Verbindungen die wertvollen Mineralsalze und Spurenelemente (Sal), die anorganischen Verbindungen, zu

gewinnen. Die Pflanzenasche wird nun im Destillat gelöst und überschüssige Salze durch Filtration abgetrennt.

Wiedervereinigung
Zunächst werden die Mineralsalze und Spurenelemente (Sal) mit dem Alkohol (Mercurius) vermischt, um anschließend das ätherische Öl (Sulfur) hinzugegeben. Die Pflanze ist wiedervereinigt, was chymische Hochzeit genannt wird.

Spagyrische Tinkturen
Bei der Herstellung spagyrischer Tinkturen wird der erste Schritt weggelassen und direkt mit der Gärung begonnen. Der Ablauf gestaltet sich wie folgt:

- Gärung der Pflanzen mit Alkohol
- Destillation mit Wasserdampf
- Veraschung der Pflanzenreste (Gewinnung der Salze)
- Wiedervereinigung des alkoholischen Auszugs und des Salzes

Spagyrische Essenzen oder Tinkturen können innerlich wie äußerlich (Einreibung, als Umschläge, Mundspüllösungen, Augenkompressen oder als Ohrwatte) angewandt werden. Sie sind sehr effizient, wirken ganzheitlich ohne jede Nebenwirkung, können mit anderen Medikamenten bedenkenlos kombiniert werden und sind unbegrenzt haltbar, im Gegenteil reifen sie nach Herstellung sogar noch nach.

Spagyrische Essenzen aus Pflanzen, Edelsteinen und Metallen können durchaus zu Hause hergestellt werden. Das Verfahren ist jedoch aufwendig zu gestalten und erfordert spezielle Ausrüstung, Erfahrung, Zeit und Geduld.

Für den Laien empfiehlt sich deshalb, die Essenzen oder Tinkturen zu kaufen. Sie können jeder Creme oder Lotion, jedem Pflanzen- oder Massageöl hinzugegeben werden.

Beispiel für eine Rezeptur

Diese Rezeptur kann zur Entgiftung und Entschlackung, bei Cellulitis, zur Straffung des Bindegewebes und bei Hautunreinheiten verwendet werden. Die verwendeten Pflanzen dienen der Zellreinigung und unterstützen Blase, Leber, Lymphe und Nieren. Einahme täglich 3 mal 5–8 Tropfen

Zutaten

2 Handvoll Löwenzahn
junge Pflanzen, Knospen sollten überwiegend geschlossen sein
2 Handvoll Ackerschachtelhalm
2 Handvoll Brennesseln *(junge Triebspitzen)*
1 l Grappa *(Bio-Qualität)*
0,5 l destilliertes Wasser

Herstellung

Die Pflanzen sollten 2–3 Tage vor Vollmond gepflückt, nicht geschnitten, sondern zerrupft, und wenn überhaupt kalt abgewaschen werden. Sie werden in ein Einmachglas gegeben und mit Grappa aufgegossen, bis alle Pflanzen bedeckt sind. Das Glas wird verschlossen und zur Gärung an einem hellen, warmen Ort aufbewahrt. Die Temperatur im Glas sollte zwischen 36-40 °C liegen. Es sollte keiner direkten Sonneneinstrahlung ausgesetzt sein.

Morgens, am besten bei Sonnenaufgang, und abends, am besten bei Mondaufgang schwenken, damit herausstehende Pflanzenteile wieder mit Alkohol benetzt werden. Nach 6–8 Wochen wird die Flüssigkeit durch ein Tuch abgeseiht. Den alkoholischen Auszug kann man bereits verwenden, zur spagyrischen Tinktur fehlen jedoch noch die folgenden Schritte.

Die Pflanzenreste werden in einer Pfanne zu Asche geröstet. Es empfiehlt sich diesen Vorgang im Freien durchzuführen, da es zu starker Rauchentwicklung kommt. Die Asche in einen Filter über einer Auffangschale aus Glas geben und langsam mit einem halben Liter destilliertem Wasser übergießen. Die Lösung braucht dann

Zeit, damit sich der Bodensatz bilden kann. Die Flüssigkeit wird vorsichtig abgeseiht und der Bodensatz erneut geröstet. Danach wieder mit derselben Flüssigkeit übergießen. Diesen Vorgang mindestens dreimal wiederholen. Der letzte Bodensatz kann entsorgt werden.

Die aufgefangene Flüssigkeit wird nun in einem Topf auf kleiner Flamme verdunstet bis sich am Boden weiß-graue Kristalle bilden. Die Kristalle werden herausgekratzt und dem alkoholischen Pflanzenauszug beigegeben. Das Ganze wird 10 Minuten bei maximal 30 °C erwärmt. Die spagyrische Tinktur ist fertig und wird in dunkle Flaschen abgefüllt.

Herstellung einer Creme

Creme ist eine Mischung aus fett- und wasserlöslichen Substanzen unter Zugabe von Wasser, die ein schnelles Einziehen ermöglicht und die Haut pflegt, ohne einen Fettfilm zu hinterlassen. Lotion unterscheidet sich von einer Creme lediglich durch einen höheren Wasseranteil, somit ist eine Lotion besser für die großflächige Verwendung geeignet. Im Vergleich dazu bestehen Salben nur aus fettlöslichen Substanzen, die nur langsam in die Haut einziehen. Sie hinterlassen einen glänzenden Fettfilm.

Zur Herstellung einer Creme wird die Auswahl der Öle durch den Verwendungszweck bestimmt. Zusätzlich können Duftstoffe, Vitamine, spagyrische Pflanzenessenzen oder Konservierungsstoffe beigefügt werden. Die Zutaten der Creme sollten vor der Herstellung auf mögliche Haut-Allergien und Kreuzreaktionen geprüft werden.

Weitere wichtige Bestandteile sind Emulgatoren, Konsistenzgeber und Wasser, das der Haut die notwendige Feuchtigkeit spendet. Cremes können heiß oder kalt angerührt werden, wobei sich bei der Kaltrührung das Fluidlecithin als Emulgator bewährt hat. Typische Emulgatoren für die Heißrührung sind Tegomuls, Emulsan, Lanolin und Wollwachsalkohole.

Emulgatoren besitzen sowohl hydrophile (wasserliebende) wie lipophile (fettliebende) Anteile und können so die fettigen und wässrigen Bestandteile zur sogenannten Emulsion verbinden.

Als typische Konsistenzgeber für eine festere Creme werden Bienenwachs, Candelillawachs oder Cetylalkohol verwendet, für eine mildere, weichere Creme Kakaobutter, Shea-Butter oder Lanolin. Gelbildner, wie etwa Xanthan, dienen zur Stabilisierung der Emulsion und binden Feuchtigkeit. Als Konservierungsstoffe dienen unter anderen Kaliumsorbat, Alkohole (Weingeist) oder Teebaumöl.

Man unterschiedet Öl-in-Wasser-Emulsion (O/W) und Wasser-in-Öl-Emulsion (W/O), wobei Kosmetika überwiegend auf der Basis einer O/W-Emulsion hergestellt sind.

Öl-in-Wasser-Emulsion (O/W)

Bei einer O/W-Emulsion umgeben die Wasseranteile den Fettanteil. Die Emulsion ist mehr wässrig als fettig, wobei der Wasseranteil variiert werden kann. So wird für fettige Haut ein hoher Anteil verwendet, bei trockener Haut hingegen wird er reduziert, da ein hoher Wasseranteil austrocknend und nicht fettend wirkt. Für die O/W-Emulsion werden Emulgatoren wie Tegomuls oder Emulsan verwendet.

Herstellung

In der Fettphase werden die Komponenten Öl, Konsistenzgeber und Emulgator auf 65–85 °C erhitzt und miteinander verschmolzen. Parallel dazu wird in der Wasserphase das Wasser, Rosenwasser, Allantoin oder der Harnstoff auf die gleiche Temperatur erhitzt. Die Wasserphase wird dann unter Rühren langsam in die Fettphase eingebracht und aufemulgiert.

Die Emulsion muss eine Temperatur von etwa 40 °C (Handwärme) aufweisen, bevor die wärmeempfindlichen Stoffe wie ätherische Öle, Wirkstofföle, Vitamine, Pflanzentinkturen oder Essenzen hinzugegeben werden. Dies ist auch der optimale Zeitpunkt, um Gelbilder zur Stabilisierung der Konsistenz, vermischt mit Glycerin, Panthenol oder Alkohol, unterzurühren. Der Rührvorgang kann bis zu einer Stunde dauern, bis eine stabile Emulsion entstanden ist. Als Abschluss werden Konservierungsstoffe, etwa Weingeist oder Kaliumsorbat etc. hinzugefügt.

Wasser-in-Öl-Emulsion (W/O)

In einer W/O-Emulsion überwiegen und umschließen die Fettanteile den Wasseranteil. Die Emulsion ist mehr fettig, zieht nur langsam in die Haut ein und hat eine Schutzwirkung. Der Wasseranteil erleichtert das Einziehen. Die O/W-Emulsion wird für trockene bis sehr trockene Haut, Nacht- oder Fußcremes verwendet. Bei der O/W-Emulsion werden Emulgatoren wie Lanolin und Wollwachsalkohole eingesetzt.

Herstellung

Die Komponenten der Fett- und Wasserphase werden in getrennten Behältern auf 60–80 °C erhitzt. Unter Rühren wird dann eine kleine Menge der Wasserphase hinzugegeben und vollständig emulgiert, bevor die nächste Portion zugegeben wird. Dieser Vorgang kann einige Zeit in Anspruch nehmen. Es sollte auf eine konstante Temperatur der Wasserphase geachtet werden. Abschließend werden die wärmeempfindlichen Wirkstoffe wie bei der O/W-Emulsion hinzugefügt und die Emulsion konserviert.

Die fertige Creme sollte bei eigener Herstellung, ob mit oder ohne Konservierungsstoffe, im Kühlschrank aufbewahrt werden.

Wassergehalt

Bei einer W/O-Emulsion darf der Wassergehalt höchstens 74 % betragen. Bei einer O/W-Emulsion muss der Wassergehalt mindestens 26 % betragen.

Pflanzenöle für Tiere

Hochwertige kaltgepresste Pflanzenöle sind für Tiere ein wertvoller Energielieferant und tragen zur Gesunderhaltung bei. Sie werden dem futter beigemischt. Außerdem können sie für die Fellpflege verwendet werden.

Leinsamenöl *(nativ)*

Zur Unterstützung der Verdauung, sowie als Lieferant für leicht verdauliche Energie und ein glänzendes Fell bietet sich natives Leinsamenöl als Futterbeimischung an.

Dosierung
als Kur von drei Wochen

- Kleinpferde und Ponys 15–30 ml pro Tag
- Großpferde 30–50 ml pro Tag

Leinsamenöl ist auch zur Fellpflege geeignet.

Reiskeimöl *(nativ)*

Im Pferdesport wird Reiskeimöl als Energielieferant und zum Muskelaufbau gegeben.

Dosierung als Futterbeimischung
als Kur von drei Wochen

- Kleinpferde und Ponys 15–25 ml pro Tag
- Großpferde 30–50 ml pro Tag

Schwarzkümmelöl *(nativ)*

Vom nativen Schwarzkümmelöl profitieren Pferde, Kühe, Geflügel, Zuchttauben und Haustiere. Das native Öl wirkt regulierend auf die oberen Atemwege und unterstützt das Immunsystem.

Pferde

Das Öl schützt und pflegt das Fell. In eine Sprühflasche mit Wasser werden ein paar Tropfen Schwarzkümmelöl gegeben, kräftig durchgeschüttelt und Schweif und Mähne damit eingesprüht, bevor sich Öl und Wasser wieder getrennt haben.

Lästige Pferdebremsen kann man abwehren, wenn man ein paar Tropfen natives Schwarzkümmelöl auf das Fell aufträgt. Das Öl enthält ätherische Öle und darf deshalb nicht ins Auge gelangen.

Dosierung als Futterbeimischung
als Kur von drei Wochen

- Kleinpferde und Ponys 10 ml pro Tag
- Großpferde 15–20 ml pro Tag

Kühe

Natives Schwarzkümmelöl verbessert als Futterbeimischung die Milchqualität. Bei Euterentzündung (Mastitis) können die betroffenen Stellen mit dem Öl eingerieben werden.

Geflügel

Ein paar Tropfen natives Schwarzkümmelöl dem Trinkwasser beigemischt oder frisch gemahlen als Futterbeigabe helfen bei Atemwegsproblemen und Infektanfälligkeiten.

Tauben

Den Zuchttauben wird das Öl bei Taubenpocken in die betroffenen Stellen einmassiert.

Haustiere

Um Flöhe und Parasiten bei Haustieren zu vertreiben, wird das Öl in das Fell eingerieben.

Dosierung als Futterbeimischung
als Kur von drei Wochen

Kleintiere (Nager)	1 Tropfen
5–10 kg Körpergewicht	½ Tl./Tag
10–30 kg Körpergewicht	1 Tl./Tag
30–40 kg Körpergewicht	1½ Tl./Tag
> 40 kg Körpergewicht	2 Tl./Tag

Nachtkerzenöl

Pferde

Äußerlich angewendet schützt und pflegt natives Nachtkerzenöl das Fell. In eine Sprühflasche mit Wasser werden ein paar Tropfen Öl gegeben, kräftig durchgeschüttelt und Schweif und Mähne damit eingesprüht, bevor sich Öl und Wasser wieder getrennt haben. Pur kann es gereizten oder trockenen Stellen vorsichtig einmassiert werden.

Dem Futter beigegeben unterstützt das Öl die natürlichen Funktionen und die Vitalität.

Dosierung
als Kur von drei Wochen

- Kleinpferde und Ponys
  die ersten 30 Tage 10 ml, danach 5 ml pro Tag
- Großpferde
  die ersten 30 Tage 20 ml, danach 10–12,5 ml pro Tag

Literatur

A

Augustin, Matthias / Hoch, Yvonne: Phytotherapie bei Hauterkrankungen. Grundlagen – Praxis – Studien. Urban & Fischer / Elsevier 2004

B

Baltes, Werner; Matissek, Reinhard: Lebensmittelchemie. Springer 2011

Bockisch, Michael: Nahrungsfette und -öle. Ulmer 1993

Braunschweig, Ruth von: Pflanzenöle. Stadelmann 2007

Bräutigam, Brigitte: Lexikon der Kosmetischen Rohstoffe. Book on Demond 2010

Budwig, Dr. Johanna: Öl-Eiweiss-Kost. Sensei 2007

Bühring, Ursel: Praxis-Lehrbuch der modernen Heilpflanzenkunde. Grundlagen, Anwendungen, Therapie. Haug 2011

C

Catty, Suzanne: Hydrosols. The Next Aromatherapy Healing Arts Home, 2001

D

Derndorfer, Eva: Lebensmittelsensorik. facultas.wuv 2012

Döll, Michaela: Die Kraft der Antioxidantioen. Goldmann 2008

E

Eisenbrand, Gerhard; Schreier, Peter: Römpp Lexikon Lebensmittelchemie. Thieme 2006

F

Faber, Stephanie; Furdek, Anita: Geheimnisse der Heilkosmetik. Ganzheitlich schön mit ätherischen Ölen und Pflanzen. Heyne 1993

Fey, Horst: Wörterbuch der Kosmetik. Wissenschaftliche Verlagsgesellschaft 2010

Fischer-Rizzi: Himmlische Düfte. Das grosse Buch der Aromatherapie. AT 2011

Fischer-Rizzi: Blätter von Bäumen. AT 2007

G

Grimm, Hans-Ulrich: Leinöl macht glücklich. Knaur 2012

Gonder, Ulrike: Kokosfett (nicht nur) fürs Hirn: Systemed 2013

H

Harding, Jennie: Aromatherapie. Taschen 2003

Hartmann, Marcus: Öle – natürlich kaltgepresst. Basiswissen & Rezepte. Hädecke 2008

Hassouna, Viktoria: Natives Olivenöl. Was Sie über Olivenöl wissen sollten. Books on Demand 2007

Hänsel, R: Hagers Handbuch der Pharmazeutischen Praxis. 5 Drogen E-O. Springer 1993

Hellmiß, Margot; Schreithauer, Falk: Natürliche Stoffwechselbalance. Pflanzenöle. Südwest 1998

Hellmiß, Margot; Schreithauer, Falk: Gesund leben. Heilen mit Öl. Müller 2005

J

Jaspars, Frank: Heilen, pflegen, kochen mit Speiseöl. Frank Jaspers Verlag 2009

Johari, Harish: Grundlagen der ayurvedischen Kochkunst. Windpferd 1997

K

Käser, Heike: Naturkosmetische Rohstoffe. Freya 2011

Kircher, Nora: Heilen, pflegen, kochen mit Speiseölen. Jaspers 2009

Knieriemen, Heinz; Pfyl, Paul Silas: Kosmetische Inhaltsstoffe von A bis Z. Der kritische Ratgeber. AT 2005

Königs, Peter: Das Kokos-Buch. Natürlich heilen und genießen mit Kokosfett und Co. VAK 2012

Krist, Sabine: Lexikon der pflanzlichen Fette und Öle. Springer 2013

L

Lad, Vasand; Frawley, Davis: Die Ayurveda Pflanzen-Heilkunde. Windpferd 2000

Lüthi, Roland; Iding, Doris: Heilsame Öle. Innerliches und äußerliches Heilmittel. Herbig 2008

M

Madejsky, Magret; Rippe, Olaf: Heilmittel der Sonne. Mythen, Pflanzenwissen, Rezepte und Anwendungen. AT 2013

Malle, Bettina; Schmickl, Helge: Ätherische Öle selbst Herstellen. Die Werkstatt 2012

Matthäus, B.; Münch, E. W.: Warenkunde Ölpflanzen/Pflanzenöle. Agrimedia 2009

Monsberger, Christine: Naturkosmetik ganz leicht selber machen. Sanfte Pflege zum Wohlfühlen. Löwenzahn 2012

Müller, Tom: Extra Vergine. Die erhabene und skandalöse Welt des Olivenöls. Redline 2012

N

Nack, Christina: Essig und Öl selber ansetzen und aromatisieren. AV Buch 2009

Neuhold, Manfred: Naturkosmetik und Parfum selbst gemacht. Leopold Stocker 2006

P

Pohl, Sabine: Das Ölbuch: Pflanzenöle kompakt erklärt. 2007

R

Richter, Herta; Schünemann, Michael: Spagirisch heilen. Foitzick 2003

Rieger, Bernd Dr. med: Traditionelle Europäische Medizin. Heilkunst und Rezepte der Mönche und Kräuterhexen. Herbig 2005

S

Samel, Gerti; Krähmer Barbara: Heilende Energie der ätherischen Öle. Ludwig 2001

Spiers, Katie: Naturkosmetik. Taschen 1999

Spürgin, Armin: Bienenwachs. Gewinnung, Verarbeitung, Produkte. Ulmer 2010

Schleicher, Peter: Natürlich heilen mit Schwarzkümmel. Die besten Anwendungen, um körperliche Abwehrkräfte zu aktivieren. Südwest 2007

Schmid, Rainer: Ölwechsel für Ihren Körper. Verlag Ernährung und Gesundheit 2007

Schunk, Rainer: Heilkraft aus Heilpflanzen. Kaulfuss 2004

Schwemmer, Ulrike: Heilkraft Pflanzenöle. Knaur 1999

Selius, Christine: Schwarzkümmel. Südwest 1998

Strunz, Ulrich; Jopp, Andreas: Fit mit dem richtigen Fett. Heyne 2004

U

Ulmer, Günter A.: Heilende Öle. Ulmer 1996

W

Wabner, Dietrich; Beier, Christiane: Aromatherapie. Grundlagen, Wirkprinzipien, Praxis. Urban & Fischer Elsevier 2011

Weigel, Günter: Sanum-Therapie nach Prof. Enderlein und ergänzende Maßnahmen. Praxisleitfaden. Semmelweis 2009

Werner, Monika; von Braunschweig, Ruth: Praxis Aromatherapie. Haug 2011

Werner, Monika: Sanfte Massage mit ätherischen Ölen. Gräfe und Unzer 2000

Wolfram, Katharina: Die Ölzieh-Kur. Schirner 2008

Z

Zeh, Katharina: Handbuch ätherische Öle. Joy 2005

Zimmermann, Eliane: Aromatherapie. Irisiana 2012

Zimmermann, Eliane: Aromatherapie für Pflege- und Heilberufe. Sonntag 2011

Zimmermann, Eliane: Aromatherapie für Sie. Trias 2011

Glossar

Aldehyde
(*neulat.* Alcoholus dehydrogenatus: dehydrierter Alkohol) Alkohol, dem Wasser entzogen wurde. Aldehyde sind chemische Verbindungen, die mindestens eine C=O-Gruppe und eine endständige CHO-Gruppe aufweisen.

Allantoin
beschleunigt die Zellregeneration und wirkt positiv auf die Hautfeuchtigkeit. Allantoin wird in der Kosmetik gegen übermäßige Schweißabsonderung und bei Hautirritationen eingesetzt.

Aliphatisch
In der organischen Chemie unterscheidet man zwischen aliphatisch (*griech.* aleiphar: fettig), aromatisch und heterocyclisch. Alle Fettsäuren sind aliphatisch.

Antioxidantien
gelten als Allzweckwaffe gegen das Altern und als wirksames Mittel zur Vorbeugung verschiedener Krankheiten. Antioxidantien sind natürliche oder synthetische Substanzen, welche die Zellen des Organismus vor Schädigung schützen. Umgangssprachlich werden sie auch Radikalfänger genannt.

Arachidonsäure
ist eine mehrfach ungesättigte Fettsäure (Omega-6-Fettsäure; C20:4) und zählt zur Gruppe der Eicosanoide. Sie wird in jedem tierischen Organismus aus der essenziellen Omega-6-Fettsäure Linolsäure über die Zwischenstufen γ-Linolensäure (GLA) und Dihomo-γ-Linolensäure (DGLA) synthetisiert oder mit der Nahrung aufgenommen.

Die Arachidonsäure ist eine für den menschlichen Organismus semi-essenzielle Fettsäure, die vor allem in Bezug auf die Prostaglandin- und Leukotrien-Synthese eine wichtige biologische Funktion erfüllt. Arachidonsäure ist der direkte Gegenspieler der Dihomo- -Linolensäure bei Entzündungsprozessen. Während die Arachidonsäure Entzündungsprozesse und Schmerzleitung fördert und verstärkt, wirkt die Dihomo- -Linolensäure dem entgegen. Sie ist mit der Eicosapentaensäure (EPA) und der Docosahexanaensäure (DHA) gleich zu setzen. Beide Fettsäuren sind im Fischöl enthalten.

Bisabolol
wirkt entzündungshemmend. Es wird als Hautpflegemittel in Kosmetika verwendet. Im ätherischen Öl der Kamille und als Aromastoff des Bergamotteschalen-Öl kommt es vor.

Candelillawachs
wird aus den Blättern und Stängeln des im Norden Mexikos und den südwestlichen Vereinigten Staaten wachsenden Candelillabusches gewonnen. Das Wachs wird, wie etwa Bienen- oder Carnaubawachs, in der Kosmetik und Lebensmittelindustrie eingesetzt.

Ceralan
ist ein Bienenwachsderivat. In Emulsionen wird es als Konsistenzgeber und Stabilisator eingesetzt.

Cis-Fettsäuren
→ Trans- und Cis-Fettsäuren

8

Derivat
ist die Bezeichnung für einen abgeleiteten (*lat.* derivare: ableiten) Stoff, der eine der Grundsubstanz ähnliche Struktur aufweist, jedoch anstelle eines Wasserstoff-Atoms ein anderes Atom oder eine andere Atomgruppe besitzt oder dem ein oder mehrere Atome oder Atomgruppen entfernt wurden.

Dihomo-γ-Linolensäure
(DGLA) ist eine Omega-6-Fettsäure, die zur Gruppe der Eicosanoide gehört. Sie wird aus der essenziellen Linolsäure gebildet und ist die Vorstufe der Arachidonsäure. Die Dihomo-γ-Linolensäure wirkt Alterungsprozessen entgegen und ist entzündungshemmend. Sie wird bei Akne, rheumatischen Erkrankungen, Neurodermitis, Hautverbrennungen und Zyklusstörungen der Frau eingesetzt.

Docosahexaensäure
gehört zur Gruppe der Omega-3-Fettsäuren und wird aus der essenziellen α–Linolensäure gebildet. Sie hat wichtige Stoffwechselfunktionen und ist Bestandteil von Membranen, vor allem von Nervenzellen. Zusammen mit den Eicosanoiden sorgt sie für die Blutgerinnung, wirkt im Immunsystems und reguliert Blutdruck und Herzfrequenz.

Eicosanoide
werden als hormonähnliche Substanzen bezeichnet, sind an allen entzündlichen Prozessen im Körper beteiligt, regulieren den Stoffwechsel und sind Neurotransmitter (Botenstoffe) und Immunmodulatoren (Substanzen, die das Immunsystem positiv oder negativ beeinflussen). Alle positiven Eicosanoide werden aus Dihomo-γ-Linolensäure und Eicosapentaensäure gebildet. Die negativen entstehen aus Arachidonsäure.

Eicosapentaensäure
ist eine Omega-3-Fettsäure und wird aus der α-Linolensäure synthetisiert. Sie findet sich in fetten Seefischen, wie etwa Lachs und dem atlantischen Hering. Zusammen mit der Docosahexaensäure sorgt sie für die Regulierung des Blutdrucks, der Herzfrequenz und übernimmt Funktionen der Blutgerinnung und des Immunsystems.

Eicosatriensäure
ist eine zweifach ungesättigte Fettsäure, die zu den Omega-6-Fettsäuren zählt.

Emulgatoren
sind Hilfsstoffe, die zum Teil natürlich vorkommen (Bienenwachs, Ceralan, Lanolin, Lecithin, Shea- und Kakaobutter) oder im Labor hergestellt werden.

Emulsion
heißt die kolloide Verteilung zweier nicht mischbarer Flüssigkeiten wie Wasser und Öl. Es werden Wasser-in-Öl-Emulsionen (W/O) und Öl-in-Wasser-Emulsionen (O/W) unterschieden.

Epoxide
ist eine chemische Stoffgruppe reaktionsfähiger, cyclischer, organischer Verbindungen. Epoxide reagieren mit einer Vielzahl anderer Verbindungen, dabei entstehen Alkohole.

Ester
ist eine chemische Verbindung von Säuren mit Alkohol unter Abspaltung von Wasser.

Fettalkohol
auch Wachsalkohol genannt, ist ein aliphatischer, langkettiger, einwertiger Alkohol mit nur einer OH-Gruppe, der an eine Kette von Kohlenstoffatomen gebunden ist, wie etwa Cetylalkohol.

Fette Öle
(beim Seetransport als Süßöl bezeichnet) sind ein Ester aus aliphatischen Monocarbonfettsäuren und Glycerin (Alkohol), der bei Raumtemperatur flüssig ist.

Fibroblasten
sind Zellen, die Hauptbestandteil des Bindegewebes sind. Sie spielen eine wichtige Rolle bei der Synthese der Interzellularsubstanz, die zum Aufbau der sogenannten Extrazellulärmatrix benötigt wird.

Flammpunkt
ist die niedrigste Temperatur, bei der so viel Stoff verdunstet, dass sich ein entflammbares Gemisch mit Luft bilden kann.

Flavonoide
sind in höheren Pflanzen die mengenmäßig am häufigsten vorkommenden sekundären Pflanzeninhaltsstoffe. Flavonoide gehören zur Gruppe der Polyphenole (aromatische Verbindungen), dazu zählt ein Großteil der Pflanzenfarbstoffe, denen eine antioxidative Wirkung zugeschrieben wird.

Glycerol, Glycerin
ist ein dreiwertiger Alkohol ($C_3H_8O_3$), der sich aus drei Gruppen Wasser- und Sauerstoffatomen (OH-Gruppen = Hydroxyl-Gruppen) mit drei Kohlenstoffatomen (C) gebildet hat.

Glycolipoide
sind phosphorfreie Struktur- oder Membranlipide, bei denen ein oder mehrere Mono- oder Oligosaccharide (Kohlenhydrate) an ein Fettmolekül gebunden sind. Monosaccharide sind Einfachzucker und Oligosaccharide (*griech.* oligos: wenig) bestehen aus mehreren gleichen oder verschiedenen Monosacchariden.

HNE
(4-Hydroxynonenal) ist ein reaktiver, gesättigter Alkohol, der durch Oxidation von Fetten entsteht. Bei diesem Prozess werden die im Produkt enthaltenen Proteine geschädigt. HNE wird mit Krankheiten wie Alzheimer, Arteriosklerose und Krebs in Verbindung gebracht.

Hydrolyse
ist die Spaltung einer chemischen Verbindung durch Wasser.

Infektiosität
beschreibt die Fähigkeit eines Krankheitserregers, nach erfolgter Übertragung einen Wirt auch tatsächlich zu infizieren.

Iodzahl
bezeichnet das Maß für den Gehalt an ungesättigten Verbindungen (Doppelbindungen). Die Iodzahl beschreibt die Menge Jod in Gramm, die an 100 Gramm Fett oder Öl gebunden werden kann.

Kaltgepresst
(schonend kaltgepresst) sind Pflanzenöle, wenn sie durch mechanisches Auspressen ohne äußere Wärmezufuhr gewonnen werden.

Ketone
sind chemische Verbindungen aus Kohlenwasserstoffen, die eine C=O-Gruppe

aufweisen. Das einfachste Keton ist Aceton, ein einfaches aromatisches Keton ist Benzophenon.

Komedonen / Komedo
ist die Bezeichnung für Mitesser, eine harmlose Form von Akne. Durch übermäßige Verhornung eines Talgdrüsenfollikels wird der Porenkanal verstopft.

Komedogenität
bezeichnet die Eigenschaft, die Bildung von Komedonen in den Ausführungsgängen der Talgdrüsenfollikel zu fördern.

Lecithin
ist Bestandteil der Zellmembrane von Tieren und Pflanzen. Für den menschlichen Körper ist die Aufnahme über die Ernährung besonders für das Nervensystem wichtig.

Lignane
fungieren in der Pflanze als Abwehrstoffe gegen Erkrankungen und Infektionen und sind für das Pflanzenwachstum mitverantwortlich. Sie werden zur Prävention gegen chronische Erkrankungen und Herz-Kreislauferkrankungen sowie als pflanzliches Schlafmittel eingesetzt.

Linolensäure
unterscheidet man in α-Linolensäure (Omega-3-Fettsäure) und α-Linolensäure (Omega-6-Fettsäure).
Die α-Linolensäure ist eine für den menschlichen Körper essenzielle Omega-3-Fettsäure, die sich in hoher Konzentration imLeinöl findet. Aus ihr bilden sich weitere Omega-3-Fettsäuren, wie etwa Docosahexaensäure und Eicosapentaensäure, die über entündungshemmende Eigenschaften verfügen, die zur Eindämmung der immer mehr verbreiteten Allergien beitragen, vor Herz-Kreislauf-Erkrankung schützen und zur Gesundheit von Haut, Haaren und Nägeln beitragen.
Die γ-Linolensäure ist eine dreifach ungesättigte Omega-6-Fettsäure und die wichtigste Vorstufe bei der Bildung von Gewebshormonen. Diese sogenannten Prostaglandine haben wesentlichen Einfluss auf die Haut und das Immunsystem. Der Fettstoffwechsel und die Prostaglandinsynthese sind nur intakt, wenn Zink, Vitamine und Spurenelemente durch die Ernährung hinreichend vorhanden sind. γ-Linolensäure findet sich in hoher Konzentration im nativen Borretschsamenöl, schwarzem Johannisbeerkernöl und Nachtkerzenöl.

Lipophile Stoffe
machen die Haut wasserabweisend, schützen sie vor dem Austrocknen und reduzieren den transepidermalen Wasserverlust.

Myristinsäure
ist wichtig für den Aufbau der Membranen von Körperzellen und spielt eine wichtige Rolle bei der Regulierung verschiedener zellulärer Funktionen.

Oligomere Proanthocyanidine
(OPC) finden sich in unterschiedlicher Konzentration (lageabhängig) in Rotwein und Traubenkernöl. Sie gehören zur Gruppe der Flavanole und werden den Polyphenolen zugeordnet.

Ölsäure
auch Oleinsäure, gehört zu den einfach ungesättigten Omega-9-Fettsäuren und ist ihr wichtigster Vertreter. Sie ist von großer Bedeutung für die Durchlässigkeit der Zellwände, um den optimalen Austausch von Stoffen zu gewährleisten.

Obwohl Omega-9-Fettsäuren keine essenziellen Fettsäuren sind, sollte Ölsäure täglich mit der Nahrung aufgenommen werden, da sie die Herzfunktion unterstützt und sich positiv auf den Cholesterinspiegel auswirkt.
Ölsäure kommt in fast allen natürlichen Fetten und Pflanzenölen vor. In hoher Konzentration vor allem im Olivenöl und Haselnussöl. Sie ist im Vergleich zu den mehrfach ungesättigten Fettsäuren (z. B. Linolensäure) nur wenig oxidationsempfindlich.

Oxidation
wird die Verbindung eines chemischen Stoffs mit Sauerstoff genannt. Wenn Pflanzenfette oxidieren, entstehen freie Radikale. Antioxidantien wie Vitamin E, kühle Lagerung, licht- und luftverschlossene Verpackungen können einer Oxidation entgegenwirken.

Palmitoleinsäure
ist eine einfach ungesättigte Fettsäure (C16:1), die dem menschlichen Sebum ähnlich ist. Palmitoleinsäure ist empfehlenswert für sensible und reife Haut. Die Fettsäure macht die Haut weich und geschmeidig und verleiht ihr samtigen Glanz.

Phospholipide
sind phosphorhaltige, amphiphile Lipide (altgr. amphi: auf beiden Seiten; philos: liebend), die am Aufbau der Lipiddoppelschicht einer Biomembran beteiligt sind, wie etwa Lecithin.

Phytosterol / Phytosterine
sind chemische Verbindungen aus der Gruppe der Sterine, die in der Zellmembran der Pflanzen als strukturelle Komponente dienen. Häufig vorkommende Sterine sind Stigmasterin, β-Sitosterin und Campesterin. Phytosterole blockieren die Bildung von Arachidonsäure, die an Entzündungen beteiligt ist. Sie kommen hauptsächlich in fettreichen Pflanzenteilen unter anderem in Sonnenblumensamen, Sesam und Sojabohnen, Kürbiskernen und Weizenkeimen vor. Durch Extrahieren verlieren Pflanzenöle einen hohen Teil ihres Gehalts. Wertvoll sind daher besonders die unbehandelten nativen Öle, Fette und Samen.

Pinol- und Pinolensäure
sind dreifach ungesättigte Fettsäuren, deren spezielle Heilwirkung noch nicht in vollem Umfang erforscht ist. Erste Untersuchung zeigen eine entzündungshemmende positive Veränderung des Blutdrucks, Cholesterinspiegels und bei längerer Einnahme eine Veränderung des Fettstoffwechsels. In hohem Maße finden sich die beiden Säuren in Zedernusskernöl.

Punicinsäure
ist eine dreifach ungesättigte Omega-5-Fettsäure. Sie hat antioxidative Eigenschaften, wirkt sich auf den Hormonhaushalt ausgleichend aus und ist im Granatapfelsamenöl enthalten.

Polyphenole
sind Antioxidantien, das heißt, sie reagieren mit Radikalen und machen diese unschädlich. Die zu den Polyphenolen gehörige Ellagsäure hemmt das Wachstum von Brustkrebszellen und die recht seltene mehrfach ungesättigte Punicinsäure beeinflusst positiv das Immunsystem und den Cholesterinspiegel.

Prostaglandine

sind Lokalhormone aus der Klasse der Eicosanoide. Die Prostaglandine spielen eine entscheidende Rolle bei Entzündungsprozessen und der lokalen Schmerzvermittlung auf einen inneren und äußeren Reiz, als Mediatoren der Wirkung von Hormonen, sowie bei integrativen Funktionen, wie der Entstehung von Fieber bei Entzündungsprozessen.

Radikalfänger

umgangsprachlicher Ausdruck für Antioxidantien, Substanzen, die in der Lage sind, freie Radikale abzufangen und deren schädigende Wirkung (Zellschäden) zu neutralisieren. Freie Radikale sind schädliche Stoffe, die im Zusammenhang mit der Atmung im Körper entstehen. Faktoren der schädlichen Aufnahme sind u. a. Umweltbelastungen. Zum Schutz vor freien Radikalen benötigt der Körper ausreichend Antioxidantien.

Rauchpunkt

ist die niedrigste Temperatur, bei der ein erhitzes Öl oder Fett eine deutlich sichtbare Rauchentwicklung zeigt. Fette und fette Öle bilden beim Überhitzen gesundheitsschädliche Stoffe wie etwa Acrolein und HNE, außerdem werden Cis- in Trans-Fettsäuren umgewandelt. Die Zelldurchlässigkeit wird erhöht und es können krebserregende Stoffe im Körper freigesetzt werden.

Röstung

Samen, Nüsse und Kerne werden maschinell auf über 100 °C erhitzt. Traditionell, etwa bei Sheabutter, werden die Samen im Feuer oder in einem Ofen aus Zweigen geröstet. So entfalten sich im gepressten Öl Aroma und Geschmack besser.

Sebum

ist Hauttalg, der aus einem Stoffgemisch von aufgeplatzten und abgestorbenen Zellen besteht, die in Fette und wachsähnliche Stoffe umgewandelt wurden.

Spreitverhalten

ist ein wichtiger Faktor für die optimale Zusammenstellung von Ölkombinationen. Viskosität und Oberflächenspannung sind wesentliche Faktoren des Spreitverhaltens. Es wird unterschieden in hochspreitende, mittelspreitende und niedrigspreitende Öle.

Sterine

eine Untergruppe der Steroide, sind fettähnliche organische Substanzen, die im Tier- und Pflanzenreich in jeder Zelle vorkommen. Cholesterin ist das bekannteste tierische Sterin, häufig vorkommende pflanzliche Sterine sind Campersterin und Stigmasterin.

Squalen

ist die biologische Vorstufe des Cholesterins und gehört zur Gruppe der Triterpene. Es ist eine farblose, ölige Flüssigkeit, die wegen ihres ungesättigten Charakters Sauerstoff aus der Luft aufnimmt und polymerisiert. In der Natur ist Squalen weit verbreitet und deshalb in vielen Lebensmitteln zu finden. Verwendet wird es unter anderen als Grundlage von Salben und Schmierstoffen.

Tocopherol

(*griech.* tòcos: Geburt, gebären; phèrein: tragen, forttragen, bringen), auch Vitamin E genannt, ist der Überbegriff für acht fettähnliche Substanzen mit antioxidativer Wirkung. Sie werden in vier Tocol- und vier Tocotrienol-Derivate, jeweils mit α, β, γ und δ unterteilt. Vitamin E zählt zu den fettlöslichen Vitaminen.

Tocopherylacetat

ist ein synthetisch hergestelltes Vitamin-E-Derivat, das zu den Provitaminen zählt, einer Vorstufe von Vitaminen. Das Tocopherylacetat ist stabiler im Gegensatz zur natürlichen Form und kann länger gelagert werden, jedoch hat es keine antioxidative Wirkung. Durch orale (Mund) oder perkutane (Haut) Aufnahme wird es dementprechend in Vitamin E umgewandelt.

Tocotrienole

→ Tocopherol

Trans- und Cis-Fettsäuren

sind ungesättigte Fettsäuren, die eine oder mehrere Doppelbindungen in der Kette aufweisen. Aus Cis-Fettsäuren, die an der Doppelbindung um 30–40° gebogen sind, entstehen bei Erhitzung je nach Fettsäure bei einer Temperatur von über 130 °C Trans-Fettsäuren, deren Kette eine gerade Struktur hat. Die gebogene Form der Cis-Fettsäuren gewährleistet einen optimalen Stoffaustausch der Zellen. Trans-Fettsäuren lassen die Zellwände durchlässiger werden und gefährden dadurch die Stabilität und Zellgesundheit. Sie verhindern die Aufnahme wichtiger Stoffe, etwa Omega-3-Fettsäuren, wirken sich ungünstig auf den Cholesterinspiegel aus und haben einen negativen Einfluss auf die Entstehung und den Verlauf von Krankheiten.

Triglyceride

sind Fettmoleküle, die sich aus Glycerin, aus gesättigten, einfach ungesättigten und mehrfach ungesättigten Fettsäuren zusammensetzten und in ihrer Fettsäurenzusammensetzung unterscheiden.

Unverseifbares

Als unverseifbare Anteile versteht man Stoffe (Farbstoffe, Vitamine A, D, E und K, Sterine und Squalen), die durch die Lauge nicht angegriffen und in Seife umgewandelt werden. Alle anderen Stoffe, freie Fettsäuren, Wachsester und die für die Hautpflege besonders geeigneten Phosphatide werden verseift. Das Unverseifbare der Öle ist besonders hautpflegend und barriereschützend. Es wirkt der entfettenden Reinigung der Seife entgegen und pflegt die Haut.

Vaccensäure

kann bei oraler Aufnahme zu einer deutlichen Verbesserung der CLA-Versorgung führen. CLA-Fettsäuren reduzieren die Bildung von Arachidonsäure in Endothel-Zellen und reduzieren somit die Bildung von entzündungsfördernden Gewebehormonen.

Verseifungszahl

beschreibt eine Eigenschaft, die als Reinheitskriterium dient. Sie gibt an, wieviel Milligramm Kaliumhydroxid (KOH) notwendig sind, um die in einem Gramm Öl vorhandenen freien Säuren und Ester zu verseifen (zu binden und dadurch zu neutralisieren).

Vitamin A

ist eine Gruppe chemischer Verbindungen, die biologische Funktionen bei Mensch und Tier haben. Carotine, Retinal, Retinol, Retinsäuren und Retinylplamitat zählen als Vitamin A und sind für Wachstum und die Abwehrbereitschaft der Zellen von Bedeutung. Vitamin A zählt zu den fettlöslichen Vitaminen.

Vitamin B

ist eine Gruppe, bestehend aus acht Vitaminen (B1 = Thiamin, B2 = Riboflavin, B3 = Niacin, B5 = Pantothensäure, B6 = Pyridoxin, B7 = Biotin, B9 = Folsäure, B12 = Cobalamin), die im menschlichen Körper vor allem dem Stoffwechsel dienen. Sie zählen zu den wasserlöslichen Vitaminen.

Vitamin C

(Ascorbinsäure) ist eine kristalline, farb- und geruchslose organische Säure. Sie dient dem menschlichen Körper als wichtiges Antioxidans und wird in der Lebensmittelindustrie als Konservierungsstoff eingesetzt. Vitamin C zählt zu den wasserlöslichen Vitaminen.

Vitamin D

ist wichtig für den Calciumhaushalt und reguliert den Auf- und Abbau der Knochen. Der menschliche Körper kann den täglichen Vitamin-D-Bedarf zu 80 Prozent durch Sonnenbestrahlung selbst bilden. Die restlichen 20 Prozent erhält er über tierische (D3 = Cholecalciferol und pflanzliche (D2 = Ergocalciferol) Nahrungsmittel. Vitamin D zählt zu den fettlöslichen Vitaminen.

Vitamin E

→ Tocopherol

Vitamin K

wird in drei Formen unterteilt, Phyllochinon (K_1), Menachion (K_2), Menadion (K_3). Es arbeitet im Stoffwechsel als Hilfseinheit der Enzyme, ist beteiligt an der Blutgerinnung und beeinflusst die Knochenbildung. Vitamin K zählt zu den fettlöslichen Vitaminen.

Wirkstofföl

bezeichnet ein Öl, das keinesfalls pur auf die Haut aufgetragen werden darf, es wird vielmehr mit einem Trägeröl verdünnt.

Zündtemperatur

ist die niedrigste Temperatur, bei der sich ein entflammbares Gemisch ohne äußeren Zündfunken selbst entzündet.

Stichwortverzeichnis

9

9

9

Kontakt zu den Autoren
www.wellness-helfra.de

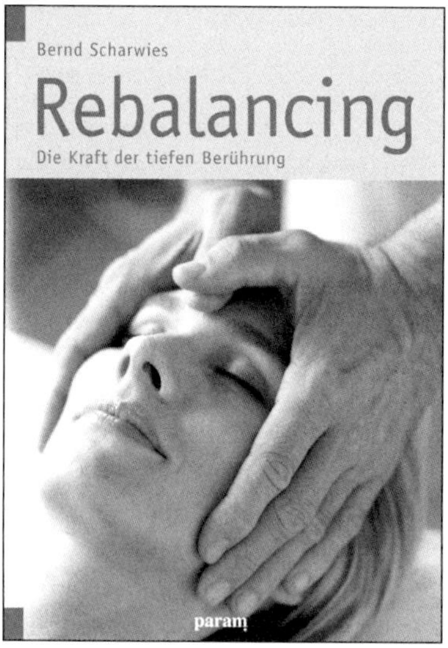

Bernd Scharwies
Rebalancing
Die Kraft der tiefen Berührung
240 Seiten, vierfarbig, Festeinband
ISBN 978-3-88755-349-4

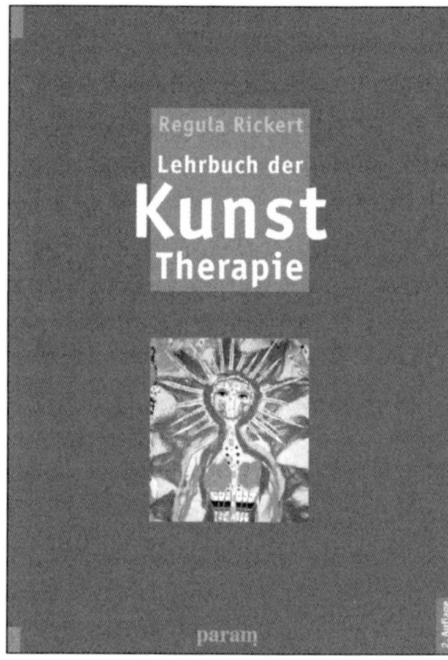

Regula Rickert
Lehrbuch der Kunst-Therapie
400 Seiten, Festeinband
farbige Abbildungen
ISBN 978-3-88755-052-3

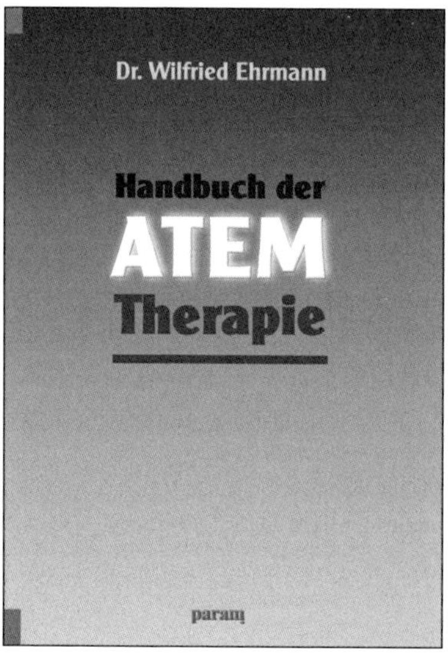

Dr. Wilfried Ehrmann
Handbuch der Atem-Therapie
Standardwerk
400 Seiten, Festeinband
ISBN 978-3-88755-050-9

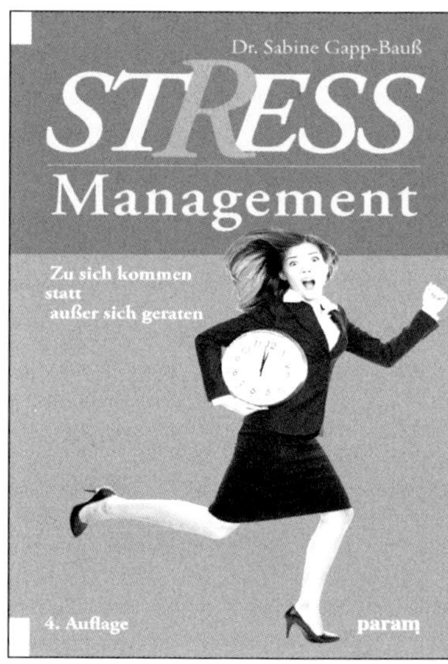

Dr. Sabine Gapp-Bauß
Stress-Management
Zu sich kommen, statt außer sich geraten
192 Seiten, Festeinband
ISBN 978-3-88755-274-9

www.param-verlag.de